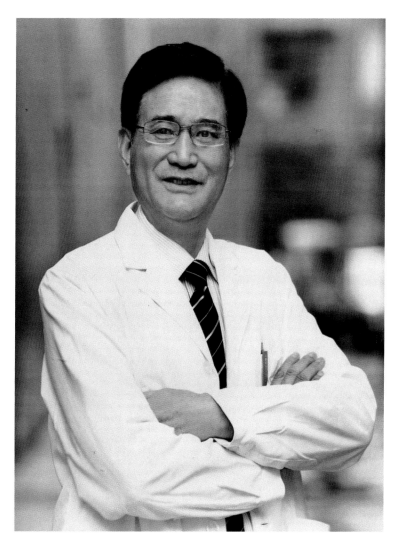

辛智科工作近照

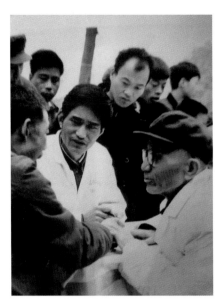

跟随恩师
王正宇先生临
证抄方学习

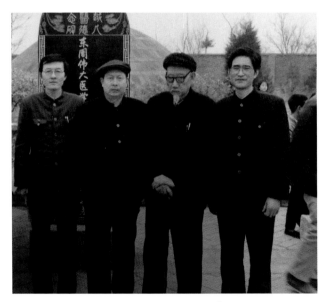

1991年4月5日，在临潼参加扁鹊纪念馆
开馆暨扁鹊墓揭碑仪式。辛智科（右一）和著
名中医学家米伯让（右二）、全国名中医米烈
汉（左一）等中医同仁合影

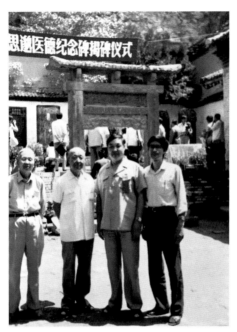

　　1989年7月8日，在耀州区药王山参加孙思邈医德纪念碑揭碑仪式。辛智科（右一）和国医大师张学文教授（右二）、原陕西省中医研究所所长侯书铭（左一）、著名医史学家赵石麟先生（左二）合影

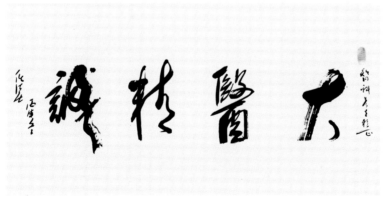

原中国道教协会会长任法融为辛智科题词

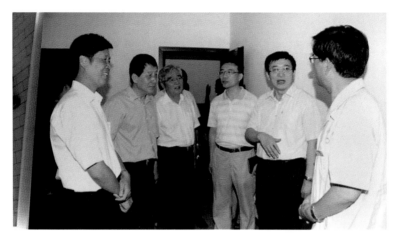

国家中医药管理局于文明局长（右二），在专家门诊和辛智科（右一）亲切交谈

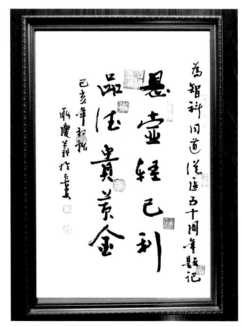

陕西省保健学会名誉会长耿庆义教授，为辛智科从医 50 年题词

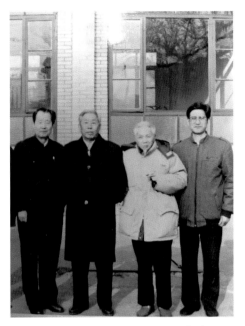

　　辛智科（右一）和国医大师程莘农院士（右二）、原世界针灸学会联合会主席王雪苔教授（左二）、著名医史学家李经纬教授（左一）在北京合影

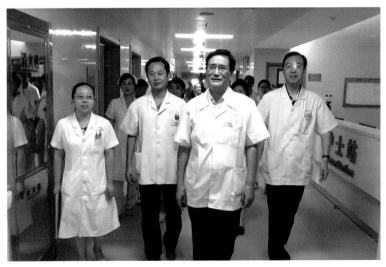

辛智科（右二）和鱼涛（右一）主任带教查房

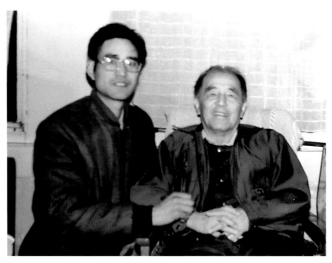

辛智科和毛主席的保健医生、原中央保健局局长、
原卫生部副部长黄树则（右一）合影

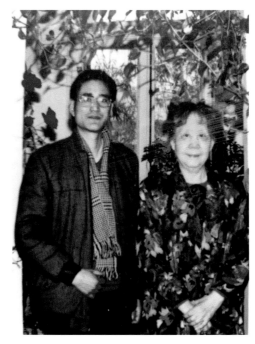

辛智科和原延安中央机关卫生所所长、王稼祥夫人
朱仲丽（右一）合影

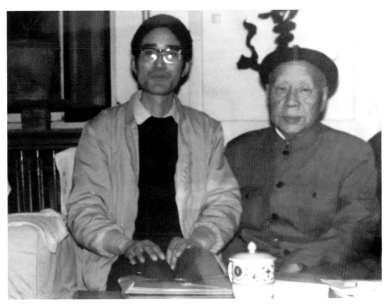

辛智科和原卫生部部长江一真（右一）合影

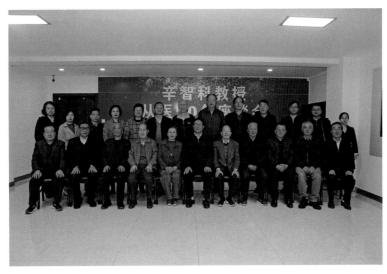

辛智科从医 50 年座谈会合影

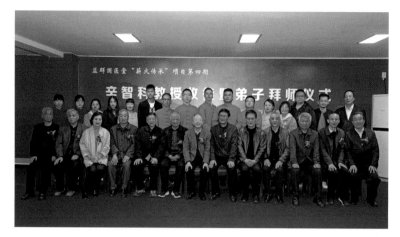

辛智科收徒拜师仪式合影

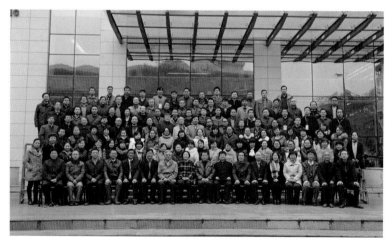

陕西省名中医辛智科临床经验学习班合影

XIN ZHIKE
MINGZHONGYI
XUESHU
JINGYANJI

辛智科名中医学术经验集

鱼涛　李芳◎主编

陕西新华出版传媒集团
陕西科学技术出版社
Shaanxi Science and Technology Press

图书在版编目（CIP）数据

辛智科名中医学术经验集／鱼涛，李芳主编．—西安：陕西科学技术出版社，2022.6

ISBN 978－7－5369－7090－8

I.①辛… Ⅱ.①鱼… ②李… Ⅲ.①中医临床－经验－中国－现代 Ⅳ.①R249.7

中国版本图书馆 CIP 数据核字（2022）第 071390 号

辛智科名中医学术经验集
XIN ZHIKE MINGZHONGYI XUESHU JINGYANJI

鱼 涛 李 芳 主编

| 责任编辑 | 耿 奕 |
| 封面设计 | 朵云文化 |

出 版 者	陕西新华出版传媒集团　　陕西科学技术出版社
	西安市曲江新区登高路 1388 号陕西新华出版传媒产业大厦 B 座
	电话(029)81205187　传真(029)81205155　邮编710061
	http://www.snstp.com
发 行 者	陕西新华出版传媒集团　　陕西科学技术出版社
	电话(029)81205180　81206809
印　　刷	中煤地西安地图制印有限公司
规　　格	720mm×1000mm　16 开本
印　　张	16.25　插页4
字　　数	203 千字
版　　次	2022 年 6 月第 1 版
	2022 年 6 月第 1 次印刷
书　　号	ISBN 978－7－5369－7090－8
定　　价	68.00 元

辛智科简介

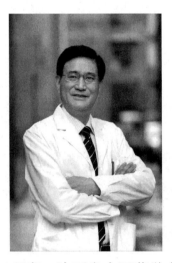

辛智科，一级主任医师，二级研究员，陕西中医药大学硕士生导师，中医药传承博士生导师，第七批全国老中医药专家学术经验继承工作指导老师。陕西省名中医，陕西省有突出贡献专家，陕西省优秀中医工作者，全国优秀中医科技管理工作者。兼任陕西省中医药学会名老中医学术经验工作委员会常务副主任，中华中医药学会民间分会副主任委员，陕西省医史文献专委会主任委员，陕西省医学会常务理事，陕西省中医药学会常务理事。国家自然基金评审委员，中华中医药学会科学技术奖励评审专家，陕西省非物质文化遗产保护项目评审专家，陕西省中医高级卫生职称评审委员会副主任委员，陕西省保健委员会专家。国家中医药管理局重点学科学术带头人。从事中医医史文献的教学、科研和中医内科临床工作50余年，发表学术论文百余篇，主编和参加编写学术著作20余部。其中担任总纂的《陕西省志·卫生志》是陕西省第一部专业卫生志书，时任卫生部部长的陈敏章在序中称其为"一部集思想性、科学性和资料性于一体的好书"。临证擅长运用中医思维和古典经方治疗中医脾胃病、内科杂病、女性内分泌失调以及亚健康的中医调理。

序

中医药学源远流长，我们现代所知的"医"字，早在殷商甲骨文中便已经出现，春秋时期的《秦医缓和》更是拉开了我国传统医学的华丽篇章。秦汉至宋元明清乃至民国时期，中医药学在不断地发展、完善与创新，簇成了中医药学的巨大宝库。中华人民共和国成立后，在毛泽东主席"中国医药学是一个伟大的宝库，应当努力发掘，加以提高"方针的指导下，中医药事业日新月异，创造了一个又一个奇迹，成为全球最悠远、最完整、最丰富的传统医学体系。

陕西是中医药的重要发祥地，"秦地无闲草，陕西多名医"。中华人民共和国成立后的陕西高度重视中医药学的发展，造就了一大批精于传统、善于创新的中医名家，他们不仅各有造诣，更得到了广大患者的欢迎和社会的普遍认可，辛智科先生便是其中的一位。

辛智科出生于陕西扶风的一个普通农家，在 20 世纪五六十年代的艰难岁月里，少年的他靠着父母的终日辛勤，艰难地读到了高中。此时，他作为家中的长子，义无反顾地担起了家庭的重任。宋代哲学家张载曾说："富贵福泽，将厚吾之生也；贫贱忧戚，庸玉汝于成也。"辛智科虽从不向往很多人孜孜以求的"富贵福泽"，却终以"贫贱忧戚，庸玉汝于成也"成就了医林中人所向往的"德艺双馨"。在陕西的中医界，辛智科或许不是最负盛名的，却是广大患者所信任乃至爱戴的。这源于他的医术、他的医德，更源于他的认真和温和。

古人讲"术业有专攻"，辛智科在数十年的临床与学术积淀中，逐渐而稳健地形成了一套治疗中医内科杂病、妇科病以及亚健康的中医调理模式，用于胃肠病、慢性萎缩性胃炎、反流性食管炎、胃溃疡、便秘、腹泻、失眠、盗汗、反复性感冒、反复性口腔溃疡、高脂血症、高尿酸症、更年期综合征、月经不调、闭经、内分泌失调等的治疗，不仅疗效好，而且成本低。

天下医生很多，但没有两个一样的。除了烂熟正规的"术业"以外，辛智科在实践中不断钻研，形成了系统的中医临床思路，并别有体悟。其关键思路大致是一个"和"字当头，即以"调和"为本，不尚攻伐，不喜弄巧，以端正有本为据。这一思路引导了他的临床实践，形成了个人的临证风格，在实践中更得到了患者的广泛好评。

善用古方，是辛智科的强项。他的家乡扶风今属宝鸡，西周时属岐邑，为京畿之地。东周以后地名虽有改动，却一直是陕西关中的重要地区。浓郁的"古风"，带给辛智科好古崇德的情怀，更由于他曾长期钻研中国医学历史，古法古方，多有体会，因而临证处方用药，多用传统经典有据之方。

体恤患者，是辛智科的又一强项。或许是由于家乡文化的影响，辛智科与人总是"温文尔雅"，不多言，但言必有中，也言必有信，因此辛智科不仅深受患者爱戴，在同道中也是很受尊重的。

坚持学习，并得到广大患者的爱戴乃至同道们的赞赏，是辛智科的又一强项，并且是最重要的强项。辛智科是属于相对"安静"的人，他不多言，更不虚言，有空则读书，除医书以外喜读文史方面的书，并由此而渐进渐积，渐积渐进，成为"陕西省名中医"中卓有特色的一位专家。

2019年10月18日，辛智科"从医50年座谈会"在西安益群国医堂举行。这个"座谈会"人不多，时间也不长，但气氛很好。几位领导同志和专家的讲话各有角度，总体概括是"德艺双馨"4个字。几位临床的博士对辛智科先生的医德医风感佩有加，有现场表示要随辛智科学习的。

我与辛智科先生相识近半个世纪，既是同窗又是好友，在一起度过了人生最难忘的时光，结下了同学、同事之间深厚的情谊，对他的医术医德也是钦佩有加的。《辛智科名中医学术经验集》出版在即，我希望能借此机会向年轻的中医工作者们建言：做中医，不能只琢磨技术，更要像辛智科先生一样，做一名德艺双馨的"中医人"。

国家级中医药传承博士后导师
原陕西省卫生厅党组书记、厅长

刘少明

2022年3月

目　录

第一章　成才之路

第一节　初涉医学，服务乡邻

1952 年阴历的九月二十六日，辛智科出生于扶风县段家乡辛家村的一个普通农家。由于家境贫寒，从小身材瘦小，体弱多病，一家人靠着父母的辛勤劳作，艰难度日。

扶风，是周文化的发祥地。周人自豳迁于岐下，居于周原，扶风便在周原之上，著名的西周青铜器——大克鼎，便出土于今扶风县境内。秦汉时期，关中分为京兆、左冯翊、右扶风 3 个部分，合称"三辅"，京兆以西的地区总名"右扶风"。作为京畿之地，扶风因"辅助京师，以行风化"而得名。古时的扶风，文化繁盛，名贤辈出，如"老当益壮"的马援，设帐讲学的马融，以及现今的佛教名刹法门寺等，为这片淳朴而深厚的土地增添了色彩。境内出土的众多青铜器，更为扶风赢得了"青铜器之乡"的美誉。

辛智科虽出生于普通的农家，却深受当地淳朴民风的熏陶，加之父母的身教言传，勤学、敦行、向善逐渐成为他思想深处的风格。

13 岁时，辛智科进入绛帐中学读书。绛帐，是当时扶风县的一个镇，因马融设帐讲学而得名。这个地方靠近铁路，离家却有足足 10km。住校是多数学生的选择，于是，辛智科开始了自带干粮的住读生活。干粮只能带一周的，因为久了会发霉，所以要每周往返于家和学校之间。以当时的交通条件，10km 是一段漫长的路途，其间的风霜雨雪自不必言，这段路，当时没通公交车，步行便成为唯一的选择。这段路，他走了整整 6 年。

绛帐，以汉代著名经学家马融挂绛色纱帐讲经授徒而得名，今天看来，似已没有什么特别，但却是扶风人内心的自豪。对于好学笃行的辛智科来说，更是如此。"文革"影响了教育，但勤学的辛智科却勤奋不倦地埋头读书，也还是学到了不少的文化课知识，并成为那个时代首届高中生的一员。

回乡，是当时农村地区中学毕业生的几乎唯一的选择，凭着当年的"壁影萤光"，辛智科担任了民办教师，为村里和邻村孩子们教授基本的文化知识。当时的农村，缺医少药的情况很是严重，这是 1968 年全国大办"农村合作医疗"的因由。由于文化基础较好，他被选送到县里举办的赤脚医生学习班学习。3 个月后，他"正式"成为一名"赤脚医生"。一根针、一把草和一部被无数次翻检而变得皱污的《赤脚医生手册》，是包括辛智科在内的所有赤脚医生的传奇。辛智科也由此对中医药产生了浓厚的兴趣。他最早读到的中医书，是南京中医学院编的《中医学概论》《中药学概论》，中医研究院编的《伤寒论语译》，唐容川的《本草问答》和马秀棠的《针灸问答》。这些书，是舅父送他的，因为他买不起。对这些书，辛智科爱如至宝，常专心致志地读至深夜，有时闻鸣而醒，先读几页书才起床。今天，这些早已纸色苍黄的医书依然陪着他，虽多次搬家，但它们都会被仔细装点，不肯有一丝疏忽。

当时，医疗站有一位 50 余岁的老药工，早年在县药材公司工作过，负责取药和炮制中草药。辛智科便跟着他学习认药、采药、炮制中药，渐渐地积累了不少的中药知识。辛智科的家乡辛家村是公社所在地，公社卫生院离家不过 100m，当时有老中医郭建中、王元中先生坐诊，他便常去帮着他们抄方，闲时则虚心讨教。王元中先生善用经方，在当地很有名，他看到辛智科勤奋好学，便很喜欢，常抽空为他讲《伤寒论》的医理和方药。当时的辛智科虽不能全懂，却因经方的疗效而对《伤寒论》和中医产生了执着的兴趣。

赤脚医生的主要工作，是为乡亲们做基础的医疗服务，打针、配药、针灸、按摩、拔罐、开中药方，以及小伤的缝合处理，样样都要会干。赤脚医生的岗位是医疗站，但多数时间不在"岗位"上，无论白天黑夜，无论阴晴雨雪，只要一声呼唤，背起医疗箱，拔腿就朝外走。遇有小孩夜间发烧，不仅要第一时间赶到家里，打针喂药，有时还要彻夜守护，直到病情稳定才放心离去。日复一日，年复一年，背着红十字药箱前行的辛智科，成了本村乃至邻村乡亲们家中的"常客"。

由于实践的积累，更由于勤奋学习和善于思考，辛智科的医疗技术逐渐长进。对小伤小病，他能用最简便验廉的方法取得很好的疗效，不仅受到乡亲的普遍欢迎和喜爱，甚至有人请他诊治急病，扎针用药。对此，他虽然谨慎，却抹不开乡情，有时也压抑不住跃跃欲试的"冲动"，但疗效往往好于他的预期。时隔多年之后，每当提起往事，他总是说"先是胆大，后是后怕"。在当时，知识的欠缺是显而易见的，但特殊的环境却为他创造了锻炼和提高的机遇，他也因此而更受到乡亲们的认可和欢迎，并受到过县卫生局的表彰。

第二节　求学高校，笃志岐黄

1974年10月，辛智科被推荐就学于陕西中医学院，实现了自己少时以来萦绕于心的"中医梦"。陕西中医学院创始于1952年，是当时西北地区唯一的中医药高等院校，名医大家，荟萃如云，图书丰富，校园雅致。从走进校门的那一天起，辛智科便投入到了中医药知识的海洋中，感觉这里有学不尽的知识，读不完的图书，听不够的讲授。在刚刚入学的一段时间里，虽然课程繁重，学习刻苦，他却时常会失眠。当年在家乡做赤脚医生时的情景，家乡父老乡亲患病苦痛而自己却力不从心的无奈，简陋得不能再简陋的卫生室，以及梦寐以求却难得一见的医学教材，种种往事在心头杂乱无章地闪过，使他一时理不出头绪来。第一学期快要结束了，他才渐渐地镇定下来，从此，发奋学习成为他唯一的方向，而老师们的渊博、敬业，以及精湛的教学艺术和临床疗效，更在潜移默化中感染和浸渍着他的心田。

"一寸光阴一寸金，寸金难买寸光阴"，辛智科珍爱学习的时光，他不仅认真学好每一门课程，还自费订阅了当时为数不多的中医药类杂志如《新中医》《陕西新医药》等，到图书馆借阅了《脾胃论》《血证论》《医林改错》《景岳全书》，并购买了《医学衷中参西录》《赵炳南临床经验集》《蒲辅周医疗经验》《蒲辅周医案》《沈绍九医话》等古今医学名著。爱读书、多读书，不仅对他的学业发挥了长效的促进作用，也为他日后从医并跻身"陕西省名中医"奠定了坚实的基础。

在校期间，他不讲吃，不比穿，更不善交际，甚至没有什么业余爱好。同学们眼中的他，穿着朴素，腼腆话少，只能在教室、图书馆或宿舍看到他伏案读书的身影，其他地方则找不到他，有人便用"书呆子"戏称他，他则一笑而过，并不争辩。古典医书，是辛智科的"至爱"。对《黄帝内经》《伤寒论》等，他不仅读起来如饥似渴，而且做了大量的读书笔记。辛智科入学时，尚在"文革"后期，当时文化凋零，学术冷落，新版医书出版很少，即使出版也非人人可得，为了与同学们分享，他想方设法用蜡纸刻版油印，把自己购来不易的《血证论》《医林改错》《傅青主女科》等分给同学阅读。刻版油印，字字句句、标点符号都要仔细核对，虽费工费时，却是一种很好的学习方法，真是所谓"眼过千遍，不如手过一遍"，他通过抄刻印刷，边读边抄，边刻边印，既咀其精华，又练了刻字技艺。

中医临床需要理论的指导，而理论又基于临床的实践。辛智科老家的村里有一位60多岁的男子患咳嗽气喘，由于条件所限，也没怎么认真地治疗过，每逢入冬，便咳嗽气喘得厉害。一年寒假，辛智科归家，其人来至家中，想请他看看，吃点中药。辛智科虽还有些犹豫，但已走过了往日的懵懂。他经过望闻问切，诊知其人每逢入冬便咳嗽气喘，痰多而稀薄，时有恶寒怕冷，苔滑润，脉浮紧，便诊断为外有表寒，内有痰饮，使用《伤寒论》中的小青龙汤，略做加减，只用了3剂，便病减大半，患者和家人激动得连连说"这上了大学就是不一样"。辛智科的胞弟患有胃溃疡，时常泛酸胃痛，饮食无味，反复发作，时轻时重，痛苦不堪，体质也变得很差。辛智科仔细诊察后，按蒲辅周治疗胃脘痛的经验，用赤石脂、乌贼骨、炙甘草各30g，鸡内金60g，白及15g，三七10g，共为细末和匀，每日2次，每次5g，服用3个多月后，症状全除。在家人的喜悦与夸赞中，辛智科更坚定了学中医、做中医的信念。

时光荏苒，冬去春来，3年的校园生活过去了，辛智科将走上工作的岗位，"做能为人解除病痛的好中医"，已成为这位当年的"赤脚医生"的最大心愿。

第三节　留校任教，从学名家

由于学业的优秀，也由于性格的温良，辛智科毕业后并没有像多数同学那样离开学校，他留校任教了。陕西中医学院中医基础教研室，是他的第一个工作岗位。这个教研室是学校最基础因而也是最核心的专业部门，学中医，便要"打基础"，基础不好，良医难期。当时陕西中医学院的几位中医名家，如王正宇、吴禹鼎、张子述、董桂珍、傅贞亮、王汪、常森元等前辈，都在这个教研室工作。当他得知学校的安排时，着实兴奋了好一阵子。古人所谓"近朱者赤"，在名家前辈的指导和教诲下，辛智科进步很快，这不仅得益于前辈的启迪，也与他自身的努力与谦虚有关。根据他的回忆，在日常工作之外，最让他受益的有3件大事：

一是参加第一期古典医籍师资班。中医古籍是先贤们的临证经验和智慧结晶，是留给后人的宝贵精神财富。古人已去，著述尚存，学习古代经典著作，要深刻领悟古人的思维和方法，承传古人的临证经验与心得，除读原著、悟要旨之外，更无捷径可走。在师资班学习的一年里，他系统学习和通读了《素问》《灵枢经》《伤寒论》《金匮要略》《温病条辨》等经典原著，而不是简单的选读，更不是寻章摘句，断章取义，是真正意义上的通读加精读。在这一年里，他所投入的时间和精力，所获得的教益和心得，所付出的功夫和艰辛，所秉持的谦虚与认真，既是前所未有的，也是终身受益的，更成为他数十年来学业和工作能不断进步的基石，也是他后来回忆起来感到最快乐而充实的时光。辛智科爱读书，常守着一本书反复地读，比如《伤寒论》，他自己也不知道读了多少遍。古人说"书读百遍，其义自见"，苏轼也有"旧书不厌百回读，熟读深思子自知"的诗句。辛智科说，书读一遍，便有一遍的体会，再读一遍，又有新的收获，书，不仅要"读过"，而且要"读通"。时至今日，已退休多年的他仍然爱读书，特别是爱读经典。当别人惊讶于他对经典的熟悉时，他却时时遗憾自己早年在背诵经典上用力不够，以致很多原文记得不准。他常对学生说，医书很多，医术很繁，所以要多读书，而经典著作更要早读、熟读，才能领悟要领。

二是进修学习文史哲。由于中医与中国传统文化的密切关联，学校选派了一批青年教师外出进修，辛智科则被选送到西北大学进修一年。西北大学的历史可以追溯到清代后期（1902 年）的陕西大学堂，辛亥革命的次年即改今名，历史悠久，学科齐全，而文史类尤为突出。一年的进修时光，辛智科孜孜勤奋，如饥似渴，中国古代史、中国古代思想史、中国古代哲学史，以及考古、古文字学，是他最喜爱的课程。历史学家兼思想史学家张岂之，是他最敬爱乃至崇拜的大师。张先生晚年患病，辛智科多次为他诊病处方，深受先生喜欢。我国著名历史学家、古文字学家李学勤来陕做学术报告，为了能得一席之地，他天不亮就守候在礼堂的门外。此次进修改变了他对中医学的认识——中医学是在中国传统文化中酝酿、发展、完善起来的传统医学，是医学和人文的深度综合。此后，"博览"成为辛智科的"习惯"，经典的医书如《伤寒论》，他数十年读而不厌。文史哲的书则广泛浏览，多有心得。曾为受到世界学界关注的《梦溪笔谈》做过"校正"的胡道静是我国现代著名学者，在为张乐平的《出入命门——中国医学文化学导论》所作的序中，胡道静这样说："中医学这一生命文化的胚胎，是中国整个传统文化和社会历史推进的舵桨，是中国传统文化区别于世界文化的分水岭。"这也是辛智科在临床和学术上能触类旁通、由博返约的因缘。

三是随师临证抄方。随师侍诊，临证抄方，是中医授受学术的传统，也是关键环节。在当时陕西中医学院，王正宇先生不仅医术好，而且文史精，对《伤寒论》尤其熟稔，《伤寒贯珠集》《伤寒医诀串解》等，也是出口朗朗，多有心得。刚刚留校任教的辛智科，正巧被安排在王正宇先生的教研室。两桌相连，左右并坐，正得以聆听教诲，随时请教。王老先生每周的门诊时间，就是辛智科跟师临证的时间，一面观摩其临证"家法"，一面聆听其不著于纸张的心得。半夏泻心汤，寒热同用，虽为经典名方，但用之得心应手的人并不多。王老先生临证多用该方，且效如桴鼓。临证之隙，王老先生为辛智科详解其方：该方由小柴胡汤化裁而来，小柴胡汤治寒热往来，故用柴胡；半夏泻心汤治寒热错杂于中，故用黄连。小柴胡汤和解少阳之枢机，半夏泻心汤调和脾胃之枢机。药量把握尤为关键：寒多而腹鸣泄泻重者，重用姜、夏而减芩、连之量；热多而舌红苔黄、口苦口疮重者，重用芩、连而减姜、夏之量；脾胃气虚者，则增参、草、枣之量，反之则减量。

王老先生推崇李东垣脾胃内伤理论，认为仲景《伤寒论》论外感，《金匮要略》论杂病，李东垣《内外伤辨惑论》则论内伤，为中医外感内伤杂病诊治体系的"三足鼎立"。王老先生用李东垣方治外感内伤之病，恪守其法，变通其用，疗效卓著。王老先生还认为李东垣重脾阳，叶天士重脾阴，二者各有优势，也各有偏颇，应有机结合。对温病学派的学术，他也多有研究并善于应用。学术而外，王老先生为人端方正直、平易近人、谦逊好学，善能奖掖后进，被认为是专家中的"大家"，更以博闻强记而被誉为"王方剂""活字典"。由于如此，求诊者络绎不绝，辛智科随侍其侧，一面抄方学习，一面聆其教诲，直至王老病重谢世。王老先生晚年中风，行动不便，辛智科常随侍其侧，穿鞋整衣，照顾行止，不仅校园中人时常所见，王老先生家人也深受感动。王老先生逝世后，他又同其子王焕生安排后事，并为王老先生守灵，以回报先生多年的知遇与教诲之恩。

第四节 搜求旧典，潜心史志

我国历史悠久，文化灿烂，而其能传承至今，与我国"编史修志"的传统关系极大。从最早的《尚书》起，修史便是历朝历代的重大责任，而地方志则反映各个地方的历史。在我国古代文献中，"史志"是卷帙浩繁而内容繁复的一个大类，世界上没有任何一个国家可以与之相比。中医药学的发展历史，在"史志"中也有丰富的记载。20世纪80年代，国家开始重视史志工作，即"国家修史，地方编志"。由于积累，也由于机缘，辛智科进入了《陕西省志·卫生志》编纂的队伍中。"修志"是一种辛苦、清苦、艰苦的工作，看着是笔墨，实则是心血，辛智科却乐此不疲，白天收集资料，晚上伏案笔耕，有时甚至日夜兼程，通宵达旦。修志在于体例，更在于资料，为此，他与同事们查阅了民国时期卫生档案和中医管理档案，查阅了陕甘宁边区卫生档案，查阅了《解放日报》《群众日报》《陕西日报》的卫生资料，还查阅了所有与陕西卫生事业有关的旧志，这些资料被分类编辑，形成了《陕西省志·卫生志》的资料长编。他们还拜访咨询了很多当时卫生界的前辈和专家，抢救了丰富而珍贵的活资料，并发表了一批高质量的论文。时光荏苒，当年的采访人员多数已经作古，每当言及当年，他总是感慨不已。

冬去春来，几经寒暑，基于千万字以上的资料长编《陕西省志·卫生志》初稿，终于在辛智科的"总纂"下完成。这部150余万字的巨著凝聚了包括辛智科在内的200余位省内外人士的心血，个中苦乐，恐怕连当事人都说不清楚，所谓"艰难困苦，玉汝于成"，辛智科更有深刻的体会。1997年，《陕西省志·卫生志》作为陕西有史以来的第一部专业卫生志书，终于由陕西人民出版社出版了，其熔古今于一炉、汇百家而成卷，不仅为其他医书所无法比拟，更以流广传远而显现蕴含着巨大的价值，并将随着岁月的推移而历久弥珍。为此，时任卫生部部长的陈敏章在序中称其书是"一部集思想性、科学性和资料性于一体的好书"。

辛智科在担任陕西省卫生志办公室主任期间，承继了赵石麟先生奠定的工作基础，与孙忠年先生一起承担汇纂的工作，费时、费力、费心最多，常常白天查资料，晚上伏案写作，执着事业，潜心史志，甘于寂寞，付出了远超一般的努力。而在拜金主义甚嚣尘上的当时，能宁心静气地做实事、做善事、做大事，排除干扰，克服困难，最终修得"善果"，其间"为伊消得人憔悴"的艰辛，也只有他们自己才知道。那时，是辛智科撰写和发表论文最多的时段，也是他参加学术会议最活跃的时段，他还是陕西中医界较早走出国门，应邀赴日本、韩国讲学交流的中医人。

辛智科认为，从事中医文献医史研究，一定不能脱离临床，要学以致用，学用结合。古代医学文献大家，大多是临床高手，很难说哪位医家是单纯的文献理论家。既基于文献，又勤于临床，是中医成才的必由之路。尽管编史修志工作十分繁忙，他还是挤出时间坚持每周出门诊，白天看病，晚上则带着问题查古籍医案。每次参加义诊，或外出工作调研，很注意把临床和文献结合起来，所以临床时间虽然不是很多，但进步却很快，体悟也较深。由于出门诊的时间有限，后来很多老患者就到办公室来求诊，有时甚至影响到他人的办公。由于医术的进步和社会的认可，此期他还应邀在省政府机关门诊部每周坐诊一次。由于临床、文献、史志等知识的综合和积淀，也由于细心和周到，他的诊病处方水平提高很快，在患者中的影响也不断扩大。

第五节　专意临证，心念精诚

"博涉知病，多诊识脉，屡用达药"，出于南齐褚澄的《褚氏遗书》，辛智科视为从医的座右铭。他认为，"博涉"一在多读书，二在多临床，才可以"知病"；"多诊"一在多见患者，二在反复诊脉，才能"知脉"；"屡用"一在用药的实践，二在对药性的体悟。所谓"熟读王叔和，更要临证多"，实则也是这个道理。只有把书本知识、前人经验和自己的临床实践结合，善于总结、思考、探索，才能提高学术修养和诊疗水平。

辛智科善于将整体观念和辨证论治理念融于诊治的全过程中，力求具体化、能操作，强调执简驭繁，抓主证，抓病机，接诊、体察、选方、用药一线贯穿的临床思路和方法。他强调临床必须天、人、病、证合参，关联于"天"，即自然的大环境，着眼于"证"，即患者当下的"所苦"。他善用经方，尤其善用汤剂。汤剂应用最早，也最广泛，是中药的基本剂型。特点是他主张单用，即在服用汤剂期间停用其他制剂。他认为汤、丸、片、散齐上的"大包围"，既浪费资源，又增加成本，更无法检验疗效。患者普遍反映，找他看病，服药种类少，花钱不多，疗效显著。

在临证中，辛智科强调"方证相应"，即把前人辨证论治的成功案例或经验直接用于临床，是临证论治的落脚点，只要"方证相应"，自然效如桴鼓。如胃脘痛，症状虽在胃脘，病机却可能与胃、心、肝、胆相关，因此须细察舌脉，切按腹诊，才能把握病机、精确选方。如心下痞满，按之濡软，用半夏泻心汤；正当心下，按之痛，用小陷胸汤。根据他的经验，如若方证对应，可不用行气止痛而痞痛自除。曾有一慢性萎缩性胃炎伴食管反流的患者，胃脘疼痛，大便干结，急躁不安，前医多用元胡、川楝子、川芎、五灵脂、三七等理气止痛药，效不著，痛不止。求治于他，经仔细诊察，用小陷胸汤合四逆散加桃仁，7剂之后大便畅而疼痛止。患者高兴地说，这是他在医院就诊花钱最少、见效最快的一次。对于承气汤类方的"痞、满、燥、实"证，他善于据其孰轻孰重而加减化裁，疗效卓著。他强调"方证对应"，既得于《伤寒论》的启迪，也是他多年临证的体悟。

疑难病证病程长，疗效慢，往往多医经手，群法用遍，若仍按常法，往往难效或无效。当此之际，他一般先要仔细了解前医所用之药，并仔细询问患者用药前后的情况，而后结合经典所述和以往经验，另辟蹊径，常获良效。

李东垣说"脾胃内伤，百病由生"，周慎斋说"治病不愈，必寻到脾胃之中，方无误也"，叶天士说"上下交损，当治其中"，辛智科循从此说，用药以调脾胃为先机，获效颇多。有一慢性荨麻疹患者，自述曾经多家医院诊治，中西同用，内外齐上，费用2万有余，仍反复发作，一年未愈。辛智科据检查结果及早先用药，从调补脾胃入手，处以升阳益胃汤合双解散加减，3月余而痊愈。这位患者非常感动，接连介绍了几位皮肤疾患的病人来找他看病。辛智科委婉地说"我不是皮肤科大夫"，病人则笑着说"我是找你调理的，不看皮肤病"。又有一胃癌术后患者，一直服用抗癌中药，每觉疲乏无力，不思饮食，怕冷怕风，面色萎黄，出行不能坐空调车。家人陪其就诊时，正值夏季酷暑，患者却内穿小背心，外套两件衣服。辛智科望闻问切，处以玉屏风散合生脉散，并加焦三仙、菟丝子、巴戟天、淫羊藿、芍药，服药半年，诸症减轻，精神转好，面色渐泛红润。《仁斋直指方论》中有篇《病机赋》，其中有"调理胃脾，为医中之王道；节戒饮食，乃却病之良方"一句，辛智科用药每从脾胃入手，扶正以驱邪，实为医家之"王道"。

辛智科推崇《伤寒论》，遵循中医经典思维，从方证对应入手，探究疑难杂症的治疗，并力求简、便、廉、效，不仅临床效验卓著，还发表了系列的研究论文。他认为"方证"是《伤寒论》应用某一方剂的临床指征，反映患者综合的、特异性的病理状态，既不是理论推导，也不是现代医学所言某病的专指症状，更不是动物实验的结果和数据，他认为"证"可以是一种或多种病共见的症状，是一个宏观的综合症状群，确定了"证"，便用相应的"方"，一则疗效肯定，二则经得起重复。他还认为，气味组合是《伤寒论》方剂配伍的关键内涵，张仲景选药制方，善用对药，不拘药物多寡，亦不拘君臣佐使，是对中医方药配伍理论的重大贡献。辛智科循此门径而入，着力于《伤寒论》理法方药的研究和实践，着力于经方的应用与研究，不仅疗效卓著，且深受患者欢迎。辛智科反对医家临证杂凑药物处方，随意拟定毫无古方方证基础的自拟方，并自视创新和高明。

《难经·六十一难》说："望而知之谓之神，闻而知之谓之圣，问而知之谓之工，切脉而知之谓之巧。"辛智科于四诊皆有心得，但更强调四诊合参，他常说四诊最能检验医家的功力和积淀，"四诊"是接诊的第一阶段，却决定最终的疗效。他常告诫学生，《伤寒论》论舌诊虽仅7条，却是重要指征，万万不可轻忽视之。《十诊歌》语言通俗，却是医家诊病的大纲领和金刚钻。在临床上"切诊"往往被简单化为"脉诊"，辛智科却强调必重"腹诊"，他用《伤寒论》中半夏泻心汤、小陷胸汤、大黄黄连泻心汤等方药的应用指标来强调"腹证不同，诊治则大相径庭"。"方证对应"是辛智科临床的核心思维，他强调因证选方用药，常说"治证不治病，证消病自愈"，若拘泥于"病"而忽略其"证"，选方用药，必不能中其肯綮。

辛智科于中医临证用力甚勤，长于辨证，善用经方，疗效卓著，医名渐广，不仅求诊者日众，还担任了陕西省保健委员会专家，承担省上领导、著名专家、院士的中医保健任务。他秉持"大医精诚"的精神，患者自省委书记至普通百姓，皆能一视同仁，悉心施治。现今的辛智科已退休多年，仍勤于学习，寒暑弗辍，学与时进，且禀性正直良善，接人温文尔雅，不仅为同行嘉许，也受到患者爱戴。由于如此，他成了陕西省名中医、陕西省有突出贡献专家、陕西省优秀中医工作者，并晋职二级教授。他还兼任着中华中医药学会民间传统诊疗技术与验方整理研究分会副主任委员、陕西省中医药学会名中医工作委员会常务副主任、陕西省医史文献专业委员会主任委员、陕西省医学会常务理事、陕西省中医药学会常务理事、国家自然科学基金评审委员、中华中医药学会科学技术奖励评审专家、陕西省非物质文化遗产保护项目评审专家、陕西省中医高级卫生职称评审委员会副主任委员、国家中医药管理局重点学科学术带头人等学术职务。

第二章　学术观点

第一节　理协造化，术法自然

一、天人相应、顺应自然是中医整体观的基石

中国古代医学把自然、社会、人看成一个大的整体，认为纷繁复杂的世界和天地万物是有序和谐的系统，是一个处在不断运动变化着的和谐统一体。《灵枢·岁露》指出："人与天地相参也，与日月相应也。"天指自然界，人指人类。相应是指自然界的一切变化都可以影响到人体，并与之相适应，如自然界的气候变化，寒来暑往，时序变迁影响到人体，人亦应之。

自然界和人是一个整体，强调自然界与人要和谐，人与社会要和谐，人体本身要和谐。人要顺应自然、热爱自然、敬畏自然，与自然界和谐相处。人是社会的一分子，生活在社会上，人要主动适应变化发展的社会，调整心态、端正态度、修身养性、乐观向上，面对社会要和谐相处。人体上下内外，四肢百骸，经络脏腑，表里之间，是一个整体，躯体之间和谐平衡，方可健康。

人应该遵守自然界变化的内在规律，人的衣食住行要随着自然界四时气候、地理环境及社会环境的变化而变化，不断地调整和适应自然界，适时而变，顺时而为，经常保持平衡，方可减少疾病，终其天年。

自然界与人密不可分，你中有我，我中有你。在我们呼吸时，既吸入了空气中的新鲜氧气，也吸入了空气中的污物，并吸收到我们的血流之中，成为身体的一部分，影响着人体的健康。所以，从这个意义上讲，自然环境与人有着血缘关系。我们所见的环境污染，自然生态环境被破坏，而导致的水土流失、气候变暖、极端自然灾害频发，资源枯竭，新发传染病不断，如非典、甲流、禽流感、艾滋病等，严重危害人体健康，使得人类难以在良好的生态环境系统中生存和发展，这是"天人相应"的最现实、最直观的一种表现。

人类应认识自然，顺应自然，趋利避害，"和于阴阳，调于四时"（《素问》），人要主动适应四时季节变化的规律，保持机体的阴阳平衡，追求人与自然的和谐统一。在临床疾病诊疗过程中，辛智科强调对病人生活环境、习惯及社会信息的采集，以便于更好地指导用药。同时根据四时特点，他强调春日过早减去衣服易伤初生之阳；夏日患病者以脾阳不足多见，多见于夏天过分地使用空调而使人不易出汗，阳气不能够向外宣通开发，或贪凉饮冷之人；秋日过早厚衣厚被则阳气不能够收敛；冬天过多地使用取暖设备使皮肤开泄出汗，容易发生虚阳外泄，夜不早睡使阳气不得以潜藏等。诸多疾病的发生都是由于不懂得"天人合一""人与四时相应""五脏应四时"的道理，故在疾病的治疗过程中亦应谨记于此，顺应自然规律因时、因地、因人制宜。

二、中医是中国传统文化土壤中生长发育成熟的伟大医学

中医药是集哲学、文化、科学于一体的传统医学，中医是人文科学与生命科学的结合体，是医学和哲学相结合的医学体系，是中国传统文化的重要组成部分，博大精深。在几千年的发展历史中，为中华民族的繁衍生息和人类文明做出了不可磨灭的重要贡献。

中医药的发展壮大成熟，凝聚着老祖宗的智慧和心血，受益于

古代中国文化的渗透、参与和影响，中国传统文化滋养着中医理论的形成和发展，两者难分难解。

中医药学以天地一体、天人合一、天地人和、和而不同思想为基础，以人为本，深刻体现了中华民族的认识方式和价值取向，蕴含着丰富的中华民族的文化精髓。天人合一的"整体观"、燮理调平的"中和观"、养生防病的"未病观"、因时因地因人施治的"制宜观"，既是中医的原创理论，又是中国传统文化核心在认知人体生命和防治疾病方面的具体应用和体现。

中国传统文化，启于上古炎黄，形成于秦汉，世代相传，不断创新。阴阳五行是中国文化的基本框架，是古代人们认识世界本源和发展变化的宇宙观和方法论，是对中医理论形成和发展最具影响的古代哲学思想，也是中医学的重要思维方法。阴阳五行学说，广泛用来阐释人体的生命活动，疾病的发生和变化，并指导着中医的诊断和治疗，是中医理论体系成形的基础和重要组成部分。

中医学研究问题的思路是仰观天文，俯察地理，中知人事。天地是一个大宇宙，人体是一个小宇宙。《素问·宝命全形论》讲："人生于地，悬命于天，天地合气，命之曰人。"人是大自然的子女，与天地相关。自然界的变化无时无刻不影响着人，"天人相应""天人合一"其实讲的就是这个问题，这是中医的灵魂所在。人的生长发育、健康成长或是疾病的发生和变化，不能离开自然界这个大环境。

第二节　医本仁爱，药合人情

医学是一门非常特殊的科学，作为医生，既要有冷静的头脑，过硬的科学技术，又要有一颗赤子之心，因为这门学科的研究对象是人，并且要直接服务于人，强调人文关怀是它和其他任何一个自然科学最大的区分，古今中外，著名的医学大家都有着非常完善的人性修养。南齐的褚澄在《褚氏遗书》中指出："夫医者，非仁爱之士，不可托也，非聪明理达，不可任也，非廉洁淳良，不可信也。"这表明"仁爱"是医者的必备条件，医学正是科学技术与人文精神相结合的典范。

辛智科在与病人的接触中，从来没有华丽的辞藻，但他始终以孙思邈所提出的"无欲无求，先发大慈恻隐之心，誓愿普救含灵之苦"的标准来要求自己，德术并重，把济世活人之术作为他积德行善之业，处处以病人为重。他常对我们说："病人，归根结底，他首先是一个人，作为一名医者，不能眼中只有病而看不到人。"临证方面，辛教授从来都是一丝不苟，认真周详，并且发自内心地为病人考虑，没必要做的检查从来不做，不需要开的成药从不多开，在病人眼中，他是一个沉着冷静，不卑不亢的好医生，在学生眼中，他是一名春风化雨，润物无声的好老师，他的仁爱和智慧，让病人安心，让学生获益。

处方用药中，辛智科非常注重个体的差异，同一种病，因患者的个体情况不同，其选方用药也大不相同，如同为慢性胃炎患者，有些表现为反酸、口苦，而有些表现为胃胀胃痛，这样就会出现选方用药的大相径庭。即使同样是胃痛的病人，其用药也不会完全相同，体质强健者以通利气机为主，年老体弱者还要加入补益脾胃之品；同样是风寒感冒，表实者可用麻黄汤，表虚者则可用桂枝汤。而长期慢性疾病的患者因脾虚卫外不固，则常以参苏饮加减，甚则在益气养血药的基础上加上蝉蜕、荆芥、苏叶等解表药物；对于寒湿体质的人，可以用温性药物，但是对于属于热性体质的人，在进入中老年后，使用寒凉药时要特别小心，因为他们体内的阳气已经开始衰退，过度地使用凉药或者过度地使用热药都会造成偏差。因此，辛教授常对学生们说，不要总是关注什么病用什么方，一定要关注病人本身的主观感受，再结合其兼证、体质综合考虑。并且，在关心病人躯体、病理变化的同时，也要关注病人心理、情绪的变化。在长期的门诊过程中，时不时总会有抑郁症、孤独症的患者前来就诊，他们或是来看失眠，或是来看胃痛，不论哪种情况，辛智科总是在繁忙的接诊过程中抽出一些时间给他们做一些情绪上的疏导和安抚。时间久了，这样的病人也对辛教授格外的信任，这对他们的病情恢复也起到了非常积极的作用，辛教授的这些举动，让作为学生的我们，深刻体会到医者在医学活动中要学会尊重生命，尊重人，这就是医学人文精神最好的体现。

第三节　方出经典，法效名家

辛智科长期从事中医医史文献的研究，广泛阅读历代中医名著、医案医话，尤痴迷于经典著作。坚持理论与临证相结合，继承与创新并重的治学理念，反复阅读《黄帝内经》《伤寒论》《金匮要略》《温病学》等名著，他好读书爱思考，勤于笔耕，对中医的热爱到了痴迷的程度。他对《伤寒论》更是情有独钟，爱不释手，伴随自己40余年的案首之书《伤寒论》，几近翻烂，密密麻麻，写满了批注与心得。他将《〈伤寒论〉方证治法及用药规律研究》，申报为陕西省自然基金项目和陕西省中医药管理局科研课题，考证古代文献，关注出土资料，坚持临床实践，深入研究。在中华中医药学会主办的《中医药通报》等核心期刊发表了多篇很有新见地的研究论文，在学术界产生了较好的影响。一是认为《伤寒论》的学术渊源为《汤液经法》，而非《黄帝内经》；二是确立的辨证方法，关键是辨方证；三是药物配伍并非拘于君臣佐使，而是气味功能配伍。对《伤寒论》的渊源、特点、辨证方法、气味配伍规律都有独到的见解。用于临床，疗效日增，受益颇多。

辛智科对经典医籍的学习有浓厚的兴趣，主张精读与泛读相结合，重要内容、条文、方剂、药物要吟诵背熟，在研读中理解，在理解中应用，临证应随手可捡，灵活运用，勤思勤用，反复实践，才能提高疗效。他说要耐得住寂寞，坐得住，对中医要真信、真学、真用，养成读经典的自觉习惯，切忌浮躁。倡导深研经典，振兴中医。

辛智科常说，我们不要低估古人的智慧和创新精神，中医是传统的，也是时尚的，一部《伤寒论》3 万余字，历经几千年生生不息，不被淘汰，且广泛用于临床，值得今人深思和继承。张仲景及先贤在长期治疗实践中，摸索总结出来自觉和他觉的病理状态，并有与之相应的治疗方药。仅桂枝汤条文达 22 条，加减变方 19 个，其辨证用药最能体现中医的辨证特点。

辛智科临床常用的《伤寒论》经方有四逆散、理中丸、五类泻心汤（即半夏泻心汤、生姜泻心汤、甘草泻心汤、黄连泻心汤、附子泻心汤）、小柴胡汤、大柴胡汤、柴胡桂枝龙骨牡蛎汤、柴胡桂枝干姜汤、桂枝加附子汤、大黄附子汤、桂枝龙骨牡蛎汤等，《金匮要略》经方有温经汤、桂枝茯苓丸等，《太平惠民和剂局方》名方有参苓白术散、逍遥散、四物汤等；常用的名医名方有金元四大家李东垣的补中益气汤、升阳益气汤、枳实消痞丸，朱丹溪的左金丸，东垣弟子王好古的九味羌活汤，孙思邈的黄连温胆汤，张景岳的玉女煎、痛泻要方，王肯堂的四神丸，李梴的丹栀逍遥散，魏之琇的一贯煎，吴鞠通的沙参麦冬汤，薛立斋的八珍汤，王清任的身痛逐瘀汤、少腹逐瘀汤等。

中医治病同中求异，异中求同，异病同治，同病异治，一方治多病，多病用一方，关键是辨证，方证相应，观其脉证，随证治之，整体思维，这是中医的特点，最奇妙和值得称赞的是中医把证治好了病也痊愈了，此实为中医精妙和高明之处，辛智科如是说。

第四节　中西参用，唯取其能

辛智科常说："中西医治疗疾病各有优势，要互相学习，取长补短，相互融入。西医注重微观的实验室及病理组织学的分析研究，重在辨病，对疾病进行有针对性的治疗，对于诊断明确或危急的疾病在处理上往往较为满意，但对某些病因病机尚未明确的疾病则疗效较差，甚至产生严重的不良后果；中医则注重从整体进行宏观把握，重在辨证，通过调节人体阴阳平衡以达到治疗的目的，但在病理诊断和微观形态学研究方面明显不足，不利于某些疾病的诊断和预后判断，也不利于治疗经验的总结提高和推广。所以，现代的中医医生，在临床中应将中西医治疗优势互补，从而提高临床选药的准确性。"

对于脾胃系统疾病的临床治疗，辛智科主张中医辨证结合内镜检查。但是，他也强调，西医的检查只是辅助手段，是为了减少或者免于误诊，让病人免遭不必要的痛苦，但中医临证治疗，最应注意的是收集患者的症状和体征，不要被现代医学的检查数据和病名所左右。在具体的考量中还是坚持中医的思维模式，中医将人视为一个整体，治人、治证、识证要统揽全局，立足复杂局面，注重解决人体对疾病反应所出现的各类不同证，从病变本质和病机入手，思维散发多线性，从整体角度认识和把握疾病的复杂性、多变性。抓主证，抓主要矛盾，"但见一证便是，不必悉俱"。治疗任何病都是如此，很难确切地说中医哪个方是治疗现代西医临床所言的萎缩性胃炎、浅表性胃炎、胃溃疡、肝炎、肾炎、糖尿病等具体病，因为中医经方之祖《伤寒论》强调的是"方证对应"，不是现代医学意义上的"方病对应"。

中医重视患病的人，一切治疗之法，都是为了人，不是对病。以人为本，以人为中心，治病首先着眼于人，调整人体，靠人的整体发挥作用，恢复健康，注重治病用药不伤人。在胃肠病的方证中，视角不在脾胃所在的局部，而注重全身病态反应所出现的证。处处贯穿着"观其脉证，知犯何逆，随证治之"的辨证原则。中医治病强调"阴阳自和""胃气和，则愈"和"扶阳气，保胃气，存津液"。配伍善用辛开苦降，特色是寒热并用，甘平补中调理。如栀子干姜汤，栀子除烦治上热，干姜性热治胃寒。小建中汤中桂枝与白芍，一散一收，调和营卫，平阴阳，止疼痛。小柴胡汤、大柴胡汤中黄芩与半夏，一寒一温，辛开苦降，消痞散结。旋覆代赭石汤中旋覆花与代赭石，一宣一降，镇逆止呕。附子泻心汤用大寒之黄连、黄芩、大黄以泻热消痞，用大热之附子温阳散寒。寒热并用，各得其所，相得益彰，力求用药平稳，刚柔相济，以制药物之偏性，阴中有阳，阳中有阴，阴阳互根，以取"和阴阳，顺升降，调虚实"之功。

总之，中医治病和西医治病有着本质的区别，无论是诊断依据还是治疗依据都是不同的，对于中医而言，西医的检查结果和治疗方案只能是中医诊治的参考和治疗后的对比，不可以西医的诊断指导中医的治疗。现代医学环境下，中医治病必须与西医互参，且中医必须准确辨方证，中医古方才能治今病。

第五节　取方设法，疗效求是

辛智科临证过程中，问诊细，视角广，既重视局部疾病本身，也重视全身病变反应，既重视疾病所呈现的主证，也不忽视次证的出现，从情绪变化、饮食习惯、生活环境等多方面搜寻有用的辨证线索和用药依据，以此来取方设法，常常收到不错的效果。在日常的学习中，常有学生询问说，他碰到一例病人，他有什么具体表现，我考虑这样的治疗方法是否可以。每当这时，辛教授的回答往往都是一切要让疗效说话，医书上的治疗思路有很多种，每种都有自己的道理，关键是用在具体的病人身上是否有效。常让学生获益匪浅。

一男性患者，30岁，婚后一直未育，经精液检查，精子活动率低，前医处方多为补肾壮阳之品，服后效果不显，求治于辛智科，细询患者无明显症状，只觉出汗多，背凉，便以桂枝加附子汤治疗，连服18剂后，嘱其检查精子正常，不久妻子便怀孕。

一女性大学生，22 岁，因体胖减肥节食，导致闭经 4 月余，患者不愿用激素治疗，本院职工带来就诊，手足心热、烦躁、小腹胀凉，余无不适，治以疏肝养血，滋补肝肾，开 6 剂中药煎服，患者服至 4 剂后，月经来潮，但经量较前明显减少，色暗。嘱其继服 6 剂，后随访，月经如期而来。

有一 48 岁的女性患者。小腹凉冷，夏季怕开空调，常用小棉垫捂在小腹取暖，经来量多，淋漓不止，有血块，前医见其出血有血块，以血瘀治之，服后出血更多。辛智科诊后认为是冲任虚寒所致瘀血停留，漏下不止，以温经汤加附子治疗，温养胞宫，未用止血药，服 6 剂后，出血止，小腹凉明显减轻，后制丸药善其后，诸症消失。

一女性患者，口苦，发热，睡眠差，烦躁，反复感冒，易汗，大便不畅。辛智科用柴胡桂枝龙牡汤加枳实予以治疗，服至 3 剂体温正常，诸症缓解，以后在此方基础上加减而愈，并配制玉屏风散泡茶饮服 3 月余，疲乏无力，反复感冒明显好转。

又有一患者恶心呕吐，服藿香正气水不效，前来就诊，自述各项检查未见异常，问其颈椎是否有病，也被否定，西医院未明确何病。辛智科按主要症状表现，认为是少阳证，用小柴胡汤 3 剂治愈，虽未明确病名，但症状完全解除消失。2005 年有一因胰腺癌手术治疗的患者，男性，61 岁，体瘦神疲，口干，腹胀，5d 未解大便，多日来未进主食，呃逆呕吐 3d，在单位职工医院服用旋覆代赭石汤加减未效，前来就诊，他用伤寒论小半夏汤合橘皮竹茹汤加枳实、厚朴治疗，服后便如羊粪，干硬小块，服用 7 剂后未再出现呃逆呕吐，后以调理脾胃而善其后。

2004 年有一 65 岁女性患者，被诊为干燥综合征，先后服用烟酰胺片、环戊硫酮片、花芪冲剂治疗 3 月余，疗效不显。西医大夫建议患者请中医治疗，就诊时口干舌燥，手不离杯，烦躁，口唇干裂，眼干涩。处以百合汤合栝楼牡蛎散白虎加人参汤加减，坚持守方服药 60 余剂而愈。

第六节　审病用药，唯证为纲

　　辛智科非常肯定《伤寒论》中方证结合的思想，他认为《伤寒论》全书言简意赅，集理论、经验和技术于一体。其诊疗方法，对疾病的认识，全赖于临床的仔细观察，其方证植根于中医临床的土壤，有古今医家临证实践和经验的支撑，其显著的临床疗效亦令古今医家折服。对于《伤寒论》中的方证治法，他主要有以下几点认识：

　　一是《伤寒论》是张仲景诊治疾病、阐述理论的原创性成果，是一个相对成熟和完善的临床医学著作。是中医临床的奠基之作，具有里程碑的意义。创新是一个相对的概念，当一个学科、一个理论基本成熟和定型并达到一定高度时，再要发展和创新就显得相对缓慢。诸如唐诗、宋词、清代的考据等。汉代的医学及《伤寒论》所形成的理法方药也是如此，很有特色，颇具永久的魅力，后世在某些方面难以超越，因为《伤寒论》本身就是一个原创性的成果。所以，几千年来对它的发展多是修修补补，注释整理，就其理论而言难以有大的突破。一部3万余字的医学著作历几千年生生不息，一直应用而不被淘汰，值得今人的深思和骄傲，值得今天的医家去含英咀华、认真汲取。不因时间久远而视之为落后。成书时间及理论形成时代的久远不是衡量先进与落后、科学与非科学的标准。

　　二是《伤寒论》方证治法是中医学的核心，是《伤寒论》的特色和优势所在，也是当代中医研究的重点和关键所在。只言方药，不看其证，就会背离《伤寒论》的精神。方证治法是《伤寒论》的精华和灵魂。方证是《伤寒论》应用某一方剂的临床指征，反映了患者综合的、特异性的病理状态，它不是理论的推导，更不是现代医学所言某种疾病出现的专指症状，亦不是经动物实验所得的结果和数据，它所说的证，可以是一个病或多种病共见的症状，是一个宏观综合症状群，只要其证符合应用的方剂，就用之无疑。方证治法经得起重复，经得起临床实验和历史的检验，历久不衰。证是张仲景及先贤在长期治病实践中摸索总结出来的自觉和他觉的客观和主观的综合病理状态，有与之相应的治疗方药。临床用时既要知常，又要识变，知变识变，动态辨证，方能运筹帷幄。

三是《伤寒论》方证治法是一个动态施治过程，直观易学，简便快捷，操作性强，有是证，用是药，随证治之，无神秘玄奥之处。但又不是刻舟求剑，按图索骥，对号入座，须融会贯通，学活用活。以桂枝汤为例，在其条文中有典型的适应证、主证、兼证、变证，以及适应证的病机、治法、禁忌、方药的加减变化。《伤寒论》涉及桂枝汤证条文 22 条，涉及桂枝汤变证及加减方药的达 19 条。在《伤寒论》中桂枝汤的使用频率最高，也最能体现张仲景的辨证思想，桂枝汤用方加减变化，既有一定的原则性、规律性，又有一定的灵活性，其间有一定的规律可循。头痛、发热、汗出、恶风是桂枝汤的适应证，汗出、恶风是主证，兼证是在主证基础之上，没有主证，无从谈兼证。应注意前后条文贯通，因条文中有以方测证，以证测方，以脉代证，以证代症，详略互用。学习时应执简驭繁，返璞归真。

四是《伤寒论》方证治法给人以规矩，给人以标准。现代医学在分析思维的影响下，诊断疾病以定性、定量为标准，影像诊断的标准看得见，能用大小测量，各种检验的标准以数值来表达，心电图、脑电图等以图像来表达。《伤寒论》方证治法的应用，离开诊断标准，也无从用药。《伤寒论》方证所言的证，也可称得上是古代诊断疾病的金标准，其标准是在宏观整体思维影响下形成的。如桂枝汤应用的指征是头痛、发热、汗出、恶风。小柴胡汤应用的指征是胸胁苦满、咽干、目眩、嘿嘿不欲饮食、寒热往来，白虎汤的应用指征是身大热、汗多烦渴引饮、脉洪大，四逆汤的应用指征是但欲寐、心烦、自利而渴、小便色白，乌梅丸的应用指征为上热下寒所见的消渴、气上撞心、心中痛热、饥而不欲食、食则吐蛔、下之利不止等。这些都是诊断用方的标准，每方各有其证，每证各有其方，证变方变，方随证变。医家临证需熟练掌握其诊断标准，只不过古今的标准表达视角不同。在临床应用《伤寒论》方药时，应以《伤寒论》所定标准为佳。若根据现代检测的各种数据标准及现代病名选择用方，则无从入手，效果肯定差矣。因《伤寒论》看的是宏观的、综合的、整体的、动态变化的患病的人；现代医学注重解剖分析及病因，病理变化讲微观的，追求局部的最佳或某一系统的变化，重视人的病。所以，不学习《伤寒论》，难以成为中医临床大家。

五是《伤寒论》方证治法是古代一种传统的治病方式，彰显的是一个医生面对一个病人的治病方式，面对病人出现的各种症状，选择对应的方药，和现代医学面对局部器官或一个系统，若干专科医生面对一个病人，采取逐个排除法，方能明确诊断，选择用药则大不相同。人体是复杂的，生命活动是变化的，医学理论是不断发展的，治疗方法应是多元的，中西医并存互补，有益无害。

第七节　仲景垂范，内外可兼

在中医界，一般认为《伤寒论》是论外感病，《金匮要略》是论内伤杂病，此观点已被多数医家所接受。但细读《伤寒论》全文，探究《伤寒论》方证治法，似觉此说法不妥，甚或是错误的，误导了医家对《伤寒论》的正确学习、全面理解和临证应用，有必要对《伤寒论》方证治法中的杂病做深入的探讨和分析，以正视听，准确辨证，灵活运用，提高疗效。因此，他提出了以下几个观点：

1.《伤寒论》方证治法中的杂病

（1）脾胃虚寒的小建中汤方证，《伤寒论》第100条："伤寒，阳脉涩，阴脉弦，法当腹中急痛，先与小建中汤。不差者，小柴胡汤主之。"第 102 条:"伤寒二三日,心中悸而烦者,小建中汤主之。"腹中急痛,心中悸而烦都是里虚寒,阳气虚,气血不足所致,并不是可汗的外感表证,即使有表证,也是表证挟虚证。

(2)心血虚心阳衰的炙甘草汤方证,第 177 条:"伤寒,脉结代,心动悸,炙甘草汤主之。"从炙甘草汤组方看,脉结代,心动悸,乃是心血不足,心阳衰微,心气无力推动心血而致的心律不齐,方中炙甘草、人参补益心气,阿胶、地黄、麦冬、麻仁补心血,桂枝、生姜及酒通心阳,阴阳相济互动而除心悸。所论已无明显外感表证可言。

(3)痞满燥实的大承气汤方证,第 242 条:"病人小便不利,大便乍难乍易,时有微热,喘冒不能卧者,有燥屎也,宜大承气汤。"第 208 条:"手足濈然汗出者,此大便已硬也,大承气汤主之。"第 239 条:"病人不大便五六日,绕脐痛,烦躁,发作有时者,此有燥屎,故使不大便也。"第 255 条:"腹满不减,减不足言。当下之,宜大承气汤。"大承气汤所治脘腹部胀满作痛、坚硬有痞块,烦躁,大便秘结,或热结旁流,肠内有宿食等证。从所述之证看,应属单纯性腹实证的杂证范畴,全无外表之证。

(4)上热下寒的黄连汤方证,第 173 条:"伤寒,胸中有热,胃中有邪气,腹中痛,欲呕吐者,黄连汤主之。"证属上热下寒的胸中有热,胃肠有寒,以致腹中疼痛而想呕吐。黄连苦寒清上热,干姜、桂枝温胃肠散寒,半夏温燥降逆,人参补中,甘草、大枣和中益胃,寒热并用,清上温下。

(5)寒逆剧呕的吴茱萸汤方证,第 309 条:"少阴病,吐利,手足逆冷,烦躁欲死者,吴茱萸汤主之。"第 243 条:"食谷欲呕,属阳明也,吴茱萸汤主之。得汤反剧者,属上焦也。"第 378 条:"干呕,吐涎沫,头痛者,吴茱萸汤主之。"肝胃寒邪上逆,呕吐涎沫,或吐重于利,吐剧而气逆所致手足逆冷,烦躁欲死,以呕吐气逆为主。手足冷其病机有别于四逆汤证。吴茱萸、生姜温中散寒,降逆止呕,人参、甘草和脾补中。

（6）阳虚身痛的附子汤方证，第 304 条："少阴病，得之一二日，口中和，其背恶寒者，当灸之，附子汤主之。"第 305 条："少阴病，身体痛，手足寒，骨节痛，脉沉者，附子汤主之。"肾阳虚衰，寒邪过甚，肌肤筋脉关节失于温养，所见全身及骨节皆痛。肾阳虚衰，督脉阳气不充，四肢失温，可见手足寒，背恶寒。全是阳虚寒盛之证。方用附子大温散寒，人参、白术、茯苓甘温益气补虚，芍药敛阴气。全方大补大温，温经助阳，固本散寒。

（7）热痞兼阳虚的附子泻心汤方证，第 155 条："心下痞，而复恶寒，汗出者，附子泻心汤主之。"自觉胃脘胀满，堵塞不通，兼有阳虚怕冷汗出者，以附子大热温经散寒扶阳，以黄连、黄芩、大黄苦寒泄热痞，寒热并用。

（8）水饮停结胸胁的十枣汤方证，第 152 条："太阳中风，下利呕逆，表解者，乃可攻之。其人汗出，发作有时，头痛，心下痞硬满，引胁下痛，干呕短气，汗出不恶寒者，此表解里未和也，十枣汤主之。"此条所述为表证解后，水饮为患，停结胸胁的悬饮证。

（9）水热互结结胸的大陷胸汤方证，第 137 条："不大便五六日，舌上燥而渴，日晡所小有潮热，从心下至少腹硬满而痛不可近者，大胸陷汤主之。"水饮聚结胸胁，以心下水饮为特点，从心下至少腹部硬满而痛，不能用手挨碰触摸者，与阳明腑证的腹满痛仅在腹部肠中有燥屎有所不同。以大黄苦寒泻里热，芒硝咸以软坚攻痞，甘遂逐水。逐水、通结、软坚三法并施。临证需详审细辨，谨慎应用。

（10）湿热郁积发黄（阳黄）的茵陈蒿汤方证，第 236 条："但头汗出，身无汗，剂颈而还，小便不利，渴引水浆者，此为瘀热在里，身必发黄，茵陈蒿汤主之。"第 260 条："伤寒七八日，身黄如橘子色，小便不利，腹微满者，茵陈蒿汤主之。"茵陈清湿利胆，栀子苦寒泻火，大黄苦寒荡涤肠胃，使湿热从大小便而下。湿热黄疸在《金匮要略》中也有论及，列属杂病范畴。

以上仅举数例，诸如结胸、阴结、瘀热等证，当属内伤杂病无疑。

2. 对《伤寒论》非专为外感病而设和方证治法的几点认识

（1）《伤寒论》和《金匮要略》为仲景之作，后世人为整理分列，学术思想体系理应前后贯通，不可截然分开，若割裂总体，有斩其筋骨之弊。读仲景原著，《伤寒论》无专论急性外感病之意，不应被《伤寒论》治外感伤寒之言所惑。

（2）《伤寒论》方证治法，不是专为伤寒而设，《伤寒论》和《金匮要略》的共性特点是方证对应，讲证、方、药的对应，不是只讲伤寒，不论杂病，方证对应治法既适于外感伤寒，又适于内伤杂病，无人为的分列界定。仲景创造的方证治法，用简单的方法，不借助任何仪器设备，不辨细菌病毒，不问病理损伤，不管化验检查，却能获得疗效，似有不可思议之处。但这种通过证候变化了解掌握人体复杂的变化，从整体视角研究人体，其理念是超前的，我们不应拘泥于外感用六经辨证和内伤杂病用脏腑辨证之说。

（3）从《伤寒论》所述内容和方证治法特点来看，伤寒中有杂病，杂病中有伤寒，二者密切相关，甚或《伤寒论》中单列有与外感伤寒确无关系的杂病。《伤寒论》不独为外感伤寒而设，《伤寒论》中伤寒与杂病共论，仲景《伤寒杂病论》是对《伤寒论》一书所论内容的准确提炼和概括。

（4）《伤寒论》论外感，《金匮要略》论杂病的说法是错误的，后世"外感宗仲景，内伤法东垣"的提法有失偏激，仲景开创了辨证施治和方证治法的先河，奠定了临床医学的基础，其临床思维方式和方证治法适于伤寒和杂病。

（5）《伤寒论》所述方证应泛指当时各科病证，方证治法是一种通用的辨证方法，方证治法在外感伤寒中可见，在脏腑内伤杂证中也可见，外感伤寒与内伤杂病合论，适于内外妇儿各科的诊治，对临床各科皆有普遍的指导意义，这与当时医学的整体思维和医家未明显分科有关，也受《伤寒论》方证渊源的影响。

（6）《伤寒论》方证治法的核心是随证治之，方证治法是古代中医的核心优势，它针对证不针对病，证是有阶段性的，证是一个代表多种症状体征的高度综合体，一个病的过程中有许多证，多种病也有同一的证，所以一个病的总过程中可用几个药方，一个药方也可以治多种病，这是方证治法的特点，最奇妙和值得称赞的是把证治好了病也痊愈了，此实为中医精妙和仲景高明之处。

第八节 升降出入，贵在通和

中医认为，气是构成万物的本源，自然界中天气下降，地气上升，天地二气相互作用，万物才能化生。《素问·六微旨大论》中记载："气之升降，天地之更用也。升已而降，降者谓天；降已而升，升者谓地。天气下降，气流于地，地气上升，气腾于天，故高下相召，升降相因，而变化作矣。"说明气的升降运动，可以推动事物的发展和变化。《素问》中还记载："出入废，则神机化灭；升降息，则气立孤危。故非出入，则无以生长壮老已；非升降，则无以生长化收藏。是以升降出入，无器不有。"这就进一步指出"四者之有，而贵常守，反常则灾害至矣"。由此可见气的升降出入是万物变化的根本，是生命活动的体现，同时亦是人体维持生理功能的基本形式及机体维持生命活动的基本过程，诸如呼吸运动，水谷的消化吸收，津液代谢，气血运行等，无不依赖气的升降出入运动才能实现。

辛智科认为脾胃并居人体之中央，为脏腑气机升降出入的枢纽，升降出入的运行状态全赖气化。脾气升则肝肾之气皆升，胃气降则心肺之气皆降。脾胃为气血生化之源，为后天之本。升降出入是人体生命之本，如《素问·六微旨大论》所讲："升降出入，无器不有。"故有明代张景岳"安五脏以治脾胃"之观点。

辛智科从脾胃的生理特点出发，运用中医理论，结合临床实践，认为脾胃病发病的机理，多由气化失司、升降失常、气机郁滞、运化无力所致。脾胃病尽管症状不一，病名各异，轻重有别，但其表现形式，都是在升降出入上出了问题，不是太过，便是不及，失之和谐与平衡，此乃脾胃病病机之关键。

"升降"之理念，在中华文化中，从对自然现象的理解到人文习俗，以至哲学层面皆是一脉相承。唐诗中有大量描述"升降"的美言佳句，如"大漠孤烟直""冲天香阵透长安""飞流直下三千尺，疑是银河落九天""大珠小珠落玉盘"。"烟直、冲天、飞流、落九天、落玉盘"表达重力的作用和恢弘气势与动态趋向。升降（重力）是"天地之动静"的源泉。古代贤人的认识思维到此并没有截止，而将此进一步引喻到人的生命活动及社会生活，如中医"脾升胃降"的理论。"升降"在中华传统哲学中是针对"器"而言。"升降出入，无器不有"，"器"为何物？"器者生化之宇"，宇为空间。可以说人体中细胞的迁移，蛋白的表达及分布皆可认为是升降作用的结果。"升降"实为自然属性，但在中华文化中涉及生命活动，甚至扩及社会文化领域，即包容自然"升降"到人文的"升降"的全部内容。在中医文化中，"升降出入"通贯中医的思维路径与方法，统摄于天人合一理念。人体内的整体联系以及人身与宇宙的联系，主要通过气的升降出入来实现的。

《说文解字》："和，相应也"，《广韵》："和，顺也，谐也，不坚不柔也"。和是一种普遍规律，在自然界，天地和则风调雨顺，五谷丰登；在人类社会，和谐则繁荣昌盛，家和万事兴；在人体，气血和、阴阳和、脏腑和，内外上下左右等都以和为贵，一切功能都处在和的状态，则健康无病。反之，各种生理功能失和，百病就会由此而生，无不体现"和"的重要性。"和"是在一定条件下，通过阴阳之间的相互作用，自我发生、自我形成、自我保持的健康趋势和最佳状态。

"和法"为中医"八法"之一，和法最能体现中医的辨证论治特色，如脾胃和、脏腑和、阴阳和、气血和、表里和、左右和、上下和等。脏腑和谐为治疗的根本目的。"和"，有调和、和解之意，治疗邪在少阳，营卫不和，肝郁气滞，肝脾不和及肠胃不和等引起的各种病证。

采取调和气血阴阳、调和寒热、调和脏腑、寒热并用、补泻兼施等治法都是和法，"和"既是治法，同时也是目的。以纠正六淫七情等所致的逆乱状态，达到患者脏腑气血和谐，回归机体的自然平衡。

《素问·至真要大论》谓："燥司于地，热反胜之，治以平寒，佐以苦甘，以酸平之，以和为利。"说明药物具有五味的偏性，人体的五脏对药物五味的喜恶各有不同，正常情况下五味对五脏各有所益，在异常情况时五味出现过偏就会损伤人体。《景岳全书·和略》云："凡病兼虚者，补而和之；兼滞者，行而和之；兼寒者，温而和之；兼热者，凉而和之，和之为义广矣。亦犹土兼四气，其于补泻温凉之用，无所不及，务在调平元气，不失中和之为贵也。"说明中医治疗各种疾病，就是利用药物气味相合来达到脏腑虚补实泻，治乱于平，调整人体阴阳、五行的太过与不及，以恢复机体至"和"的状态，这种求和的治疗方法和目的是以身体恢复正常作为最终目标。

八法之中，以和为贵。辛教授善于运用仲景理法方药，师古而不泥古，学习经典而知权变。他勤求古训并创新发展，形成自己的学术思想。首先，认为一部分疾病是由于脏腑功能失调引起的，治疗时选择调和的方法，即主张"以和为贵"。故常常使用桂枝汤、小柴胡汤、半夏泻心汤等加味治疗脏腑诸多疾病。取其调和营卫，和解表里，畅达内外，宣通上下的作用，临床随证加减化裁，屡试不爽。其次是耐心地解释与鼓励，给病人树立信心，战胜病魔。他反复强调不可"只见树木，不见森林"，坚持天人合一，整体平衡的治疗思想，调动病人的主观能动性，充分发挥中医在调理体质方面的作用，此法可称为"医患之和"。

"和方之制，和其不和者也。"不论是六淫外袭，还是七情致病，有独自伤人的，亦有兼并侵袭者，医者首先要明确寒热之多寡，先天禀赋之强弱，脏腑之阴阳虚实。方法贵在变通，当以"和其不和"为治疗大法和目的。临证运用时要具体结合辨证配合多种兼治法。《医学心悟》云："有清而和者，有温而和者，有消而和者，有补而和者，有燥而和者，有润而和者，有兼表而和者，有兼攻而和者，和之义则一，而和之法变化无穷焉。"和法之中八法详备，变化无穷。正如陕西省安康市叶锦文老先生，一生活人无数，名闻遐迩。他治疗疾病的大法是和其少阳，就是让三阴三阳相和，脏腑与体表相和等，以小柴胡汤加减变化灵活运用一生。这也是前辈医家崇尚和法的典范。

第三章　临床经验

　　辛智科从事医疗工作 50 余年，积累了丰富的临床经验，效法仲景，又博采众方，在前人的基础上，总结出一套完备的理论体系。既传承了先贤理论基础的精华，又开辟出全新的理论视角，高度总结、见解独到。尤其在脾胃病的诊治方面提出了"脾胃中心论""升降出入协调论""杂病治之于脾论"的学说，具有很高的学术价值和临床指导意义。辛智科认为中医理论博大精深，内科疾病应该整体看待，各科病证在理论渊源上有着千丝万缕的联系，在治疗内科杂病和妇科病方面更是经验丰富、得心应手。辛智科博览群书，手不释卷，又不拘泥于古方，五十年如一日，孜孜不倦，临床实践中体现出继承发扬的独到之见，疗效颇奇。

第一节　脾胃病临证经验

一、脾胃中心论

　　中医学是中华民族几千年来从生活实践中积累的智慧结晶，在历史的长河中留下了宝贵的财富。历代医家不断总结归纳提炼中医治疗学经验及学术思想，为后世医家进一步提高医术提供了珍贵的经验。

　　中国古代先贤很早就认识到整体观的重要性，将此哲学观点延伸至人体，就体现在人体是一个有机整体，人体是以阴阳五行、气血津液、五脏六腑、经络运行间存在着相辅相成、相互制约、对立统一的有机整体关系。《素问·脉要精微论》说："春日浮，如鱼之游在波；夏日在肤，泛泛乎万物有余；秋日下肤，蛰虫将去；冬日在骨，蛰虫周密，君子居室。"体现了人体脉象与四时季节变化间的关系。《灵枢·顺气一日分为四时》说："以一日分为四时，朝则为春，日中为夏，日入为秋，夜半为冬。"体现了昼夜气温变化与相应阴阳消长之间的变化。

脾胃位于中焦，五行属土，脾为阴，胃为阳。脾主运化水谷和水液，主统血、主升清，脾宜升则健，喜燥而恶湿；胃主受纳和腐熟水谷，胃宜降则和，喜润而恶燥。二者相辅相成，一升一降、一纳一运、一燥一湿，完成腐熟、运化、吸收水谷精微的过程，辅以调畅气机，化生及运行气血津液，为人体后天之本，并为五脏六腑的功能提供有力的物质基础，与各个脏腑关系密切。历代医家也都非常重视脾胃在人体生理病理方面的功能和应用，辛智科在此基础上提出了脾胃中心论，是对历代先贤对于脾胃认识的传承，也是在临床实践基础上的创新。

（一）脾胃的认识

"脾胃"一词早在《黄帝内经》《难经》中就有论述。《素问·灵兰秘典论》曰："脾胃者，仓廪之官，五味出焉。"《素问·六节藏象论》曰："脾、胃、大肠、小肠……仓廪之本，营之居也，名曰器，能化糟粕，转味而入出者也，其华在唇四白，其充在肌，其味甘，其色黄，此至阴之类，通于土气。凡十一脏取决于胆也。"《难经·第四十二难》曰："胃大一尺五寸，径五寸，长二尺六寸，横屈受水谷三斗五升，其中长留谷二斗，水一斗五升。""脾重三斤三两，扁广三寸，长五寸，有散膏半斤，主裹血，温五脏，主藏意。""胃重二斤二两，纡曲屈伸，长二尺六寸，大一尺五寸，径五寸，盛谷二斗，水一斗五升。"《素问·至真要大论》曰："诸湿肿满，皆属于脾。"《素问·阴阳应象大论》曰："清气在下，则生飧泄。"可见早在春秋战国时期,古代医家就已对脾胃的解剖部位、生理功能及病理机制有清楚的认识。辛智科认为,广义的脾胃,当包含整个消化系统及部分体液代谢的生理、病理过程。

(二) 脾胃中心论的理论渊源

《素问·经脉别论》曰:"食气入胃,散精于肝……浊气归心,淫精于脉","饮入于胃,游溢精气,上输于脾,脾气散精,上归于肺"。脾胃受纳、运化、腐熟水谷,化生后天之精气。将运化而成的营养物质化生为能被人体利用的水谷精微,输布于全身,滋养脏腑,化生气血,成为人体生命活动的主要物质来源。脾胃为气血化生之源,水谷之精气,靠脾转输和散精,把水谷精气上输于肺,再通过肺朝百脉的作用布散于周身,营养五脏六腑和全身,以维持人体正常的生命活动。《素问·厥论》说:"脾主为胃行其津液者也。"脾的运化,水谷精微功能旺盛,则机体的消化吸收功能才能健全,才能为化生精、气、血、津液提供足够的养料,才能使脏腑经络,四肢百骸以及肌肉皮毛等组织得到充分的营养而进行正常的生理活动。《金匮要略注》说:"五脏六腑之血,全赖脾气统摄。"脾之所以能统血,是因与气血化生之源密切相关。

《素问·五脏别论》说:"所谓五脏者,藏精气而不泻也,故满而不能实。六腑者,传化物而不藏,故实而不能满也。"脾主运化、主升清、主统血,主四肢肌肉,开窍于口,脾在志为思,在液为涎。胃主受纳、腐熟水谷,主通降、以降为和。五脏六腑与脾胃关系密切,在人体生命活动中发挥着重要的作用。心与脾的关系体现在血液的生成和运行方面相互协同。脾气健旺,则化生血液功能正常,血脉充盈,则心脉得养;脾气健旺,脾统血功能正常,则血行脉中,而不至于溢出脉外。肺与脾的关系体现在气的生成和津液的输布代谢。肺所吸入的清气和脾胃所运化的水谷精气构成了气的来源。肺的宣发肃降和通调水道有助于脾的运化水液功能,而脾的运化转输津液的作用又为肺的功能提供了必要的营养物质,是肺一切功能的物质基础。当气不足，脾虚而津液输布失常时则会出现水液停聚，聚湿成痰的现象，即所谓"脾为生痰之源，肺为贮痰之器"。肝与脾的关系体现在肝主疏泄、脾主运化和肝脾对于血液的生成、贮藏、运行方面的作用。脾与肾为先后天之关系，相互促进，相互滋养。五脏六腑与脾胃的关系均十分密切，相互为用，相互影响。脾胃隶属中焦，为五脏六腑之中心，任何一脏的功能受损均可由脾胃之气衰所致，治疗上也可通过健运脾胃而起到加快治愈的效果。由此可见，五脏六腑之间相互关系的形成是构建脾胃中心论的理论基础。

经络是人体运行全身气血，联络脏腑组织官窍，沟通上下内外的通道。足太阴脾经与足阳明胃经，相互络属于脾胃，脾和胃相为表里。在生理功能上相互配合，在病理上相互影响，在治疗上互为表里的经脉腧穴可以交叉应用。十二经脉是一个循环有序，环周不休的有机整体。脾胃与十二正经、奇经八脉均有一定联系，构成了脾胃中心论的经络基础。

《灵枢·本神》说："故生之来谓之精，两精相搏谓之神，随神往来者谓之魂，并精而出入者谓之魄，所以任物者谓之心，心有所忆谓之意，意之所存谓之志，因志而存变谓之思，因思而远慕谓之虑，因虑而处物谓之智。""脾藏营，营舍意，脾气虚则四肢不用，五脏不安。"人体情志活动与脏腑气血运行变化息息相关，喜、怒、忧、思、悲、恐、惊7种情志在防病、治病方面也密不可分。

历代医家十分重视脾胃在人体生理功能、病理机制方面的作用，影响最为深远的当属李东垣的《脾胃论》，是后世医家学习脾胃病的经典之作。

金代张元素尤其重视脾胃，它对于脾胃虚实病证的治疗，有着比较系统完整的方法。他认为："脾者，土也……消磨五谷，寄在胸中，养于四旁。""胃者，脾之腑也……人之根本。胃气壮则五脏六腑皆壮也。"并指出"五脏更相平也，一脏不平，所胜平之，此之谓也。安谷则昌，绝谷则亡。荣卫散亡，神无所居。"说明张元素充分认识到脾胃在五脏中的地位，以及温养脾胃的重要意义。并提出"养正积自除"的名言，对于脾胃虚弱、饮食不消，谆谆告诫医者"不可峻利食药"。

李杲受业于张元素，深受其抚养脾胃思想的影响，对脾胃病的贡献为历代医家所推崇。《脾胃论·脾胃盛衰论》中说："百病皆由脾胃衰而生也。"他重视脏腑辨证，尤其是对脾胃与元气关系的精辟论述提出了"内伤脾胃，百病由生"的观点。其代表方有补中益气汤、调中益气汤、升阳益胃汤、升阳散火汤等，临床应用广泛，并沿用至今。李氏认为脾胃为精气升降之枢纽，元气滋养之源。其在《脾胃论·脾胃虚则九窍不通论》中说："真气又名元气，乃先身生之精气也，非胃气不能滋之。"可见脾胃为后天之本，气血化生之源，先天之精气、阴阳气血津液均有赖于后天之脾胃化生的水谷精微来濡养。另外，其在《脾胃论·天地阴阳生杀之理在升降浮沉之间》中说："盖胃为水谷之海，饮食入胃，而精气先输脾归肺，上行春夏之令，以滋养周身，乃清气为天者也；升已而下输膀胱，行秋冬之令，为传化糟粕，转味而出，乃浊阴为地者也。"说明人体气机升降有赖于脾胃的升发与肃降，以利于水谷精微的输布，成为后天气血化生之本，人体生命运动之本。脾胃功能受损，气血化生乏源，元气不足，导致疾病的发生。其在《脾胃论·脾胃虚实传变论》中说："脾胃之气既伤，而元气亦不能充，而诸病之所由生也。"脾胃所伤，一方面导致气机升降失司，另一方面导致脏腑功能失衡。正如《脾胃论·天地阴阳生杀之理在升降浮沉之间》中说："或下泄而久不能升，是有秋冬而无春夏，乃生长之用陷于殒杀之气，而百病皆起；或久升而不降，亦病焉。"又如《脾胃论·清暑益气汤》中说："清气不升，浊气不降，清浊相干，乱于胸中，使周身气血逆乱而行。"说明脾胃功能失常导致气机升降失司是病变发生的重要原因。李氏指出脾胃受伤则脏腑、经络、四肢、九窍均失所养，故有"胃虚则脏腑经络皆无所受气而俱病""脾胃虚则九窍不通"之说。说明脏腑功能失衡是脾胃受损的病变结果。李东垣提出"人以胃气为本的思想",是从本质上肯定了"脾胃中心论"的学术论点。

宋代许叔微,注重脾胃的培补,认为"脾为中州土,主四肢一身之事"。其在《普济本事方续集》中指出:"何谓须用胃气?缘胃受谷气,谷气生则能生气血,气血壮则荣卫不衰,荣卫不衰则病自去矣。如五脏六腑表里之间,皆出自谷气而相传授,生气血而灌荫五脏。或气血不足,则五脏六腑荫无所自。"许氏补脾方法灵活,概括为健脾、理中、化湿、温脾、燥脾、养胃阴等。代表方剂有人参丸、补脾汤、曲术丸、实脾散、调中丸、苍术丸、竹茹汤等。

元代罗天益在李东垣的基础上,更加丰富了脾胃功能的理论,阐述了健运脾胃的重要性。罗氏认为脾胃所伤,当详细区分食与饮,劳倦所伤,应分寒与热。

明代薛己重视治病求本,在脾胃病方面继承了张元素、李东垣的思想理论。在《明医杂著·医论》中说:"凡医者不理脾胃及养血安神,治标不治本,是不明正理也。"在《明医杂著·医论》中强调:"经云,治病必求其本,本于四时五脏之根也。"薛氏认为脾胃为人身之本源,五脏六腑之根本,气血化生之源,应重视脾胃之气的滋养。其在《明医杂著·痰饮》中说:"大凡内因之症,原属脾胃虚弱,当审所致之由,而调养之,若稍重其剂,复伤胃气,则虚证蜂起。"说明脾胃之气在人体生理、病理情况下的重要作用。

明代缪希雍重视调护脾胃,善补脾阴。在《缪希雍医学全书·本草经疏·论治阴阳诸虚病皆当以保护胃气为急》中提出"益阴宜远苦寒,益阳宜防泄气,祛风勿过燥散,消暑毋轻下通",善用滋补脾阴之药。将人参、茯苓、山药、白扁豆、莲肉、薏苡仁、芡实等尊为"补脾上药"。

明代李中梓重视"肾为先天之本,脾胃为后天之本"的理论,注重运用脾肾关系在治疗中的作用。其在《医宗必读·肾为先天脾为后天论》中说:"治先天根本,则有水火根分。水不足者,用六味丸壮水之主以制阳光;火不足者,用八味丸益火之源以消阴翳。

治后天根本，则有饮食劳倦之分。饮食伤者，枳术丸主之；劳倦伤者，补中益气主之。"李氏继承了李东垣、张洁古补脾益胃，薛立斋、赵养葵补肾益气的思想，并灵活运用，使补而不滞，寒温并用，在先后天之本，脾肾关系的进一步阐释上做出了较大贡献。

清代叶天士在内伤杂病方面，极力推崇李东垣的《脾胃论》，重视脾胃为本的观点，尤其注重滋养胃阴，顾护胃气。《临证指南医案·脾胃》中说："所谓胃宜降则和者，非用辛开苦降，亦非苦寒下夺以损胃气，不过甘平或甘凉濡润，以养胃阴，则津液来复，使之通降而已矣。"重视甘平、甘润之剂的应用，代表方剂麦门冬汤化裁。

现代医家也有像邓铁涛、黄文东等重视脾胃思想的医家。邓铁涛教授特别对脾胃学说造诣颇深。邓老认为治病当求本，重视调和脏腑功能，注重顾护胃气，滋养胃阴。尤其是邓老运用脾主四肢肌肉理论治疗重症肌无力取得较好的疗效。可见脾胃为后天之本，气血化生之源，在临床运用很广。名老中医黄文东先生认为李东垣"脾胃为后天之本"是治疗慢性疾病的关键所在。五脏六腑皆与脾胃有关，肺病可以健脾养肺，肾病可以健脾制水，心病可以补脾生血，肝病可以疏肝健脾。结合脾胃性情，受李东垣《脾胃论》的影响，形成了"调理脾胃、升降润燥有别"的独特理论。充分体现了脾胃在人体脏腑组织生理功能与病理机制中的重要作用。与辛智科"脾胃中心论"的观点有异曲同工之妙。

（三）脾胃中心论的内涵

辛智科对脾胃病的认识有着深入的思考，提出"脾胃中心论"，是对脾胃在生理、病理、疾病诊治及人体养生健康中重要性的高度概括，也是对"脾为后天之本"的高度总结，结合现代医学角度重新认识了脾胃在人体生理病理中举足轻重的地位。脾胃是五脏和合的中心，脾胃居中，位于五脏的中心，与各脏腑关系紧密，互为影响，脾胃与它脏关系不外相生与相克，与疾病发生与传变相关，影响较大。张景岳说："调整脾胃亦可安五脏。"

1. 以脾胃为中心的生理病理观

脾胃为人体的中心，从生理病理角度讲脾胃居于中焦，主运化、受纳、统血，其运化水谷和水液的功能基本上涵盖了人体营养物质布散的全部，而受纳、生化物质基本上涵盖了人体摄入营养物质的全部。也就是说脾胃是沟通人体与自然界之间的桥梁，人体只有吸收了营养物质才能保证其他器官正常的运行，保证人体生命活动的开展。从病理上讲一旦脾胃受损，则首当其冲的就是营养物质的摄入不足，无以化生气血津液，生命活动受到影响。民间俗语常说"人是铁，饭是钢"，可见营养物质对于人体的重要性，而脾胃正是人体摄入营养，发挥营养物质功能的器官。所以辛智科提出脾胃中心论的观点是合情合理的。

2. 以脾胃为中心的疾病诊治观

疾病诊治通常采用病症结合，辨证论治的方法。脾胃在整个人体疾病诊治观中占有重要的地位，脾胃与其他脏腑相生相克，相互影响，久病多损及脾胃，在治疗他病时常常要注意"顾护胃气"，可见胃气在人体疾病中发挥着重要的作用。很多疾病在治疗中后期常常加入健脾护胃之品，为的是保证脾胃之气正常运行，以利于疾病尽快好转。也有在临床中常常见到一些看似与消化系统无关的疾病，在治疗常规无果的情况下，最终采用健脾益气的方法取得了意想不到的疗效。那么通过实验证明这些方法都是通过健脾的方式，从某种机制上抑制了疾病的进展，从而治愈疾病，可见重视脾胃在诊治疾病中的地位十分重要，脾胃在诊治疾病时也是人体的中心。比如补中益气汤治疗重症肌无力、过敏性哮喘效果显著。

3. 以脾胃为中心的养生健康观

脾胃为后天之本，人体后天的体质、寿命都与脾胃有着密切的关系。人们不断地学习养生，力求保证生命的质量和长度。脾胃作为人体后天之本，气血化生之源，其与健康、寿命的关系不言而喻。只有后天之气充沛，人体生命活动的能力才能充沛，正如刚出生的婴儿就有与生俱来的吮吸乳汁、摄入饮食的能力，随着年龄的增长，才逐步具有行走、认知等其他能力。在很多长寿老人身上也不难发现，他们都有着良好的牙齿，健康的饮食习惯和饮食量，这都与脾胃后天之本的功能分不开。所以说脾胃作为人体养生健康的后盾不可不为中心地位。

4. 现代医学对脾胃中心论的佐证

现代医学中也不难看到脾胃也就是消化系统在八大系统中的重要性。消化系统除包括口腔、咽、食管、胃、大肠和小肠等消化器官外，还包括唾液腺、肝、胰和散在分布于消化道壁内的腺体。消化系统不仅能对食物进行消化和吸收，为机体的新陈代谢提供必不可少的营养物质和能量以及水电解质，同时消化腺还具有重要的内分泌功能和免疫功能。

消化道是目前所知的体内最大的内分泌器官，胃肠激素除了调节消化器官的功能外，还对体内其他器官的活动产生广泛的作用。一些胃肠激素还具有促进消化道组织代谢和生长的作用，即营养性作用。例如胃泌素能刺激胃泌酸腺区黏膜和十二指肠黏膜的 DNA、RNA 和蛋白质合成，从而促进其生长。此外，从消化道释放的抑胃肽对胰岛素的分泌具有很强的刺激作用。口服葡萄糖要比静脉注射同样剂量的葡萄糖引起更多的胰岛素释放。而且消化道是人体最大的储血器官，在静息状态下，消化系统（包括胃、肠、肝、胰、脾）的血流量约占心输出量的 1/3。在进餐后，小肠绒毛及其邻近的黏膜下层的血流量可增加至平时的 8 倍以上，胃肠壁肌层的血流量也随之增加，直至 2~4h 后才降至进餐前的水平。可见，消化系统确实在人体整体生命活动中起着重要的作用，脾胃中心论的观点也得到了现代医学的佐证。

综上所述，从现代医学角度也证实了脾胃乃人体中心，在生理功能、病理改变、疾病诊治、养生健康等方面都发挥着不容忽视的作用，其在人体中心的地位不可撼动。这个中心不仅仅是位置的中心，更是其功能体现的中心，确是人体后天之本的关键所在。脾胃中心论的观点值得借鉴与推广。

二、升降出入协调论

升降出入学说是中医理论的重要组成部分，是中医认识人与自然相互关系及其变化规律的方法论，是中医认识自身生理病理功能的理论基础，是临床辨证施治及遣方用药的思维模式，人体升降出入的协调，是人体生命之所系，健康之保证，百病之纲领。

（一）人与自然，升降出入，万物之橐

人与自然，密不可分，息息相关，升降出入，取类比象，其理相同。气自下向上、自上向下、由外向内、由内向外的运动，这种运动是人与自然界的一切变化的由来，这就是气的升降出入，使万物之间有着广泛的联系。

升降出入是气体运行的方向，也是气体运行的基本形式。凡物皆有之，天地之气，有升有降、升已必降、降已必升，有出有入、交相往来，人与天地相参，其气机的运行，相互关联，一旦运行失常，则诸症作矣。

自然界的变化，万物之生，皆从乎化，万物之极，皆为之变。自然界万物之变化，生物之生死，各有特点，千差万别。但"无不出入，无不升降"之规律，概莫能外，升降出入，万物之橐也。

就自然界而言，"清阳为天，浊阴为地。地气上为云，云气下为雨；雨出地气，云出天气"（《素问·阴阳应象大论》），"天气下降，气流于地，地气上升，气腾于天"（《素问·六微旨大论》）。春夏秋冬，升降相宜，天地相交，循环往复，如环无端，万物生长变化，"天地俱生，万物以荣"。诚如《素问》所言："故非出入，则无以生长壮老已，非升降，则无以生长化收藏。"可见升降出入是万物变化的根本，是生命活动的体现。"升降出入者，天地之体用，万物之橐龠，百病之纲领，生死之枢机也。"（周学海《读医随笔》）。既是强调人体与自然生态之平衡，也是强调人与自然生态

为生命共同体。从此演绎出天—地—人为一体的人体生命整体结构模式。既是古人认识自然界的理念和方法，是自然宇宙观，也是研究人体生命规律的指导思想。

（二）脏腑经脉，升降出入，无器不有

中医认为人体为一个整体，人与自然、人与社会、人体本身是一个大整体，升降出入是维持自然界及人体生命活动的基础，气化乃升降出入的原动力，也是生命存在的根本保证。

古代医家对人体升降出入的运行通道和表现形式，从病机气化理论出发，有详尽形象而直观的论述。对升降出入有更深入的了解，需弄懂搞明白古人所讲的腠理、玄府之名词。《素问》将玄府与腠理相提并论，有"汗濡玄府"之说，有"所谓玄府者，汗空也"之言，也有所谓的"腠理闭塞，玄府不通"。张仲景《金匮要略》说："腠者是三焦通会元真之处，为血气所注，理者是皮肤、脏腑之纹理也。"显然腠理不仅是外邪入侵人体的门户，它的实质所指是多方面的。正如刘河间所言："皮肤之汗孔者，谓泄汗之孔窍也。一名气门，谓泄汗之门户也。一名腠理，为气液之隧道纹理也。一名鬼门，为幽冥之门也。一名玄府，为玄微之府也。然玄府者，无物不有，人之脏腑、皮毛、肌肉、筋膜、骨髓、爪牙，至于万物，悉皆有之，乃出入升降道路门户也。"经曰："升降出入，无器不有。故知人之眼、耳、鼻、舌、身、意、神、识，能为用者，皆由升降出入之通和也。有所闭塞，则不能用也。故目无所见，耳无所闻，鼻不闻香，舌不知味，筋痿、骨痹、爪退、齿腐、毛发堕落、皮肤不仁、肠胃不能渗泄者，悉由热气怫郁，玄府闭塞，而致津液、血脉、荣卫、清浊之气不能升降出入故也。"（周学海《读医随笔》）

肺主气，司呼吸，人之呼吸，吐故纳新，吸入清气，呼出浊气，摄入食物和水液，排出粪便、尿液、汗液等，都是气的升降出入运化的表现，既体现气及由气推动的血、津液的运行不息，也体

现在脏腑、经络等组织器官的功能活动中，促进机体新陈代谢，维持人体正常生命活动。

人体脏腑、经络、形体、官窍的生理活动通过气的运动才得以完成，其间的相互联系和协调，离不开气的升降出入活动，气的升降出入活动，乃人体生命活动的根本，一旦失调，则会病变。升降出入一旦停息生命活动则终止。所以"升降出入，无器不有"，脏有升降，腑有出入。升降出入，无处不有，无处不在。"出入废则神机化灭，升降息则气立孤危。"（《素问·六微旨大论》）人体生命活动依赖气的升降出入，协调统一，动态平衡，生生不息。

（三）中焦脾胃，升降出入，枢轴所在

脾胃居人体之中央，"以膜相连"，为脏腑气机升降之枢纽。脾气升将水谷之精，上输心肺，化生气血，滋养全身。脾气上升，维持五脏各自位置的稳定而不下垂。胃气降，维持饮食水谷的受纳及糟粕秽浊之物的传导排泄。一升一降，相反相成，升清降浊，生生不息，升降协调，共同维持饮食消化吸收代谢的全过程。正如《素问·经脉别论》所说："饮食入胃，游溢精气，上输于脾，脾气散精，上归于肺，通调水道，下输膀胱，水精四布，五经并行。合于四时五脏阴阳，揆度以为常也。"

脾胃为脏腑气机升降之枢纽。脾气升，则肝肾之气皆升，胃气降，则心肺之气皆降。"肝肾随脾而升，心肺随胃而降。"（黄元御《素灵微蕴》）心火降，肾水升，肝气升，肺气降，脾气升，胃气降，中焦枢轴斡旋作用为之关键。黄元御在《四圣心源》中说："升降之权，则在阴阳之交，是谓中气。""中气者，阴阳升降之枢轴，所谓土气。"中气者，脾胃之气也。诸如临床所用李东垣的升陷汤，《伤暑全书》所载升降散，《四圣心源》升降汤等，都是在气机升降理论指导下所产生和应用的。

从火与水之性而言，火曰炎上，水曰下行。从五行来讲，心属火，肾属水。从脏腑之间的生理平衡而言，心肾相交，水火相济，

方为康健。朱丹溪根据临床实践，具有独特创意，提出"阴升阳降"理论，认为人身之气，"阳往则阴来，阴往则阳来，一升一降，无有竟已"（《局方发挥》）。以五脏言，"心肺之阳降，肝肾之阴升"，脾居其中，具"坤静之德，而有乾健之运"，促成阴升阳降。以水火言，"心为火居上，肾为水居下，水能升而火能降，一升一降，无有穷已"（《格致余论·房中补益论》）。以气血论，"气为阳宜降，血为阴宜升，一升一降，无有偏盛，是谓平人"（《局方发挥》）。这种阴升阳降与阳升阴降的理论，二者有异曲同工之妙，看似矛盾，实则统一。心肾相交，心火相济，坎离交融，阴阳相合之理念，乃生命之所系，富含哲理性，值得仔细玩味，名方交泰丸是应用其理论的代表方剂。

脏腑气机，升中有降，降中有升，出中有入，入中有出，相互联系，相互影响，既有依赖，又含制约，包含着矛盾的 2 个方面，升降出入矛盾的发展变化推动了人体的新陈代谢，关键在于协调，在于平衡，是对立统一的一个整体。

三、杂病治之于脾论

辛智科在长期的临床实践当中发现很多疑难杂病在常规长期治疗之后都不能取得较好疗效。然而改变思路从脾论治，从健脾的方法、角度入手，往往能取得较好的疗效，从脾论治往往能起到四两拨千斤的作用。辛智科提出"杂病治之于脾论"。脾胃受伤，元气不足，免疫力下降，抗病能力减弱，其他疾病就容易发生。健运脾胃是防治这些疾病的重要方法。但是如果说所有疾病的发生都是由于脾胃受伤而引起的，就具有一定的片面性，不符合辩证法。杂病治之于脾论是来源于实践又能指导实践，实践是检验疗效的最佳标准。

比如补中益气汤主治脾胃气虚证、气虚下陷证、气虚发热证，但是在临床上应用非常广泛，除了消化系统疾病外，还可以治疗内脏下垂、重症肌无力、乳糜尿、慢性肝炎，妇科之子宫脱垂、妊娠及产后癃闭、胎动不安、月经过多，眼科之眼睑下垂、麻痹性斜视，属脾胃气虚，中气下陷者，以及耳聋、疝气等症。治疗内科各种杂病。国内邓铁涛教授就曾用补中益气汤治疗重症肌无力，取得显著疗效。辛智科在临床中常常应用补中益气汤治疗妇科疾病、耳聋及内脏下垂等疾病。利用补中益气汤治疗多例不明原因发热的病例，疗效显著。

辛智科在治疗临床多种慢性疾病及肿瘤的过程中，常常在疾病的全程加入补气健脾的药物，以期在早期控制疾病发展，中期抑制疾病的加速，后期改善疾病的预后，扶助正气。在临床工作当中见到无论哪个系统的疾病，在单纯治疗该病的基础上加用健脾药物后，都能够取得较快较好的疗效，也从另一个方面佐证了脾胃在五脏六腑当中的重要性，脾胃在人体整体机体调节当中的重要性。所以顺着这个思路，在许多疑难杂症当中，加用健脾药物是值得推广的。

中医无论诊治任何杂病，都可从脾胃中焦之气入手，调理好饮食及二便，维持好脾胃运化功能，从而提高人体抗病能力。无论何病，脾胃中气尚存，人即不病，或病轻，中气渐复，或病易愈。这也是杂病治之于脾的道理所在。

无论是从《黄帝内经》《难经》还是《伤寒论》，再到历代医家对于脾胃的论述，脾胃在五脏六腑当中的重要性是不言而喻的。那么辛智科传承历代医家的经验，同时自创"脾胃中心论""升降出入协调论""杂病治之于脾论"都是对脾胃理论的进一步阐述与创新。在此基础上的临床用药以及治疗方法是值得我们进一步学习和探讨的。

四、脾胃病常用治法

（一）健脾化湿为基础

辛智科认为脾胃病的治疗首先要深刻了解脾胃的生理功能，顺其自然，努力恢复脾胃正常功能的运行才能达到治疗的预期效果。

脾喜燥而恶湿，脾气健旺，则湿浊可化，运化功能方可正常。而久病多虚，健运脾胃多用党参、白术、茯苓、黄芪等物从补虚化湿角度入手，为治疗脾胃病之大法。脾胃病日久尚可兼夹他证，但健脾化湿应为其基础，若不是纯实之证，加用其他治法，方显疗效。正如无论多么华丽的建筑物，首先应有深厚的地基做基础，才能建成高楼大厦。

（二）补肾温阳为根本

辛智科在治疗脾胃病时非常注重补肾温阳的方法，因为脾为后天之本，肾为先天之本，且脾阳根于肾阳，肾精又有赖于水谷精微的培育和滋补，相互滋生，相互促进。故脾阳虚日久累及肾阳，致肾阳不足，当在补脾的基础上加用补肾阳之品。中医学是朴素的哲学，来源于自然界，体现了万事万物发生发展的规律。肾阳与脾阳的关系好比冬季的阳光与大地、河流，如果没有阳光则冬季的大地和河流都会冰封，难以运行，所以在炎热的夏季从来不会出现结冰的现象。肾阳是脾阳的根本，辛教授在治疗脾胃虚弱者但见阳虚证时均可加用滋补肾阳之品，如淫羊藿、枸杞、巴戟天、紫河车等。尤其对于男性患者培补肾阳在很多情况下尤其重要，往往可收获四两拨千斤的作用。

（三）疏肝理气为关键

辛智科在治疗脾胃病时也非常注重疏肝理气的方法，肝脾同位于中焦，常常相互影响，脾的运化与肝的疏泄相互为用，相互影响。如果肝气不舒，疏泄失职，导致中焦气机不畅，从而引起"木不疏土，肝脾不和"的表现，影响了脾主运化的功能。所以在治疗脾胃病时辛教授常常加用柴胡、枳壳、远志、陈皮、青皮、木香、沉香、香附、佛手、玫瑰花等疏肝理气之品。尤其对于女性患者常常伴有情志不畅，肝郁气滞者，加用疏肝理气之品后往往取得事半功倍的疗效。

（四）补益脾胃与免疫调节的关系

脾胃为后天之本，气血化生之源，辛智科更是提出了"脾胃中心论"，在人体生理变化和各种病理机制中均发挥了重要的作用。脾胃健运，则后天之气充盈，气血运行顺畅，正气旺盛，所谓"正气存内，邪不可干"，故脾胃之气在抵御外邪入侵方面有着得天独厚的基础。所谓正气，在现代医学中应当理解为免疫调节机制的完善。事实上大量的临床试验也证明了健运脾胃可以提高人体免疫调节机制的水平，如针刺足三里可明显改善食欲，缓解腹胀或腹泻，预防感冒等。从这个角度也佐证了"脾胃中心论"的科学含义。

五、脾胃病辨证论治的特色

（一）对发病机理的认识

辛智科常说，民以食为天，人出生来到这个世界离不开食物，食物是人赖以生存的来源，所以，吃是人类生活中的第一件大事，而吃与脾胃密不可分。

中医认为，食物入胃，胃主受纳腐化，脾主吸收输布，脾胃是人体运化、吸收营养的重要器官。脾气主升，主运化，胃主受纳水谷、腐熟消化，主降浊。辛智科认为脾胃并居人体之中央，为脏腑气机升降出入的枢纽，升降出入的运行状态全赖气化。脾气升则肝肾之气皆升，胃气降则心肺之气皆降。脾胃为气血生化之源，为后天之本。升降出入是人体生命之本，如《素问·六微旨大论》所讲："升降出入，无器不有。"故有明代张景岳"安五脏以治脾胃"之观点。

患者素体脾虚，或久病伤脾，或劳倦过度，或饮食所伤，均可导致脾胃虚弱，可见胃痛、痞满、嘈杂、呃逆、泄泻等病。脾虚日久，久病伤阳，或过食寒凉，或肾阳不足，导致脾阳虚衰，中焦虚寒，可见腹痛、呕吐等病。素体阴虚的患者，日久损伤阴液，或久泻久痢，或吐下太过均可导致胃阴不足，可见胃痛、噎膈等病。外感寒邪，寒邪客胃，或过食寒凉，损及肠胃，导致寒邪伤胃，可见胃痛、呃逆、泄泻等病。素体热盛，过食辛辣之品，阳明热盛，导致胃肠积热，可见腹痛、便秘等病。饮食不节，暴饮暴食，损伤脾胃，使运化失司，导致食滞胃肠，可见呕吐、泄泻等病。感受湿邪，涉水卧湿，嗜食肥甘厚腻，湿邪内生，困阻脾运，导致湿邪困脾，可见泄泻、痞满等病。情志不遂，肝气不舒，横逆犯脾，导致肝气犯胃，可见胃痛、泄泻、痞满、嘈杂等病。气滞日久，瘀血内生，或久病入络，导致瘀血内停，可见胃痛、噎膈等病。

辛智科从脾胃的生理特点出发，运用中医理论，结合临床实践，认为脾胃病发病的机理，多由气化失司、升降失常、气机郁滞、运化无力所致。脾胃病尽管症状不一，病名各异，轻重有别，但其表现形式，都是在升降出入上出了问题，不是太过，便是不及，失之和谐与平衡，此乃脾胃病病机之关键。

（二）辨证论治的特色

1. 强调升降有度，贵在通和

辛智科认为脾宜升则健，胃宜降则和，脾升胃降，是脾胃运化的气机升降基础，治疗上应把握脾胃升降的气机理论，使脾气得升，胃气得降，中焦气机通畅，以通和为贵。

辛智科在脾胃病治疗方面紧紧抓住其生理病理特点，从脾胃入手，分清虚实寒热，诊病看人重整体；紧扣病机，注重用药升降有度，降中有升，升中有降，欲降先升，清升浊降，升降得宜；分清主次，通和为贵。在具体病种病证治疗中，常以一方为主，执简驭繁，随证施治，加减变化，务求胃腑通畅舒和，升降出入有序。

2. 注重审证求因，治疗求本

治疗上应审证求因，治病必求其本，溯本求源，才能达到药到病除，事半功倍的作用。从中医八纲辨证出发，首先应辨别阴阳，其次辨别表里、寒热、虚实。从病性辨证出发，应辨六淫、辨阴阳、辨气血、辨津液、辨情志。从脏腑辨证出发，应辨脏病、辨腑病、辨脏腑兼病。其他辨证方法尚有六经辨证、卫气营血辨证、三焦辨证、经络辨证等，但无论用何种方法辨证，都应在辨证的基础上找到疾病的本源，从本质出发，尤其是对于很多慢性疾病，如不能溯本求源，往往是服药期间有效，而停药则病情反复，说明没有找到疾病的根源。所以治病求本不仅是治疗脾胃的大法，也是治疗其他一切疾病的根本原则。

辛智科在治疗脾胃病时，问诊细，视角广，既重视脾胃病本身的病变，更重视全身病变的反应，既重视脾胃病所呈现的主证，也不忽视次证的出现。从情绪变化、饮食习惯、生活环境等方面搜寻有用的辨证线索和用药依据，注重患者全身病态反应所出现的证，力求审证求因，治疗求本，本之于人。从人的整体角度认识和把握脾胃疾病的复杂性、多变性和个体性。很难确切地说哪个方可治疗浅表性胃炎、萎缩性胃炎、反流性食管炎、胃溃疡等具体病种，临证治疗上更多强调的是随证施治、方证对应，淡化方病对应、专病专方。

3. 用药讲究轻灵，慎用虫类

脾胃属于中焦，以气机调畅，受纳、运化有常为度，治疗上应用药轻灵，达病所即可，勿过用重镇、升提之品，正如吴鞠通在《温病条辨》中说："治中焦如衡，非平不安。"治疗上更应慎用虫类药物，此类药物多为血肉有情之品，滋腻碍胃，不宜运化。另虫类药物多有搜风通络之功，即使可活血化瘀，但常兼有解热镇痛之效，有损伤脾胃之弊。所以治疗脾胃病用药十分讲究，当谨慎用之，以免过用不当之品，延误病情。

在脾胃病组方用药中，辛智科讲究轻灵平淡，平淡出奇，中病即止，注重治病用药不伤人不伤胃，时时注意顾护胃气，治疗胃肠病，不用或慎用矿物类和虫类药，慎用大补大泻之药，不滥用活血化瘀药。辛智科治疗脾胃病一个鲜明的特点是药简方精讲平衡，脾胃和谐促健康，强调"阴阳自和""胃气和，则愈"。

4. 重视调理饮食，舒畅情志

脾胃病通常讲究"三分治，七分养"，脾胃病的保养至关重要。主要包括 2 个方面：其一，饮食宜忌。饮食应以清淡易消化为主，忌食辛辣刺激之品，少食肥甘厚味油腻之品。进食当讲究定时、定量，且进食不宜过快。虽然讲究很多，但仍然要求患者保证饮食种类的多样性，保证营养物质的合理搭配和摄入。这样才能使得脾胃运化有气血津液的支持，以确保脾胃运化的正常进行。其二，情志舒畅。情志舒畅与否关系着肝脏疏泄通达与否，而肝与脾同属中焦，肝气郁滞，则影响脾胃的运化功能。常常发现脾胃病患者合并焦虑抑郁的表现，而焦虑抑郁的病情减轻后脾胃病的症状同时减轻。从调摄的角度讲，调理饮食与舒畅情志对于脾胃病而言至关重要，虽然做功不多，但疗效甚佳。

辛智科非常重视对脾胃病人饮食的指导和心理疏导。并认为脾胃病根据不同的症状，应少食辛辣、生冷和刺激性食物。饮食规律，不宜过饱和偏食。临证中耐心倾听患者的诉说，解释病症的发展机理，化解患者对病症的恐惧和不安，同情患者之苦，鼓励患者增强战胜疾病的信心，帮助患者减少或缓解各种身心压力，安养心神，调理脾胃，综合施策，心理、饮食和药物的治疗有机配合，往往能收到事半功倍的效果。

5. 饮食停滞胃腑，善用消导

脾胃的主要功能即是受纳腐熟水谷，运化水谷和水液，以化生精微物质应用全身。这就是脾胃与饮食有着千丝万缕的联系。无论饮食是作为始动因子，还是继发因素，其对于脾胃病均有影响。治疗上应多用、善用，在恰当时机应用消导之品，使脾胃这个人体最长的通道能够畅通无阻，营养物质不断进入，而糟粕之物也能尽快排出。

在脾胃病的临床表现中，不论属于哪类证型，或多或少都伴有伤食停滞、食欲减退、不思饮食或食而无味等症，辛智科在方药运用中，常在辨证基础上，善用焦三仙等消导之类药物予以配合治疗，恢复脾胃的吸纳功能，常取得较好的疗效。善食胃气强，太饿伤脾，太饱伤气，食无求饱，贵在能节。正如《吕氏春秋·尽数》所言："食能以时，身必无灾。"

脾胃以及和脾胃相关的疾病，在中医临床上最为常见，调理脾胃的方法临床上丰富多样，应用极为广泛，也是中医的一大特色和优势。

脾胃病的病态反应主要体现在升降出入和运化功能的障碍方面。脾胃的运化吸纳过程，主要靠脾胃的升降功能来完成，升降出入的运行动力和状态，全赖气化功能来实施。如气化失司，升降太过或不及，则升降失序，胃主纳和脾主化的功能难以实现，脾胃诸症丛生。

辛智科强调治疗脾胃病和运用调治脾胃的方法，必须抓住脾胃的自身特性、作用和功能，必须了解脾胃和其他脏腑的关系，必须紧扣病机，抓住主证，注重体质差异，方可取得显著的疗效。

六、脾胃病用药经验

辛智科在治疗脾胃病方面以治病求本，辨证论治为原则，对症下药，选方用药无不精妙，在临证选方的基础上，尤其注重单药、对药和角药的运用，可谓泾渭分明、总揽全局。

（一）脾胃病常用药物经验

辛智科在治疗脾胃病时，通常包括常用的单药和特殊应用的单药。常用单药包括党参、黄芪、桂枝、白术、茯苓等，有特殊用途的单药包括枳实、半夏、决明子等，这些药物在特定的病情下都能发挥特殊的作用，详述如下。

1. 党参

党参性味甘平，补益脾胃，补血生津。《本草从新》中记载："补中益气，和脾胃，除烦渴。中气微虚，用以调补，甚为安平。"可谓滋补脾胃最常用之药，但凡脾胃虚弱者组方中大多加用党参，如四君子汤、六君子汤、补中益气汤等。现代研究也表明党参确有调节胃肠运动、增强人体免疫的功能。辛智科认为脾胃病以脾胃虚弱者多见，凡见脾胃虚弱者可用党参健脾化湿、益气补中，为治疗脾胃病最常用的药物之一。

2. 黄芪

黄芪性甘，微温，善入脾胃，为补中益气要药，又能升阳举陷，治疗脾虚中气下陷之久泻脱肛、内脏下垂。在《脾胃论》的补中益气汤，《兰室秘藏》的当归补血汤，《济生方》的归脾汤中均为君药。现代研究表明黄芪有促进新陈代谢、抗疲劳、促进血清和肝脏蛋白质的更新，增强和调节机体免疫功能，对干扰素系统有促进作用等功能。辛智科认为，现代人们日常生活水平明显提高，平素活动量减少，湿热之证也明显增多，然而脾胃系统的疾病仍然表现为虚寒者、脾虚湿困者多，从体质即可看出，消瘦者多，故在脾胃虚弱者中仍应加黄芪补中益气，健脾温阳。

3. 桂枝

桂枝为解表药，发汗解肌，温通经脉，助阳化气。桂枝不仅能通心阳，也能下气、调和脾胃、调和阴阳。临床发现许多脾胃虚弱患者，日久导致阳气不升，肝气不舒，表现为畏寒，心烦，梅核气等。辛智科应用桂枝降冲下气的原理，应用桂枝甘草龙骨牡蛎汤治疗阳虚烦躁者，有时半夏厚朴汤治疗梅核气未见明显疗效，而以脾胃不和为主者，辛教授亦主张用苓桂术甘汤治疗，取得事半功倍的效果。

4. 枳实

枳实苦辛酸温，破气消积，化痰除痞。治疗胃肠积滞，湿热泻痢等证。《神农本草经》说："主大风在皮肤中如麻豆苦痒，除寒热结，止痢，长肌肉，利五脏，益气轻身。"《本草纲目》说："枳实、枳壳大抵其功皆能理气，气下则痰喘止，气行则痰满消，气通则痛刺止，气利则后重除。"现代医学研究发现枳实能缓解乙酰胆碱或氯化钡所致的小肠痉挛，可使胃肠收缩节律增加，能使胆囊收缩、奥狄括约肌张力增加。同时枳实与枳壳均有抗溃疡作用。枳实以行气为主，而脾胃气机不畅可出现诸多症状和疾病，故辛智科在治疗脾胃不和时，见气机不畅者加枳实以行气，使中焦气机通畅，疾病自除。只是在用量上适当斟酌，老年患者适当减量，以防正气损耗。

5. 白术

白术性甘苦温，归脾胃经，益气健脾、燥湿利水。被前人誉为"补气健脾第一要药"。脾主运化，当脾气不足，则运化水湿无权，湿邪内生，而见食少、便溏等症，用四君子汤、参苓白术散最为适宜。《本草通玄》中说："补脾胃之药，更无出其右者。土旺则能健运，故不能食者，食停滞者，有痞积者，皆用之也。土旺则能胜湿，故患痰饮者，肿满者，湿痹者，皆赖之也。土旺则清气善升，而精微上奉，浊气善除，而糟粕下输，故吐泻者，不可阙也。"现代医学研究发现白术对肠管活动有双向调节作用，当肠管兴奋时呈抑制作用，而肠管抑制时则呈兴奋作用，且有防治溃疡的作用。故辛教授在临床见脾胃虚弱，水湿内停者常用白术，取得较好疗效。

6. 半夏

半夏辛温，归脾胃肺经。有燥湿化痰，降逆止呕，消痞散结之功效。半夏在脾胃病中十分常用，如《和剂局方》中的二陈汤，《金匮要略》中的小半夏汤、大半夏汤、半夏厚朴汤，《伤寒论》中的半夏泻心汤、小陷胸汤等。半夏根据炮制方法不同，又分为姜半夏、法半夏等，其中姜半夏长于降逆止呕，法半夏长于燥湿且温性较弱，半夏曲有化痰消食之功。且现代研究证明半夏可抑制呕吐中枢而止呕。辛教授认为半夏在治疗脾胃病时根据症状不同，运用于不同方剂中，灵活运用发挥其疗效。

7. 干姜

干姜性辛热，有温中散寒，健运脾阳的功效，为温暖中焦之主药。如《伤寒论》中的理中丸治疗脾胃虚寒证，干姜黄芩黄连人参汤治疗寒热格拒之呕吐者，《和剂局方》二姜丸治疗胃寒呕吐证。

《本草求真》中说："干姜，大热无毒，守而不走，凡胃中虚冷，元阳欲绝，合以附子同投，则能回阳立效，故书有附子无姜不热之句。"可见干姜温阳之效果。现代研究发现干姜醇提取物可增加大鼠肝脏胆汁分泌量，维持 3 ~ 4h。辛教授认为脾胃虚寒者多见，均可加用干姜以振奋脾阳，使中焦寒邪自除。

8. 黄连

黄连大苦大寒，清热燥湿，长于清中焦湿热。如《温热经纬》中苏叶黄连汤治疗湿热中阻的呕吐，《伤寒论》中半夏泻心汤治疗寒热错杂之痞证，《仙拈集》中石连散治疗胃热呕吐，《丹溪心法》中左金丸治疗肝火犯胃的呕吐吞酸。黄连长于清脾胃大肠湿热，为治痢要药。如《伤寒论》中葛根黄芩黄连汤。现代研究表明黄连对葡萄球菌、链球菌、霍乱弧菌、痢疾杆菌等均有较好的抗菌作用。辛智科在治疗脾胃不和兼见湿热中阻者加黄连以清利湿热，同时黄连用量可达 8 ~ 10g，用量之大可见除热清湿之强。然而服用患者均未见腹泻者原因有二：一者患者湿热较重，辨证精确，当用大量清利湿热；二者方剂中尚配有温中之品，相互配伍可去黄连之寒性，存其利湿之功能。

（二）脾胃病常用对药应用经验

辛智科治疗脾胃病，组方用药，喜用对药，并对其体会颇深，应用娴熟，疗效显著，现将常用的对药总结如下。

1. 黄连与吴茱萸

黄连与吴茱萸配伍，名为左金丸，出自《丹溪心法》。左金丸有清泻肝火、和胃降逆制酸之功效。黄连与吴茱萸，一寒一温，相互牵制，达到平衡。可治疗因肝火犯胃所致的慢性胃炎伴有胁痛、泛酸、胃灼热之症。在治疗时常用左金丸配合其他方药应用，临证根据寒热之轻重，随证加减，热甚便干、吐酸者，黄连、吴茱萸比例为 6 : 1，寒热相间、酸甚者，比例为 2 : 1，寒甚便稀溏者，比例为 1 : 6。国医大师颜正华将黄连与吴茱萸比例为 6 : 1 的称为正左金，黄连用量减至1/3的称为倒左金，临证每收捷效。

2. 川楝子与延胡索

川楝子与延胡索配伍，名为金铃子散，出自《圣惠方》。川楝子苦寒，疏肝泄热，行气止痛；延胡索辛苦温，活血行气止痛，李时珍谓其"能行血中气滞，气中血滞，故专治一身上下诸痛"。二药一苦一辛，一寒一温，辛散温通，具有良好的行气止痛功效。慢性脾胃病常见胃脘痛、胁下痛胀，用之得当，其痛立止。对慢性腹泻、小腹疼痛、寒疝腹痛也可用之。

3. 黄连与肉桂

黄连配肉桂，治疗心火上炎、心肾不交之失眠，名为交泰丸，首见《四科简效方》。《韩氏医通》有其药，但无方名。原方"黄连五钱，肉桂五分"。黄连苦寒，清热燥湿，肉桂辛热，散寒止痛，苦寒降火，辛热升浮，一寒一热，一升一降，阴阳相济，交通心肾，互相制约，引火归原。陈士铎《本草新编》说："凡人日夜之间，必心肾两交，而后水火始得既济；水火两交，而心肾不交矣。心不交于肾，则日不能寐，肾不交于心，则夜不能寐矣。黄连与肉桂同用，则心肾交于顷刻，又何梦之不安乎。"治疗长期失眠症，若单纯使用镇静安神药往往见效甚微，加入少量兴奋药，常可取效，交泰丸配伍即取其意。对脾胃病寒热互结，湿热并存，升降失序，而出现的胃脘烧灼，痞满吞酸，心烦失眠，口疮，舌红少苔，脉细数，用之甚效。

4. 枳实与槟榔

枳实辛酸微寒，破气消积，化痰散痞。槟榔辛苦温，消积导滞行气，利水。二者均具消积导滞、行气散痞之功效，寒温相配，同气相求，其力更强，适用于脾胃升降失常，气滞气逆的虚实夹杂证。调节脾胃升降失调所致病症，关键在于枳实、槟榔二药的配伍使用。古方枳实槟榔丸和今人所拟枳实槟榔散，虽药味多，但枳实槟榔二味却是其主药。临证所见胃脘痞满，胃肠结气，心下疼痛，脘腹胀痛，大便偏干者，皆有显效。此也符合胃"以通为用""以通为补"之理，和降胃肠气机，通畅大便。

5. 黄连与干姜

黄连苦寒，清热燥湿，泻火解毒。干姜辛热，温中散寒，健运脾阳。一辛一苦，一寒一热，一散一降，干姜散痞结，黄连泻胃热，干姜制黄连之苦寒，使寒凉之药既发挥作用，又无伤中之弊。痞为寒热互结，寒热并用，满而不痛之痞随之而解。半夏泻心汤是历代治疗脾胃病公认的良方，黄连与干姜为制方之妙配，值得仔细玩味。今人用大剂量黄连配干姜治糖尿病也取得显效。细辨寒热之多少，巧用其剂量，乃是其关键之秘。

6. 乌贼骨与浙贝母

乌贼骨咸涩性温，制酸止痛。浙贝母苦寒，清热散结。二药合用为乌贝散，出自《中国药典》。乌贼骨性善收涩，浙贝母性善散结，合用收散兼施，制酸和胃，化瘀止痛，无论虚实，对胃脘嘈杂、泛酸诸症皆有良效。临床处方时，多与其他方药合用，或在辨证用方基础上，加服乌贝散冲服。

7. 生蒲黄与五灵脂

蒲黄配五灵脂为失笑散，出自《和剂局方》，为治疗瘀滞疼痛之名方。蒲黄甘平，化瘀止痛，五灵脂苦咸温，活血止痛，化瘀止血。二药合用活血化瘀止痛作用更强。胃痛之处固定不移，且痛有定时，病程时间长，舌紫黯，脉沉涩，用失笑散合丹参饮加减治疗。胃痛无定处，或痛连两胁，情绪不稳，多属肝气犯胃，则用四逆散合金铃子散，疏肝理气，和胃而达止痛之目的。若正当胃脘，按之疼痛，并伴有瘀血之舌脉者，可用小陷胸汤合失笑散加减治疗。如慢性萎缩性胃炎多为气血不运，黏膜上皮细胞失养所致气滞血瘀，用之亦效。

8. 半夏与夏枯草

半夏辛温，燥湿化痰，降逆止呕，消痞散结。夏枯草辛苦寒，清肝泻火，散结消肿。二药合用治疗不寐证，其方见于《冷庐医话》卷三。半夏为五月半而生取名半夏，夏枯草为夏至后即枯取名夏枯草。"盖半夏得阴而生，夏枯草得阳而长，是阴阳配合之妙也。"(《医学秘旨》)半夏和胃降逆，夏枯草味苦微辛，气浮而升，疏通结气，二药配伍能调节气机，升清降浊，调整阴阳，恢复营卫，神安则寐，治疗痰浊中阻，胃失和降，痞满阻滞，痰湿扰心之失眠。胸闷脘痞，胃灼热嗳气，心烦不寐的脾胃病，常用黄连温胆汤加夏枯草，清热化痰，和中安神，治疗痰热扰心之失眠常获奇效。半夏治失眠早载于《黄帝内经》，《黄帝内经》半夏秫米汤是治疗"胃不和则眠不安"的名方，也是中医治疗失眠的第一方。值得今人效法和传承。

9. 苍术与香附

苍术辛苦温，燥湿健脾，祛风散寒。香附辛苦平，疏肝解郁，理气宽中，为血中气药，开发水谷之气，芳香理气下气最速。二者配合，一升一降，散其郁结，燥湿健脾强胃。适宜于脾胃湿浊中阻，情志郁结，气机不畅。中医有"凡郁皆在中焦"之说，凡遇此症，着重升降脾胃之气，湿化郁解，其症自消。朱丹溪所创的越鞠丸、六郁汤等即是这方面的典型代表方剂。

10. 高良姜与香附

高良姜配伍香附，名为良附丸，出自《良方集腋》，药店有成药出售。高良姜辛热，温胃止呕，散寒止痛，高良姜辛辣之性强，散寒止痛之力大。香附辛平，疏肝解郁，理气止痛，二药合用，治胃寒肝郁，脘腹胀痛。胃脘痛之证，多见虚寒与气滞并存，良附丸是常用之方。临床汤剂应用时，常与其他方剂合并加减运用，药简效宏。

11. 附子与大黄

附子辛甘大热，温补脾肾，散寒止痛，回阳救逆。大黄苦寒，攻积导滞，清热解毒，逐瘀利湿，泻下降浊。二药合用，寒热相配，互相制约，相互为用，各显其能，大黄荡涤积滞秽浊之邪，附子温阳，二药相用，寓温阳于攻邪之中，泻下于温补之中，补泻相兼。治疗脾阳不足，寒积内结，腹痛便秘。对临床所见手足不温，阳气不足，腹凉腹痛，体寒怕冷，大便秘结不通，用之颇为适宜。古方大黄附子汤、温脾汤，即是其例。前辈名家多所应用，关键是要得其法。

12. 丁香与柿蒂

丁香辛温，温中降逆，补肾助阳。柿蒂苦平，降气止呕。二药合用，温胃降气，散寒止呃，对中焦虚寒，气机上逆所致的寒证呃逆用之适宜。如热证明显之呃逆，可柿蒂配枇杷叶、竹茹等药。对顽固性呃逆，应详究病因，细辨病机，综合施治，仅凭丁香、柿蒂二味，其效不甚理想。曾治一例呃逆患者，用过多种降逆止呕之方，其效甚微，后用桂枝汤加枇杷叶治疗而取效。

13. 枳实与厚朴

枳实苦寒，破气消积，化瘀散结，除胀止痛。厚朴苦辛温，燥湿化痰，行气除满。枳实能降能散，长于破气导滞，除满消胀。厚朴善于行气消胀，又能燥湿健胃。二药合用，消胀除满，化湿健胃之功更强。临证所见胸胁满胀，食积痞塞，腹痛胀满，大便秘结或大便不畅，脾胃湿浊，舌苔厚腻，脉滑者皆可用之。因二药相配下气降逆力猛，对平素大便溏稀者应慎用。用之不当，常出现大便稀水，便次增多，腹部不舒之症。对大便秘结者，可配桃仁，对脾虚便溏者，可配白术、白芍或干姜。

14. 丹参与刺猬皮

丹参苦寒，活血祛瘀，除烦止痛。刺猬皮苦平，化瘀止痛，收敛止血。二药合用，活血祛瘀止痛之力更强，对瘀血中焦，胃痛日久，疼痛时隐时现，痛不太甚，舌紫黯，脉涩的慢性萎缩性胃炎、胃溃疡患者常可应用。瘀血严重者，也可用三七粉或云南白药冲服。

15. 半夏与黄连

半夏辛温有毒，降逆和胃止呕，燥湿化痰，散结消痞。黄连苦寒，清热泻火，解毒燥湿。苦入心，泻心者必以苦，辛走气，散痞者必以辛，黄连、半夏二药合用，辛开苦降，散痞和中，善治痰热互结，阻于中焦，胸脘痞满胀痛，呕吐，大便干结等症。是半夏泻心汤配伍的精妙之处，也是脾胃病常用而独特的用药之一。

（三）脾胃病常用角药应用经验

辛智科治疗脾胃病，在辨证基础上，选用方药喜用三味药物相互配伍，药物相对固定，构思精巧，针对证的病机相对也较复杂，远超出对药的特点和功用，既有相辅相成，又有相互制约，三者之间没有绝对的主次之分，重在气味与功能配伍，形成一个循环辅佐或循环制约的关系，实际是一种一分为三的状态，从而达到提高疗效之目的。富有老子《道德经》"道生一，一生二，二生三，三生万物"的哲学含义，是道家思想在中药配伍上的体现和应用。此种药物配伍形式，今人多称之为角药。现将辛智科临证治脾胃病常用角药介绍如下。

1. 柴胡、白芍、枳实

柴胡辛苦微寒，疏肝解郁，善于达邪外出；白芍苦酸微寒，敛阴柔肝，和营止痛；枳实苦辛微寒，散积通滞，化痰除痞。三药合用，行气解郁，消痰散痞之力更强，其中白芍以制柴胡，枳实升散疏利太过，以阴调阳。三药为四逆散、柴胡疏肝散和大柴胡汤之主药。肝气郁结、肝气犯胃所致胃脘疼痛、胁下不舒隐痛、心下胀满，甚或嗳气、恶心、便秘等，用之甚效。朱丹溪有"凡郁皆在中焦"之说。临床常见精神压力大、情绪低落及心情郁闷而致胃脘不舒及胃肠型抑郁焦虑者，尤其是女性患者，辛智科常用此药合越鞠丸治疗，亦获良效。

2. 黄连、半夏、栝楼

黄连苦寒，清热泻火；半夏温燥，散结和胃；栝楼化痰宽胸，润肠散结。三药合用，名小陷胸汤，为《伤寒论》之名方。黄连、半夏，一苦一辛，一寒一温，寒温并用，辛开苦降；栝楼助半夏，化痰散结和胃，助黄连泄热润肠通便。药虽三味，寒温两用，阴阳并调，其意颇深。三药配伍，治热与痰结，心下阻滞，升降不利而见胸脘胀痛、大便干结、恶心呕吐、口干口苦等症。特别是胃脘不舒，腹诊正当胃脘按之痛者，其效甚显。辛智科对胃脘痛用止痛行气之药不效者，用小陷胸汤或柴胡陷胸汤予以治疗，多获佳效。尤其对胆胃不和、痰热较甚而致胃脘痛等证，证药相符，用之更验。

3. 大黄、厚朴、枳实

大黄、厚朴、枳实三味药物组成名方小承气汤，出自《伤寒论》。大黄苦寒，泄热解毒通便；厚朴苦温，宽中行气消积；枳实苦寒，破气消积除痞。三药配伍，行气与泻下，泄热与除痞，协同互助，增强消痞除满之效。肠胃通则腑气通，邪由肠下。对反流性食管炎所见胃脘痞满、疼痛、胃灼热、口臭、口唇干燥、大便干硬者，与竹叶石膏汤合用加减，疗效满意。对老年性便秘，常与四物汤、生脉汤三方合用。

4. 大黄、附子、细辛

大黄、附子、细辛相伍为大黄附子汤，出自《金匮要略》。大黄苦寒，泄实攻下；附子辛温大热，祛内积之阴寒，止腹胁之痛；细辛辛温，温经散寒止痛。三药苦辛相用，能降能通，偏于温下。大黄寒性被附子、细辛辛散大热所制，去性取用，泻下之功犹存，祛寒散邪，通便止痛，破积除滞，配伍实属精妙。一般用时大黄用量宜比附子小些，且不宜后下，减少泻下之力。中医有"非温不能散寒，非下不能除其实，非辛不能发其郁"之说。对腹痛便秘、胁下偏痛、手足逆冷、腹部冰凉等寒邪与积滞互结肠道之证常用此方，若舌苔厚腻、腹胀者，常与平胃散加减应用。

5. 丹参、檀香、砂仁

丹参、檀香、砂仁组方为丹参饮，见载于陈修园《时方歌括》卷下。丹参苦寒，活血祛瘀消痛；檀香辛温，理气调脾，散寒止痛；砂仁辛温，行气温中，化湿健脾。三药相伍，行气健脾、化瘀止痛之力更强。对气滞血瘀所致的胃脘刺痛、痛处固定，患病较久的胃肠溃疡、慢性萎缩性胃炎的患者，常用丹参饮治疗，伴有脾胃虚弱者，与柴芍六君子汤合用，瘀血较重，疼痛久治不愈，舌质紫黯，病检肠上皮化生和不典型增生者，与失笑散合用，其效良验。

6. 丁香、柿蒂、半夏

丁香辛温，温胃降逆；柿蒂苦涩，降气止呕；半夏温燥，和胃止呕。三味相伍，共奏降逆止呃，温胃和中之功，对慢性胃炎、反流性食管炎、贲门痉挛等所见偏寒之打嗝、呕吐、嗳气等症，用之皆有效。偏热可加枇杷叶、竹茹，偏寒可加生姜，胃脘胀满嗳气呃逆可与旋覆代赭汤配伍化裁，所用之药，需细辨病机和寒热。

7. 小茴香、丁香、木香

小茴香辛温，祛寒止痛，理气和胃；丁香辛温，温中降逆，温肾助阳；木香辛温，行气止痛，升降诸气。三药相伍，气相求，味相同，功相近，抱团取暖，温胃散寒，行气止痛，调和胃肠，行气散寒止痛作用较强。寒凝气滞引起的胸腹胀满、小腹冷痛等及下焦虚寒所致的女性痛经皆有效。

8. 沙参、麦冬、石斛

沙参甘寒，养阴清肺，益胃生津；麦冬甘寒，养阴除烦，益胃生津；石斛甘寒，滋阴除热，养胃生津。三药合用，养阴益胃，生津润燥之力更强。中医有"甘药养胃"之说，清代温病学家叶天士、吴瑭重视胃阴，创甘寒润降、清养胃阴之法，如益胃汤、沙参麦冬汤等。临床所见口干舌燥、不思饮食、烦躁不寐、胃脘痞满、便秘不畅、舌红少苔等属胃阴不足津亏者用之皆效。临证决不可拘于脾胃多虚寒而忽略胃阴亏虚之证。

9. 吴茱萸、川楝子、木香

吴茱萸辛热，散寒止痛，疏肝下气；川楝子苦寒，行气止痛；木香辛苦微寒，行气止痛，解毒消肿。三药配伍，辛散苦降，寒热相佐，增强顺气散寒止痛之力。苦寒性降，泄肝降逆，但川楝子有伤肝之嫌，木香有减轻川楝子对肝损伤之效。常用于脘腹胀满、胁下隐痛、小腹冷痛，疗效满意。曾治一例小腹凉隐痛，中西药久治未愈，影像及检验等无任何阳性指标的患者，用以此药物为主的加减导气汤予以治疗而取效。

10. 乌贼骨、浙贝母、煅瓦楞子

乌贼骨咸涩温，制酸止痛，收敛止血；浙贝母苦寒，消火散结，宣泄化痰；煅瓦楞子甘平，消积散瘀，制酸止痛。三药相伍，制酸止痛，化痰消积，收敛止血，为制酸之要药。对反流性食管炎、慢性胃炎、胃溃疡所见胃灼热、泛酸、出血等均有一定疗效，临证要善于辨证，并与相应方药配伍其效更佳。

第二节　便秘的治疗经验

随着饮食结构的改变、精神心理社会因素的影响功能性便秘的发病率逐年提高，中医药辨证论治在治疗该病中发挥着重要的作用。便秘当有虚实之分，虚证便秘主要集中在老年人、体弱多病者及亚健康人群中，这类患者大多有少气懒言、少动畏寒、情绪抑郁的特点，辨证多属肺、脾、肾、肝血虚证。而实证便秘主要集中在青壮年人，阳气旺盛，平素多食肥甘厚味滋腻辛辣之品，辨证多属胃火炽盛、大肠湿热等证。本节将详细讨论如下。

一、从虚论治功能性便秘

辛智科从久病多虚、治病求本的角度入手，重视补虚为法的治疗原则治疗慢性便秘，将功能性便秘的免疫机制同中医病因病机、证候分布规律及辨证论治有机结合，丰富了功能性便秘治法思路。在长期治疗便秘的临证实践中认为功能性便秘多为慢性便秘的一种，患者多以病情日久，难以缓解为苦，且多数患者就医前已多次长期应用通便泄热的相关药物，通过临床观察多数患者并无胃肠积热的表现，反而表现为久病多虚，责之脏腑多为肺、脾、肾、肝，通过相应脏腑补虚治疗，可获明显疗效。

（一）从虚论治肺脾气虚证功能性便秘

以补虚为治则，以补益肺脾之气为法组方，由党参、白术、茯苓、黄芪、莱菔子等药物组成，共奏健脾益肺，行气通便之功。肺与大肠相表里，肺气虚，肺之清肃功能下降，气机失调，津液不能布散大肠，则大肠传导功能失常，不能使糟粕排出，故见便秘。患者表现为大便不干但排出困难，努挣则汗出气短，伴见乏力，神疲懒言等症。多见于素体脾肺虚弱，久坐不运动，亚健康状态的患者。通过补益脾肺之气，可使气机宣畅，肺与大肠机能协调，大便而出。

（二）从虚论治脾肾阳虚证功能性便秘

以补虚为治则，以滋补脾肾之阳为法组方，由党参、生白术、黄芪、淫羊藿、巴戟天、肉苁蓉、牛膝、当归、锁阳、核桃仁等药物组成，共奏健脾温肾，润肠通便之功。脾、肾为先后天之本，脾运化水谷精微，有赖于肾阳的温煦推动，而肾所藏之精，需得脾的运化方可敷布全身，二者相辅相成。脾肾之阳亏虚，无以储藏、运化水谷精微，而糟粕不能下输大肠而出。患者表现为大便不干但排出困难，腹中冷痛，伴见乏力神疲，畏寒肢冷，腰酸困痛，小便清长等症。多见于年老体弱，活动量少，饮食结构单一的患者。通过补脾肾之阳，健运先后天之本，发挥人体阳气温煦推动的作用，促进肠道蠕动而使便秘缓解。

（三）从虚论治津亏血少证功能性便秘

以补虚为治则，以生津补血为法组方，由生地、沙参、麦冬、石斛、当归、紫河车、熟地、白芍、何首乌等药物组成，共奏生津补血，润肠通便之功。津血同源，由水谷精微所化生，脉中津血亏虚，无以滋润濡养周身，表现到下焦则出现肠枯便秘，大便难下。患者表现为大便干结，伴见口干少津、头晕耳鸣、腰膝酸软、面色少华、女性月经量少，舌红无苔，脉沉细等症。多见于产后、术后恢复期、长期贫血、肿瘤放化疗后的患者。通过生津补血，可使血脉得充，津血得满，而溢于肌肤及周身，使肠道津液充盛，滋润大肠有利于糟粕排出，血营于下焦，促进大肠蠕动而利于糟粕排出，使全身津血顺畅，治病求本。

（四）从虚论治肝郁气滞证功能性便秘

以补虚为治则，以疏肝行气为法组方，由党参、白术、茯苓、木香、沉香、枳实、乌药、柴胡、白芍、当归等药物组成，共奏疏肝健脾，行气通便之功。肝脾同属中焦，协调气机升降，疏泄胆汁，将水谷精微运化于肠道，二者相互影响，相互协调。当肝气郁滞，气机升降失常，脾胃运化功能受损，气滞中焦，则糟粕无以下输大肠导致便秘。患者表现为欲便难出，便后不爽，腹满胀痛，伴急躁易怒或情绪抑郁、肠鸣矢气、纳差、嗳气、失眠，女性颜面色斑、月经不调等症。多见于情绪抑郁或急躁易怒，工作压力大的患者，尤其以年轻女性多见。通过疏肝理气，健脾和胃，使中焦气机调畅，肠道蠕动加快而解除便秘。

（五）从虚论治功能性便秘的免疫调节机制

中医认为人体是一个有机整体，从整体观出发进行调控的方法有益于提高人体免疫力。临床病例中发现通过补虚法治疗便秘取得较好疗效的患者免疫力也明显提高，表现为精神状态好转，不易感冒，睡眠改善，工作效率和生活积极性的提高。实际上是人体气血充沛、气机升降协调、脏腑功能旺盛的表现。

辛智科在治疗慢性功能性便秘中注重整体观念，平衡人体气血阴阳，结合脏腑辨证理论，从根本上认识该病的发病机理。尤其重视补虚法的应用，补益脾肺肾肝各脏腑，调节全身气机，以提高人体免疫功能，扶正为本，取得了较好的临床疗效，其从虚论治功能性便秘的学术思想值得临床推广。

二、从实论治功能性便秘

相对于虚证便秘来说还有一类就是实证便秘，而且临证病患较多。辛智科认为以肺热壅上、胃火炽盛、肝胆湿热、大肠湿热为主证，临证多见大便干燥，坚硬难排，小便黄，矢气味臭，甚如败卵，伴见口干、口苦、口疮，颜面及皮肤痤疮，腹胀，纳呆，情绪急躁易怒等证候特点。针对此类便秘，辛智科认为当以清热、泻火、祛湿为治疗原则，明确除便秘之外的热、火、湿其他证候表现，辨证的基础上结合辨症，把握全局方能取得较好疗效。

（一）从清肺火论治实证便秘

以祛实为治则，以清肺泻火为法组方，由石膏、知母、葶苈子、竹沥、黄芩、鱼腥草等药物组成，共奏清肺泻火通便之功。肺与大肠相表里，素有肺疾复感热邪，或外感热证入里焦灼肺叶所致肺热壅盛于上，气机不通，则下焦津亏，热势顺势而下，可见大肠燥热津亏。患者表现为大便干结，燥屎难出，伴见咳嗽咯痰，发热气喘，口干口苦等症。多见于青壮年外感温病或急性肺系疾病属热证者，通过清利上焦热邪，以达到疏通下焦热势的目的，领会肺与大肠相表里的本质，在清火泄热的同时不忘清肺泻火，已达到事半功倍的作用。

（二）从清胃火论治实证便秘

以祛实为治则，以清泻胃火为法组方，由大黄、芒硝、番泻叶、芦荟、生地、黄连、牡丹皮等药物组成，共奏清泻胃火、导滞通便之功。脾胃位于中焦，主司一身气机之枢纽，热邪直中胃内，导致胃热炽盛，中焦火毒壅盛，燥热郁结于内，火灼津伤，火与气相互搏结，则大肠热结津亏发为便秘。患者表现为大便干结难下，坚硬燥结，腹满胀痛，矢气臭如败卵，伴见口干、口苦、口臭、口疮，多食易饥，小便黄，眠差等症。多见于青壮年过食辛辣之品，或感受热邪者，治疗中以"泻"为关键点，本证证属急则治其标的范畴，以短时间内达到泻火通便的目标，此后再顾及其本。故此所用之泻火之品当掌握用量，把握时机及应用疗程，切不可过用寒凉，中病即可。通常只要对症治疗，均能达到较好疗效，只要掌握及时停止用药即可。

（三）从清热利湿论治实证便秘

以祛实为治则，以清利肝胆湿热、清泻大肠湿热为法组方，由龙胆草、黄连、黄芩、苍术、佩兰、茵陈等药物组成，共奏清肺泻火通便之功。热邪稽留不祛，与湿邪相伍，湿热留滞中焦，易致肝胆湿热，留着下焦，则大肠湿热，无论哪种证候都表现为湿热搏结，阻滞气机，发为便秘。患者表现为大便排出困难，或者黏滞不爽，甚至黏着马桶，伴见口苦，腹胀，尿黄，皮肤痤疮等症。多见于青壮年嗜食肥甘厚味及辛辣之品，平素懒于活动的亚健康人群，或者感受湿热郁毒者。治疗当以清利湿热为主，而湿与热往往如油裹面难解难分，祛湿容易助热，清热又容易生湿，治疗时当把握时机，层层祛除病邪，不可操之过急，治法对症则应坚持用药，以达良好的治疗效果。

另外，便秘一病归根结底是气机不通，腑气不行所致，故在治疗以上3种证候引起的便秘时都不要忘记少佐理气药，如枳实、厚朴、大腹皮等，使肠腑气机通畅，不仅可令火热湿邪有去路，还可载药直达病所，便可药到病除，立竿见影。

第三节 腹泻的治疗经验

腹泻是临床最常见的消化系统疾病，分为急性腹泻、慢性腹泻、功能性腹泻和器质性腹泻等。中医对于该病的命名源远流长，《素问·气交变大论》中就有"鹜溏""飧泄"和"注下"的病名。《素问·脏气法时论》曰："脾病者……虚则腹满肠鸣，飧泄食不化。"《素问·脉要精微论》曰："胃脉实则胀，虚则泄。"张仲景将泄泻与痢疾统称为下利。隋代《诸病源候论》明确将泄泻与痢疾分述之。宋代以后才统称为"泄泻"。明代李中梓提出了著名的治泻九法，即淡渗、升提、清凉、疏利、甘缓、酸收、燥脾、温肾、固涩，全面系统地论述了泄泻的治法，具有里程碑式的意义。

泄泻是以排便次数增多，粪质稀溏或完谷不化，甚至泻如水样为主证的病证。泄泻的病因不外乎感受外邪，饮食所伤，情志失调，病后体虚，禀赋不足等，病机主要是脾虚与湿盛，病位在脾，与肝、肾密切相关。辛智科在治疗泄泻方面提出健脾、补肾、疏肝三法，从脏腑辨证出发，结合辨证治疗，病证结合，注重审证用药，详述如下。

一、健脾化湿为治泻要点

（一）病因病机

脾主运化水谷和水液，喜燥而恶湿，大小肠司泌浊、传导。脾虚健运，湿邪内生，小肠无以分清泌浊，大肠传导失司，故而发为泄泻。脾虚是导致泄泻的始动因子，在此基础上脾虚日久，湿邪内生，湿邪下注大肠是导致泄泻的直接原因。《医学入门·泄泻》中说："凡泻皆兼湿，初宜分理中焦，渗利下焦；久则升提，必滑脱不禁，然后用药涩之，其间有风胜兼以解表，寒胜兼以温中，滑脱涩住，虚弱补益，食积消导，湿则淡渗，陷则升举，随证变用，又不拘于次序，与痢大同。且补虚不可纯用甘温，太甘则生湿，清热亦不可太苦，苦则伤脾。每兼淡剂利窍为妙。"

（二）选方用药

治疗上当以健脾化湿为根本，方选参苓白术散加减。该方出自《太平惠民和剂局方》，是在四君子汤的基础上加山药、莲子、白扁豆、薏苡仁、砂仁、桔梗而成。充分体现了补益脾气、渗湿止泻的功效，对于慢性非感染性腹泻在临床上广为应用，疗效甚佳。《医方考》中说："脾胃虚弱，不思饮食，此方主之。脾胃者，土也。土为万物之母，诸脏腑百骸受气于脾胃而后能强。若脾胃一亏，则众体皆无以受气，日见羸弱矣，故治杂证者，宜以脾胃为主。然脾胃喜甘而恶苦，喜香而恶秽，喜燥而恶湿，喜利而恶滞。是方也，人参、扁豆、甘草，味之甘者也；白术、茯苓、山药、莲肉、薏苡仁，甘而微燥者也；砂仁辛香不燥，可以开胃醒脾；桔梗甘而微苦，甘则性缓，故为诸药之舟楫，苦则喜降，则能通天气于地道矣。"辛智科临证，善用参苓白术散健脾渗湿止泻，兼见饮食停滞者，加用焦三仙、鸡内金、炒谷芽等药物消食和胃。兼见腑气不通者，加枳实、厚朴、木香行气导滞通腑化滞，但恐行气而加重泄泻，故注意掌握用量，少量加入，或佐以收涩药相制约，使中焦气机得畅，湿有出路，泄泻自止。

二、补肾法在久泻中的应用

（一）病因病机

久泻患者，尤其是老年体弱者，或久病之后，或房事无度，均可致命门火衰，脾失温煦，运化失职，水谷不化，而成泄泻。《景岳全书·泄泻》中说："肾为胃之关，开窍于二阴，所以二便之开闭，皆肾脏之所主，今肾中阳气不足，则命门火衰，而阴寒独盛，故于子午丑五更之后，当阳气未复，阴气盛极之时，即令人洞泄不止也。"脾肾阳虚在临床上较多见，单纯健脾不能见效，加用温肾阳之品后可使阳气升腾，促进脾阳，加强运化水湿之功，从而治愈泄泻。

（二）选方用药

治疗上当以温补肾阳，涩肠止泻为法，又不失健脾益气之功。

选方以四神丸加减为代表。实为治疗肾泄，即五更泄、鸡鸣泻的代表方剂。脾肾阳虚，阳虚而生内寒，五更又是阴气极盛之时，阳气萌发之际，阳气当至而不至，阴气极而下行，故发为泄泻。《素问·金匮真言论》中说："鸡鸣至平旦，天之阴，阴中之阳也，故人亦应之。"四神丸重用补骨脂为君药，以温肾为主，兼以暖脾涩肠，主治命门火衰，火不暖土所致的泄泻。《医方集解》中说："此足少阴药也。破故纸辛苦大温，能补相火以通君火，火旺乃能生土，故以为君；肉蔻辛温，能行气消食，暖胃固肠；五味咸能补肾，酸能涩精；吴茱萸辛热，除湿燥脾，能入少阴、厥阴气分而补火；生姜、大枣补土，所以防水。盖久泻皆由命门火衰，不能专则脾胃，故大补下焦元阳，使火旺土强，则能制水而不复妄行也。"辛智科在治疗这类腹泻患者时，兼顾健脾与温肾同时进行，使水湿有去路，而阳气生发，振奋脾阳，以利运化，则泄泻自止。

三、疏肝法在久泻中的应用

（一）病因病机

泄泻一病关系最为密切的除了脾肾两脏外，尚与肝有着千丝万缕的联系。肝与脾同属中焦，互相影响。情志不畅，肝郁气滞，则肝气不舒，横逆犯脾，脾失健运，升降失司，损及脾胃运化，则发为泄泻。《景岳全书·泄泻》中说："凡遇怒气便作泄泻者，必先以怒时夹食，致尚脾胃，故但有所犯，即随触而发，此肝脾二脏之病也。盖以肝木克土，脾气受伤而然。"辛智科认为因肝失疏泄，气机郁滞所致的脾虚泄泻临床非常多见，尤其见于女性，并以更年期妇女为代表，此类患者生化及内镜等各项检查均未见明显异常，每于情志不遂时发作，进餐后加重，由此应用中医疏肝健脾止泻的方法尤为适用，屡试不爽。

（二）选方用药

治疗上当以疏肝理气，健脾止泻，抑肝扶脾为法，方选痛泻要方加减。痛泻是由土虚木乘，肝脾不和，脾受肝制，运化失常所致。《医方考》中说："泻责之脾，痛责之肝；肝责之实，脾责之虚，脾虚肝实，故令痛泻。"表现为肠鸣腹痛，大便泄泻，泻必腹痛，脉弦而缓之证。其特点是泻必腹痛。通常认为不通则痛，此处应是气机不通，引发疼痛，当先理气，气机通畅，疏泄有常，则泄泻自止。痛泻要方通过补脾燥湿而止泻，柔肝理气而止痛，治愈泄泻。正如《医方集解》中说："此足太阴、厥阴药也。白术苦燥湿，甘补脾，温和中；芍药寒泻肝火，酸敛逆气，缓中止痛；防风辛能散肝，香能舒脾，风能胜湿，为理脾引经药；陈皮辛能利气，炒香尤能燥湿醒脾，使气行则痛止。数者皆以泻木而益土也。"辛智科在治疗这类泄泻时以疏肝理气为先导，同时在辨证论治的基础上仍强调重视健脾消食和胃的运用，但凡泄泻一证，当以脾不运化为基础，故多见完谷不化，消食导滞应适当加用。

综上所述，辛智科认为久泻多与脾、肾、肝相关，以化湿健脾、温肾助阳、疏肝理气为靶点，兼以涩肠止泻为基础，治疗时当辨证论治，治病求本。辨清主证，对"证"下药，同时兼顾兼证，对"症"下药，分清主次，而不忘兼顾主次。

第四节　口疮的治疗经验

口疮一病，病小难治，反复发作。口腔黏膜糜烂、溃破、疼痛、烧灼难忍，影响人们日常生活，是临床多发病和常见病。其病因病机复杂多样，症状轻重不一，治法多端，预后有别，各随其所因而治之。中医所言口疮，大致包含现代医学的口腔溃疡，口腔扁平苔藓、黏膜白斑、白塞氏病等口腔黏膜病，或某些全身性疾病在口腔中的表现。辛智科认为，口疮在早期以火证、热证、实证为主，疾病后期则以虚证，甚至夹杂寒证、湿浊毒瘀证出现。现就辛智科从火、从虚、从湿毒瘀论治口疮的经验予以论述。

一、从火论治口疮

口疮早期当从火热论治，责之于上焦，以火毒热盛，毒邪侵犯为主要原因，《太平圣惠方》有"热毒之气，在于脏腑，搏于脾，蕴热蓄积，日久不能消散上攻于口舌，故生疮久不瘥"之说，可以见到口疮漫肿，红热明显，溃疡面疼痛难忍，以灼痛为主，治疗当以清热解毒、燥湿敛疮、泻火排毒为法。

溃疡初期，"火气内发，上为糜呕逆"（《素问·至真要大论》），火毒炽盛，犯于上焦，使口舌津液耗伤，疮疡而起，常以清热泻火、清热解毒、敛疮排脓为法，常选用荆防败毒散、防风通圣散、导赤散、清胃散、泻黄散、龙胆泻肝汤等方剂加减化裁。对于火毒炽盛，火无去路者，可采用升阳散火汤以清热散火解毒，治疗火毒浸淫型口疮，取得较好疗效。

口疮初期以火毒为主者，上焦火热炽盛，伴中焦胃火炽热，可见消谷善饥，口苦、口干，胃灼热，嘈杂等，以及下焦肠燥便秘，肛门灼热，小便短赤、小便灼热不适等症。治疗采用邪热从下焦而去的方法，使热毒有出路，以达火热消、疮疡愈的目的。宜用升阳散火汤加减化裁，加用黄连、黄柏、金钱草、皂角刺等药物，临床往往取得较好疗效。

所以对于口疮初期，治疗当以清热泻火为基础，灵活运用清上焦热毒，平中焦火热，泻下焦湿热的方法使火毒之邪有去路，达到恢复人体阴阳的平衡，溃疡自愈的目的。

二、从虚论治口疮

口疮的早期通常以火、热、实证为主，清热泻火为多数医家治疗之大法和共识。随着病情的不断发展，溃疡在反复愈合与发作之间，屡用寒凉之剂，也随之证型变化。"但口疮一证，不特因实热所致，亦有虚热上攻而就者，却不可倒用凉药也。"（明代朱橚《口齿咽喉诸集普济方新编》）辛智科认为，对于病久迁延难愈，反复发作的患者，火热者，十之二三，虚损者，十有七八，往往通过扶正祛邪，顾护正气，使邪去正安，溃疡痊愈，并且临床发现通过扶正为法治愈的溃疡复发率低，患者整体气血津液的运行也同时得到改善。

虚证溃疡主要由于肾水不足而致虚火上攻，或脾土虚气血不足，相火浮越而生疮疡。肾为先天之本，主藏精，主水，肾阴又称为真阴、真水，为人体阴液的根本，尤其发挥其滋润、濡养的作用。口疮是口腔黏膜失去阴液滋润而导致黏膜溃烂、缺损的，虚证所致的口疮往往疼痛不甚明显，红肿不剧烈。正如《医贯》所说："口疮上焦实热，中焦虚寒，下焦阴火，各经传变所致。"辛智科在治疗口腔溃疡属虚证者多加用补气、滋肾阴之品，如熟地、阿胶、枸杞、山萸肉等，以求从根本上补充阴液，使泉水从源头充沛，调动周身气血津液的运行。此类患者往往兼见虚劳低热、唾液多、小便频数、食少便溏、腰膝酸困等肾虚表现，以补肾法治疗往往取得较好的疗效。

因虚所致的口疮病程长，病情容易反复，这就在疗程上有所要求，通常溃疡愈合后2周内均应坚持服药，待所有肾阴虚相关症状消退后再行停药。

虚证所致的口疮另一方面责之于脾胃虚弱，中气不足。中医最早认识脾胃营养不良与口疮的关系，《素问·气交变大论》就有"丹谷不成，民病口疮"之载。临床常见患者纳食欠佳，口干体倦，四肢不温，口疮疼痛不明显，更有甚者腹胀冷痛，大便干而排出不畅，或便溏，完谷不化，面色萎黄，舌质淡胖，舌苔白或黄而浮厚，脉弦细而滑。此类患者初起往往有口干、口臭的表现，易从热、从火治疗，但疗效甚微，时时反复，或服药无效。所以《圣济总录》告诫医家"口疮者，由心脾有热，气冲上焦，熏发口舌，故作疮也。又有脾气弱，谷气少，虚阳上发，而为口疮者，不可执一，而论当求所受之本"。辛智科改变施治策略，抓住疾病的本质特点，从治病求本的观点出发，以补气健脾为法，治疗上取得了较好的疗效。正如《口齿类要》中说："口舌生疮，口干饮汤，乃胃气虚而不能化生津液也，用七味白术散而痊。"辛智科在治疗脾胃虚弱为主的口疮中，常常加用黄芪、白术、茯苓健脾益气，辅以麦冬、五味子、石斛、玉竹等品养阴生津，使津液得复，脾运得健，津液上承于口，气血津液充盛，则口疮痊愈。治口疮"若概用寒凉，损伤正气，为害匪浅"（《口齿类要》）。

与肾虚口疮治疗相类同，脾虚所致口疮同样要保证用药的疗程，当脾胃健运，虚证缓解后方可停药，确保脾虚其他相关症状祛除后再停药，通常至少在口疮愈后应服药予以巩固，否则病情极易反复。

辛智科认为，患口疮者，乍发乍瘥，积年不愈，屡用寒凉之药，清热泻火少效者，应细查详观，若属阴虚阳衰，虚阳上越，久用寒凉之剂，屡伤阳气，可用金匮肾气丸加减，运用引火归原法予以治疗，常获奇效。滋阴派祖师朱丹溪不仅善滋阴降火，亦善于用温热之附子、干姜引火归原治疗口疮。著名中医王正宇曾用此法治疗多年不愈的口疮之疾，被传为佳话。辛智科随王老学习，承继这一独特治法，用之临证，疗效甚佳。

所以口疮在中、下焦以虚证为主，治疗以补法为主，在补气健脾、滋补肾阴的同时，要兼顾气血津液的顺畅，使气血津液直达病所，使腐肉祛，而新血生，疮疡敛。

三、从湿毒瘀论治口疮

无论是新发口疮还是久病口疮，都离不开以"湿、毒、瘀"为特点的病因病机和病理产物，是湿、毒、瘀搏结的结果。

新病口疮以毒邪、湿邪侵犯为主，首犯上焦，损伤口腔黏膜，毒使疮生，湿使疮溃，二者相互为用，口疮形成而溃疡难愈。新病口疮责之于心脾两脏，心脾有热，易犯上焦，心火旺，毒火不降；脾有热，湿邪难祛，湿与热搏结，如油裹面，难解难分。常见疮疡疼痛难忍，不可触碰，尤其在小儿鹅口疮中多见，正如《外科正宗》所说："鹅口疮，皆心、脾二经胎热上攻，致满口皆生白斑雪片；甚则咽间叠叠肿起，致难乳哺，多生啼叫。"辛智科认为早期口疮的治疗应兼顾清热解毒、利湿化浊为法，早祛毒邪，防其入里入血为患，临证常加用紫花地丁、连翘、蝉蜕、大黄、黄芩、黄柏、马勃、射干、野菊花、茵陈等品。

久病口疮以湿邪、瘀血为患，后期尤以内湿不祛，脾虚不运，无以精微滋养为主，致久不敛疮，迁延难愈。加之脾主四肢肌肉，脾虚日久，则肌肉削薄，新肉难生。辛智科指出，口疮一证，临床可轻可重，有缓有急，虚实夹杂，临证需辨别清楚，不可犯虚虚实实之过。久病口疮多为脾虚、气虚，以虚为主，同时湿邪阻滞气机，加重了阻碍精微布散肌肤黏膜的能力。久病口疮正如贫瘠的土地，需要养料丰沛才能使植物生根发芽。所以辛智科临证常加黄芪、党参、熟地、白及、白术、附子等品补气健脾，托毒生肌。

另外，无论新病口疮还是久病口疮多有瘀血为患。新发口疮湿毒火为主，气血逆乱，瘀血与火热相伍，瘀热炽盛，血热妄行，血瘀与出血并见。辛智科认为，这种早期口疮以血瘀与出血并见的现象是火毒炽盛、湿毒郁结、气机不畅的共同结果。在治疗方面，应注重凉血活血药物的应用。其次，久病多虚、久病多瘀在口疮中表现得尤为突出，瘀血不祛，新血不生，新血不生则精微不达，无以生肌敛疮。辛智科认为，根据寒证热证的不同，在辨证论治的基础上加用活血化瘀、祛瘀生新之品对于久病口疮、迁延难愈、反复发作者尤为重要，往往能取得事半功倍的作用。临证常加用僵蚕、蝉蜕、姜黄、赤芍、当归等品。由此可以看出，活血之品在治疗口疮中虽不是君药，但却是必不可少的佐药，有时甚至决定了疾病的转归与预后。

辛智科指出，从病因、病机、病理产物等方面去考量口疮的治疗当从"湿、毒、瘀"的角度入手，抓住疾病的本质，针对口疮的不同发展阶段采用不同的治疗方法，用动态的眼光看待病情，灵活运用药物，取得显著疗效。

第五节　不寐的治疗经验

不寐是临床常见病和多发病，中医又称为"不得眠""不得卧""目不瞑"等，其表现形式多种多样，包括难以入睡、睡眠不深、多梦易醒、醒后不适感、疲乏困倦，甚至引起病人焦虑、抑郁或恐怖心理，反应迟钝、烦躁等，严重影响患者的身心健康及工作和生活。针对非器质性失眠患者，辛智科遵循辨证求因，审因论治的原则，采用以平衡阴阳为基准，以疏肝、健脾、补肾为大法治疗不寐证。辛智科认为不寐虽为脑病范畴，但受阴阳平衡关系的影响，与五脏关系密切，治疗当从以下几点出发，具体详述如下。

一、平衡阴阳是基础

阴阳平衡是人体生命活动的基础，也是维系人体生命活动的使动因子，没有阴阳的平衡就没有正常生命活动的存在。正如《素问·生气通天论》中说："阴平阳秘，精神乃治；阴阳离决，精气乃绝。"不寐是阴不敛阳，阳气浮越于外的表现，使阳气入阴、阴敛于阳，是治疗的关键。《医效秘传·不得眠》中载："夜以阴为主，阴气盛则目闭而安卧，若阴虚为阳所胜，则终夜烦扰而不眠也。心藏神，大汗后则阳气虚，故不眠。心主血，大下后则阴气弱，故不眠。热病邪热盛，神不清，故不眠。新瘥后，阴气未复，故不眠。若汗出鼻干而不得眠者，又为邪入表也。"可见失眠是阴气、阴精不足，阳不能正常入其所所致。即中医所讲的"阳不入阴，心神不宁"。如果神守于舍，则安然入睡，健康无恙。阳入于阴，其卧立至。治疗上当以养阴为主，无论脏腑辨证如何，无论是哪一种证型，都是大脑皮质的兴奋与抑制失衡所致。对于不寐者，尤其是病久难愈者，尤其应在其脏腑辨证的基础上加用养阴之品，使阴阳平衡而眠得。

辛智科在治疗不寐时常加知母、麦冬、五味子、太子参、阿胶、熟地、芍药、鸡子黄等养阴之品，善用半夏汤、柴胡加龙骨牡蛎汤以期达到阴阳平衡的作用。所以治疗不寐证应"谨察阴阳所在而调之，以平为期"（《素问·至真要大论》）。

二、疏肝理气为先导

不寐的患者中有很多都夹杂着情志不畅、精神压力大的表现，尤其是中青年患者，因为工作生活压力较大，又不能得到很好的放松，加之长期身体过劳，心理压力无处宣泄，导致失眠，经久不愈，更有甚者因为长期的失眠，身心不能得到很好的休息而发展成焦虑抑郁症，甚至个别患者出现精神障碍，给患者的生活带来了严重的后果，也增加了社会的负担。

辛智科认为，针对这类患者应在调节阴阳平衡的基础上注重疏肝理气、调畅脏腑气血的应用，顽固性不寐证，疏肝理气为先，反对一味重镇安神。此类患者可表现为烦躁易怒或情绪抑郁，精神过度紧张，生活不规律，头晕头胀，两胁胀痛，口干口苦，不思饮食，入睡困难，或睡中易醒，噩梦频发，舌质红舌苔薄，脉弦。治疗针对抑郁状态患者以柴胡疏肝散、逍遥散、半夏厚朴汤加减；如肝郁化火，则用丹栀逍遥散或龙胆泻肝汤加减化裁。若不寐欲狂，烦躁不安，大便秘结，以狂躁焦虑为主者用当归龙荟丸、小陷胸汤、导赤散、癫狂梦醒汤等加减化裁。

三、健脾益气为核心

《素问·逆调论》中记载，"胃不和则卧不安"，后世医家多认为是脾胃不和，食滞、痰湿所致阻滞中焦，导致中焦脾胃不适，无法入睡。脾胃为一身气机的枢纽，气血生化的源泉。所以除了胃不和的原因，《冷庐医话》有"不寐之证，由于思虑伤脾，烦冗劳心者，非专特药物可治"。辛智科认为还应考虑脾胃虚弱运化不足，血脉失养，心亏虚，心神气血不足，而致神不守舍，导致失眠。

著名中医王洪图在其《王洪图内经临证发挥》一书中，统计了《名医类案》《续名医类案》《二续名医类案》以及《中国现代名医医案精华》中涉及睡眠失常的115例医案，分析用药规律及五脏的关系。结果表明，不寐类治疗脾胃系统用药频率最高，其次是心肝肾，说明先辈在实践中治疗不寐，亦多从脾胃入手。中医界有学者提出脑肠轴理论，认为胃肠道和大脑间具有相互作用、双向调节功能。实践证实，从胃肠调理着手治疗脑病具有独特优势，此说为不寐证治疗提供了新思路。

此类患者就诊多见面色萎黄，形体消瘦，神疲倦怠，结合问诊不难看出脾胃虚弱由来已久，有的因思虑过度，伤及心脾，有的因情志不遂，忧愁过度，有的因脘腹不适，进食困难，进食后又加重脘腹不适的症状，形成了脾胃虚弱的恶性循环。表现为倦怠乏力，纳食欠佳，胃脘不适或疼痛，腹胀恶心，大便量少干结或便溏，食后便溏加重，小便清长，畏寒肢冷，舌质淡胖，舌苔白厚，舌边有齿痕，脉细或滑等。治疗以四君子汤、归脾汤为基础，辅以安神之品，健脾益气，养心安神。尚可加用茯神、五味子、夜交藤、柏子仁等养心安神之品。脾虚湿盛者，尚可加半夏、陈皮、茯苓、厚朴、百合、苏叶等健脾理气化痰；心虚胆怯者，以温胆汤为基础，可加远志、石菖蒲、龙齿镇惊开窍宁神。

四、补益肾气为后盾

不寐日久，肝郁脾虚日渐加重，则累及于肾。中医有"脑为髓之海"，"肾主骨髓"之说，脑与肾关系密切。肾阴不足，则阴精来源匮乏，肾阴耗伤，不能上承于心，则水火不济，心肾不交，心火独亢，则心神不宁，或肝肾阴虚，肝阳偏亢，火盛扰神，或脾阳不足，无以温煦，阳虚日久，独阳则阴不生，阴阳不济而发失眠。

正如《景岳全书·不寐》所说："真阴精血不足，阴阳不交，而神有不安其室耳。"足见阴精，尤其是真阴——肾阴在不寐中的重要性。

辛智科认为，此类患者常常是病程日久，有的房劳过度，有的情志不畅，有的纳食不佳，总之均为久病多虚的表现，最终表现为真阴不足，阴不敛阳，而发失眠。表现为肾阴不足的有腰膝酸软，头晕耳鸣，健忘，口干津亏，五心烦热，舌质红少苔，脉细而数。治疗上宜养肾阴，敛心火，阴阳和谐，心静肾安，方可入睡。方药以六味地黄丸、黄连阿胶汤为主加减化裁。尚可加黄芩、黄连清上焦心火，交通心肾。恐伤肾，同时肾虚之人以收惊恐之厄，故可用《韩氏医通》中的交泰丸、朱砂安神丸、天王补心丹以交通心肾。辛智科常常在此基础上加枸杞、紫河车、墨旱莲、女贞子、鳖甲，重镇安神用龙骨、牡蛎以加强其作用。

五、不寐与心、脑的关系

不寐多为心神失养，其与心主神明的关系密不可分。《黄帝内经》有"心者，君主之官，神明出焉"之说。李时珍《本草纲目》明确提出"脑为元神之府"的观点。心藏神，睡眠本身就是一种精神活动，只不过其表达方式是安静、静息的状态。神是人精神状态和思维活动及人体生理病理活动变化表现于外的征象。中医所言的心、脑、神的功能与现代医学大脑皮质高级指挥调控功能，实有相吻合之处。那么心血的供养，心志的安宁在该病中的表现就尤为突出。另外失眠从现代医学讲应该是脑的活动过度亢奋，不能安静所致，而古代医家却很少从脑的角度予以治疗。

辛智科认为，其实失眠从本质上说是一种特殊的情志活动，只是表现方式不同而已，种种原因难以悉数，临证应灵活掌握，综合分析精准施治。七情致病与肝之疏泄、脾之运化有着千丝万缕的联系，利用五脏辨证理论进行疏肝健脾自然可以达到较好的疗效。常用远志汤、酸枣仁汤等加减治疗不寐证。养心从某种角度上讲应该是养血，血脉充盈，则阴精充盛，阴阳平衡则睡眠可予以保证。同时，久病气滞血瘀，凝滞于心脑，神明受扰，不寐难愈，临证应细察。

脑髓归根结底应是血海、肾精的外在表现，脑髓失养，则肾精匮乏，血脉不足，则阴不敛阳，而发失眠。所以从这个角度讲，无论是中医还是西医从心脑治疗不寐应予重视。

不寐之证从根本上还是责之于肝脾肾三脏，在治疗上把握调节阴阳平衡的基本点，以健脾疏肝补肾为治疗方法，对于无器质性病变的不寐均能取得较好的疗效。

第六节　崩漏的治疗经验

崩漏为妇科常见病，也是疑难重病。崩漏为经血非时暴下不止或淋漓不尽，崩为暴下不止，漏为淋漓不断，二者表现不一，病因病机大致相同，互为影响，轻重有别。古人有"漏为崩之渐，崩为漏之甚"之说。辛智科从健脾益气，调节脏腑与平衡阴阳气血入手，以脾胃为中心治疗崩漏，取得较好的疗效。现将辛智科治崩漏的经验总结如下。

一、对发病机理的认识

中医认为，崩漏的发病是"肾－天癸－冲任－胞宫"生殖轴严重失调造成的，其主要病机为冲任不固，不能制约经血，使子宫藏泻功能失常而致。《素问·阴阳别论》有"阴虚阳博谓之崩"之说，《金匮要略》有妇人"漏下"之载。《景岳全书·妇人规》认为其发病机理是"先损脾胃，次及冲任"及"五脏之伤，穷必及肾"。《妇人大全良方》云："妇人崩中因脏腑伤损，冲任气血俱虚致也。"《妇人秘方》云："妇人崩中之病皆因中气虚不能收敛其血。"中气统摄无力，血海不固，产生崩中漏下。《妇科玉尺》更明确指出："思虑伤脾，不能摄血，致令妄行。"故崩漏的治疗宜调理冲任，脾胃为先，兼顾于肾。《妇科玉尺》将崩漏病因概括为："究其源有六大端，一由火热，二由虚寒，三由劳伤，四由气陷，五由血瘀，六由虚弱。"从临证所见，病因诸多，以虚损占其多，血热、血瘀次之。

辛智科认为，崩漏之病，病机复杂，互相交织转化，交替发作，耗损气血。从中医辨证而言，崩漏之证，多为虚损，兼及他证。脾肾虚损、冲任失调为本质，火热血瘀多为发病过程中兼夹之证。脾不统血，血不归经。久病及肾，肾阴不足，水火不济，阴阳气血失调，可致血热妄行，即使火热作祟，亦多为虚火，非实火也。瘀血阻滞胞宫，致血外溢而下。以虚损为主，虚实相间，此乃崩漏病机关键之所在。

二、辨证施治的特点

（一）首重脾胃，补气益血

辛智科治崩漏，紧紧抓住其病机特点，从调理脾胃入手，因为脾胃为气血生化之源，脾具益气、生血、统血、运化之功能。若脾胃受伤，中气虚损下陷，统血失司，血不归经，漏下自成。治当补气健脾、升阳举陷、摄血补血并重，以达气旺血止。脾气旺盛，水谷精微化而为血，气盛固摄有力，崩漏自然康愈。因此，调治脾胃是崩漏病整体治疗中的中心环节，应予重视。对面色无华，气短懒言，乏困无力，小腹下坠，出血不止，舌淡边有齿痕，脉沉细弱者，辛智科常用补中益气汤为基础加减，有形之血不能速生，无形之气所当急固，重用生黄芪 40~50g，以补气生血，少用甚至不用行气走散之品，如川芎"久服则走散真气"。

（二）久病补肾，兼理气血

辛智科认为脾胃虚弱是气血不足的根源，久崩久漏，气血不足，身体亏虚，必然累及于肾，而致肾阴不足，甚至阴损及阳，肾中阴阳失衡。肾主精，精血互化；肾为先天之本，脾为后天之本，福祸相依。崩漏所致腰膝酸软、畏寒怕冷、手足心热为常见之症。所以，补肾滋阴、益气养血在崩漏治疗中期及血止后，应予以及时应用。健脾益气、补气止血、补肾滋阴，先后有别，轻重不一，相机而施，但不可偏废。补肾常用熟地、桑寄生、续断等滋而不腻、补而不燥之品。

（三）详辨虚实，分清主次

崩漏为病，病程长，易反复，往往气血同病，多脏受累，人体各异，表现不一。中医治疗，需详辨虚实，分清主次。简言之，虚则脾肾多见，实则以血瘀、火热而现。本质为虚，实亦多，为虚中夹实。中老年以虚为主，青年以虚中夹实为多，单纯实证者少之。所以治疗过程，当以补为主，兼及他法。气虚当以补中益气汤、固气汤、当归补血汤为首选。若兼阴虚火旺，合用二至丸；若瘀血作祟，用逐瘀止血汤加减。《医宗金鉴·妇科心法要诀》云："若去血过多，则热随血去，当以补为主。"《傅青主女科》云："必须于补阴之中，行止崩之法。"《傅青主女科》又云："然单补气则血又不易生，单补血而不补火，则血又必凝滞，而不能随气而速生。"以上条文所言的用药辨证关系及哲理，值得临证深思和效法。

（四）补涩相兼，寻因求本

崩漏为病，淋漓不尽，耗气伤血，当务之急，当固气止血，以存正气。止涩之品，虽取效一时，不失为应急之举，心中应有数。辛智科临证应用健脾益气止血之剂，常用补中益气汤加减，止血常用生地炭、地榆炭、仙鹤草等，亦选用血肉有情之品如阿胶等，以达补气健脾、涩血固摄之功效。《傅青主女科》论补气固气之品时言："其最妙者，不去止血，而止血之味，含于补气之中也。"用药时应细心体会。

辛智科认为,大凡崩漏之病,致病因素多,当有虚实之分,血热血瘀之别,标本缓急之殊。赵养葵《邯郸遗稿》认为"崩漏有血虚、有惊忧、有怒气、有热搏、有劳伤"之分,临证应详辨细审,寻因求本。当今临证治疗,应借助现代医学诊断技术,明确诊断,区分病变性质,注意排除器质性和恶性病变,以便判断疾病轻重、缓急和预后,取长补短,为中医施治提供借鉴和帮助。着眼弄清病因,求之于本,综合施治。急则补气健脾止血为先,血止则补肾固本为主。

(五)清热化瘀,用药精巧

辛智科认为,崩漏病人,多因出血较多,热随血泄,气随血耗,虽见有热,多为虚热,切勿妄用清热凉血之品。临床常选用桑叶、生地炭等,既能滋肾之阴,又有收敛之妙。《本草经疏》云:"桑叶甘寒,甘所以益血,寒所以凉血。"正如《邯郸遗稿》所言:"凡治崩漏宜大补气血与养脾胃,微加镇逐心火之药以治之,补阴泻阳其患自愈矣。"勿犯"虚虚实实"之戒。

若血瘀引起崩漏,多时间长,瘀阻胞宫,血不归经,淋漓不断,并伴有血块,腹痛,舌紫黯。选用止血又能化瘀的药物,如大小蓟、蒲黄炭、三七等,但不宜用时太长,中病即止。止血尚易,消瘀甚难,化瘀宜缓。著名妇科专家朱小南善用少量熟地炭治崩漏,以达清热凉血、化瘀导滞之功,推陈出新,引血归经,能行能止,极有卓见,应予继承。

第七节 闭经的治疗经验

闭经是妇科常见病症,致病因素多,病机复杂,临证有原发性和继发性之分。治疗难度大,疗程长短不一,疗效差异相悬。辛智科长期致力于闭经的临床观察和研究,临证运用中医思维和方药予以调理治疗，取得较好的疗效，现将辛智科治疗闭经的经验总结如下。

一、重视脾胃，益气养血

月经为女性生理之特点，是生殖功能成熟的标志之一。《素问·上古天真论》曰："女子七岁，肾气盛，齿更发长；二七而天癸至，任脉通，太冲脉盛，月事以时下，故有子。"《妇人大全良方》指出："妇人以血为基本。"《妇科撮要》强调："夫经水阴血也，属冲任二脉主，上为乳汁，下为月水。"冲脉为十二经之海，胃为水谷之海，多气多血之腑，足阳明胃经与冲脉会于气街，故有"冲脉隶于阳明"之说。《素问·阳明别论》则说："二阳之病发心脾，有不得隐曲，女子不月。"《女科经纶》引张若水之说，指出："妇人经水与乳，俱由脾胃所生。"脾胃学家李东垣《兰室秘藏》更是强调："妇人脾胃之虚，或形羸气血俱虚，而致经水断绝不行。"可见脾胃对月经生成之重要。

辛智科承前人学术之精华，用之于临证实践，形成自己诊疗之特点。认为女子以血为本，脾胃为后天之本，气血化生之源，气机升降之枢。脾强胃健，运化有常，升降有序，益气生血，气血化生源源而来，濡养脏腑之经脉，下注冲任，血脉充盈，滋养胞宫，本固血充月经顺畅自通。若脾胃虚弱，运化无力，气血不足，血海空虚，易致闭经。闭经患者，临床常见头晕，精神差，疲乏无力，少气懒言，舌淡苔白，脉细弱，多为脾胃虚弱。辛智科治疗以健脾益气，补气生血，固护脾胃，养其生化之源为原则，选用补中益气汤、升阳益气汤、八珍汤、生脉散等方加减治疗。常加用焦三仙、鸡内金、莪术等药物，以达助脾胃，行消导，多进食，生气血之功用。血不能速生，补气自易生血。《景岳全书·妇人规》云："经血为水谷之精气，和调于五脏，洒陈于六腑，乃能入于脉也。"通过健脾胃，益气血，促进冲任精血逐渐充盈，滋养胞宫，以藏精血，修复于子宫内膜，使月经以时而下。

二、行气解郁，血和经行

《黄帝内经·举痛论》有"百病生于气"之说，所言之气，就是情志。人的情志活动变化，直接影响脏腑之气的升降出入，影响脏腑气血的正常运行，七情过激，会诱发多种疾病。女子性情温柔，性格多内向，易生气致烦。情绪波动，情志抑郁，肝气郁结，失之条达，气血不畅，影响冲任，月经闭塞，可谓"忧思过度则气结，气结则血亦结"（《女科经纶》）。女子保持心情舒畅，避免精神刺激，调整心态，善解忧愁，是保持经畅自行之关键。朱丹溪善治杂病，对妇科治疗亦独具特色，有"血气冲和，万病不生。一有怫郁，诸病生焉"之语。此说同样适于闭经之症。《傅青主女科》治闭经，从郁论治，为其独到之处。对年未老经水断者，指出："人以为血枯经闭也，谁知是心肝脾之气郁乎！使其血枯，安能久延于人世。医见其经水不行，妄谓之血枯耳，其实非血之枯，乃经之闭也。""治法必须散心肝脾之郁。而大补其肾水，仍大补其心肝脾之气，则精溢而经水自通矣。"疏肝理气，健脾养心，益气生血，补以通之，散以开之，相得益彰。常用益经汤、解郁汤等方。

辛智科治闭经，效法前贤理论与经验，又具创新之特点。对于平素多忧善怒，消极悲观，情绪低落，性格内向，精神萎靡的闭经者，尤重心理调适配合药物应用，疏肝解郁，理气和血，善用傅青主开郁汤和《和剂局方》逍遥丸加减。若肝郁气滞，肝火偏盛，心烦易怒，疏泄失常，气失调达，经闭不通，丹栀逍遥丸加减治之，清热凉肝，调气解郁，通其经血。常在理气解郁药中加入泽兰、益母草、丹参、莪术等活血养血祛瘀之品。在闭经病症中，郁为不可忽视之因，辨明病因后，应以开郁为先，常获良效。"疏肝之郁，宣肺之气，自然经血疏通。"（《萧山竹林寺妇科秘方考》）曾治一中年女子，因父去世，又家庭财产纠纷，悲伤恼怒交织，月经半年未潮，用逍遥散合四物汤加减，疏肝解郁养血，服用 20 余剂，月经复潮。

三、化痰祛湿，通调气血

闭经之症，治法多样，医家活血化瘀者多。然痰湿阻滞而致闭经，亦为多见，不可忽视。朱丹溪《局方发挥》有"调经不离痰，调经先调气"之说。《妇女切要》强调"肥人闭经，必是痰湿与膜膜壅滞之故"。辛智科治闭经，谨记经典论述，效法前人之法，融合创新于临证应用。辛智科认为，肥胖之人，多痰多湿，若恣食肥甘厚味，过食生冷水湿之物，居处潮湿之地，湿浊内生，气郁湿停，水湿不行，痰湿阻滞，血行不畅，易致津液代谢与脏腑机能失调。若痰湿之邪，下注阴器，占据血海，阻塞胞宫，冲任不利，经行受阻，易致闭经。常用二陈汤、傅青主温脐化湿汤加减，治以利湿化痰，通利气血，经水自调，临证常获良效。曾治一22岁青年学生，因肥胖体重，服用减肥药物后闭经半年，先服用多剂活血化瘀药物未效，后以二陈汤合五苓散合四物汤加减治疗，经血来潮。坚持服用月余，体重亦减，病家颇为高兴，治闭经又瘦身，一举两得。

四、经本于肾，补肾调经

《素问·上古天真论》载："二七而天癸至，任脉通，太冲脉盛，月事以时下，故有子。""七七任脉虚，太冲脉衰少，天癸竭，地道不通，故形坏而无子也。"马玄台注释《素问》时说："天癸者，阴精也。"天癸是指肾中精气充盛溢泻，阴阳调和，始有生殖之功能。天癸是影响人体生育的一种精微物质，是"肾主生殖"必不可少的物质基础。《傅青主女科》有"经本于肾"，"经水出诸肾"之名言。《医学正传·妇人科》曰："月经全借肾水施化，肾水既乏，则经血日以干涸而闭也。"肾藏精，精生髓，精血同源，互化互生，补肾生精以化血。《张氏医通》说："血之源头在乎肾，气之源头在乎脾。"所以肾气盛衰直接关乎血之成，关乎女子经水之疏泄。

辛智科治闭经，尤其是中年女子闭经。症见腰膝酸软，疲乏无力，尿频无力，性欲淡漠者，多以补肾入手，兼及它脏。常用《保命歌括》补肾地黄丸，《景岳全书》归肾丸以及八珍汤、六味地黄丸等方为基础，菟丝子、枸杞子、巴戟天、杜仲、淫羊藿、熟地等为常选之药，补肾生精，益血生血，助阳补阴，务求气血平和，血行自畅，不求速效，缓图其功，若大量用破血活血之品，反而促使精血乏源，适得其反。

五、着眼整体，审因论治

闭经是妇科常见病症，多种原因可引起，闭经是该病之主证，兼证却各不相同。治疗闭经，要抓主证，也要看兼证，既要看局部，更要重全身。由于致病因素，个体差异，环境和诊治情况等不同，同为闭经，治则相异。同病异证，同病异治在闭经治法中尤为重要。辛智科治闭经，强调从患者全身症状中搜找信息，着眼于人的整体，跳出闭经症状所限。曾治一患者，28 岁，闭经 3 月余，前医多为活血理气调经之药，药后经水未潮，其他全身症状亦未改善。辛智科详询病情后，得知患者平素有过敏性鼻炎，反复发作，就诊时又流清鼻涕，鼻不通气，咳嗽咽干，怕风怕冷。辨为肺气不宣，上下失和，经水不通。用柴胡桂枝汤、玉屏风散合辛夷散加减。患者服用 4 剂后月经来潮，所见全身症状随之减轻或消失。不唯活血行血，着眼整体调理，未治经血而经血自通。又一患者，45 岁，闭经半年。患口腔溃疡 4 年余，加重 1 年，时好时重，反复发作，疼痛难忍。辛智科辨为气阴两虚，升降失常，月经闭塞不通。用四物汤、升降散合补中益气汤加减，患者服用 6 剂时，月经来潮，口腔溃疡亦逐渐减轻而愈。辛智科强调中医整体观念、辨证施治不是空话和口号，应落实在诊疗全过程中，不被病名所惑。

第四章　经典验案

第一节　脾胃病

一、胃脘痛

医案1

胡某，女，66岁，2014年12月1日初诊。

胃脘胀痛月余。恶心，嗳气，打嗝，夜间口干，咯白痰，大便干，2~3d一行。舌黯红苔白腻，脉弦细。胃镜示：慢性萎缩性胃炎。

辨证：痰热互结，胃气上逆。

治法：清热化痰，和胃降逆。

处方：半夏12g，白术15g，竹茹15g，橘红12g，茯苓15g，枳实18g，大腹皮12g，厚朴15g，白芍15g，干姜10g，元胡15g，砂仁（后下）8g，木香6g，桔梗12g，薄荷6g，焦山楂15g，焦神曲15g，焦麦芽15g，甘草6g。

7剂，水煎服，每日早晚各1次。

二诊（2014年12月8日）：服药后恶心打嗝止，服药第3d胃胀痛症状减轻直至痛止，大便变软，每天解1次。腹凉，仍有胃胀感。继服上方加炒莱菔子20g。10剂，巩固疗效。

按语：本案为胃虚有热，胃气上逆所致。方用严用和的济生橘皮竹茹汤合二陈汤加减，清热、降逆、理气、和胃而获良效。

医案2

李某，男，49岁，2015年6月15日初诊。

胃脘及胁下痛胀，泛酸1周。现伴有口干口苦，偶有胃灼热感，大便溏稀，舌黯红苔白腻，脉沉细。胃镜示：反流性食管炎。

辨证：肝气郁结，横逆犯胃，胃气阻滞。

治法：疏肝解郁，理气止痛。

处方：柴胡12g，黄芩12g，半夏12g，党参20g，黄连3g，吴茱萸3g，延胡索15g，川楝子12g，厚朴15g，煅瓦楞子20g，佛手15g，川芎12g，大腹皮15g，干姜6g，白芍15g，炙甘草8g。

7剂，水煎服，每日早晚各1次。

二诊（2015年6月28日）：胃脘及胁下胀痛明显减轻，未再泛酸，仍有口干口苦，无食欲，大便不成形，每日1次。舌黯红苔腻，脉弦细。上方加焦三仙各15g。继服7剂，药后痛胀消失，泛酸已，食欲稍增。

按语：胃脘并胁下胀痛，肝气犯胃也。胃气本虚，复受制于肝气，故见便溏苔白。刘河间曰："酸者，肝木之味也，由火盛制金，不能平木，则肝木自甚，故为酸也。"此例肝气恣意而化火，则见泛酸、口苦、胃灼热、舌红诸症，加之脉象沉细，《症因脉治》有云"内伤胃脘痛之脉……气滞脉沉"，治以扶土抑木为纲。

肝和胃同属中焦，相互影响，肝气不畅，气机横逆，所犯脾胃则有泛酸一症，以小柴胡汤、金铃子散、左金丸合用加减，疏肝健脾同调则效佳。

医案3

张某，男，35岁，2015年9月6日初诊。

胃脘痛5d余。口干，腹胀，小便黄，大便成形，每日1次，疲乏无力，食欲差。舌淡红苔白，脉弦细。胃镜示：胃及十二指肠溃疡。检验示：总胆红素33.5μmol/L↑，间接胆红素26.1μmol/L↑，直接胆红素7.4μmol/L↑。

辨证：胆胃不和，疏泄不利。

治法：健脾利胆，疏泄退黄。

处方：党参20g，白术15g，茯苓15g，柴胡15g，白芍15g，半夏12g，陈皮12g，赤芍20g，茵陈20g，延胡索15g，郁金18g，川芎12g，黄芩12g，厚朴15g，焦三仙各15g，甘草6g。

7剂，水煎服，每日早晚各1次。

二诊（2015年9月13日）：药后疲乏好转，仍有口干口苦，腹胀减轻，胃脘痛止，食欲一般。舌淡红苔白微腻，脉弦细。处方：柴胡15g，黄芩12g，半夏12g，党参20g，赤芍20g，茵陈20g，金钱草15g，郁金12g，川芎12g，厚朴12g，焦三仙各15g，甘草6g。7剂。

三诊（2015年9月20日）：药后诸症有所缓解，现睡眠差，食欲渐增，大便偏干，每天1次，余无明显不适。舌淡红苔白，脉弦细。处方：党参20g，白术15g，茯苓15g，柴胡15g，白芍15g，枳实15g，陈皮12g，赤芍20g，茵陈20g，金钱草18g，郁金15g，川芎12g，黄芩12g，焦三仙各15g，甘草6g。7剂。

四诊（2015年9月27日）：腹胀痛未再发作，睡眠仍欠佳，大便畅，食欲一般，精神较前好转。舌淡苔白，脉细。检验报告示：总胆红素19.9μmol/L↑，直接胆红素5.8μmol/L↑，间接胆红素14.1μmol/L↑。在上方基础上加鸡内金12g，继服7剂后停药，以固疗效。

按语： 胃脘疼痛、腹胀乃肝胆疏泄不利，疲倦、纳呆、苔白皆是脾虚湿盛之症，口干溺黄乃胆热之象。《杂病源流犀烛》曰："有伤脾土，不能运化，脾土虚甚，湿热内郁，久而不泄……溺若姜黄耳，则是不可不辨者。"胆与胃同属中焦，胆主决断，胆腑郁热，胆汁排出不畅则影响脾胃运化吸收功能。以柴芍六君子汤加减，健脾利胆、疏肝退黄则事半功倍。

医案4

王某，男，44岁，2015年5月13日初诊。

胃痛4月。4月前因荨麻疹口服药物后出现胃痛，小腹痛，大便不成形，1次/d，晨起口苦，纳差，眠可。舌红胖大苔白，脉弦细。胃镜示：慢性浅表性胃炎。

辨证：脾胃气滞，痰热互结。

治法：行气和胃，宽胸止痛。

处方：半夏12g，栝楼20g，枳实15g，厚朴15g，桃仁15g，黄连3g，干姜8g，元胡15g，川楝子10g，陈皮12g，焦麦芽15g，白芍15g。

7剂，水煎服，每日早晚各1次。

二诊（2015年5月20日）：诸症减轻，大便基本成形。舌红苔白，脉弦。上方加甘松10g，焦神曲18g。14剂。

按语：本案为痰热互结心下，胃气不和，胃脘腹痛，以小陷胸汤合小承气汤加减，共奏清热、行气、散结、止痛之功而见效。

医案5

宋某，女，31岁，2015年6月17日初诊。

胃痛5年。胃痛、胃胀，食后痛减，遇冷或进食辛辣之品后加重，偶有泛酸，口苦，打嗝等，乏力，气短，纳可，大便干，3～4d一行。月经正常，白带色黄量多。舌淡苔白腻，脉弦细长。胃镜示：慢性浅表性胃炎伴胆汁反流。

辨证：脾虚气滞湿阻。

治法：健脾行气化湿。

处方：半夏12g，栝楼20g，枳实15g，黄连3g，党参20g，白术15g，茯苓15g，干姜6g，黄芪30g，厚朴12g，木香6g，香橼12g，焦三仙各15g。

7剂，水煎服，每日早晚各1次。

二诊（2015年6月24日）：诸症减轻，仍轻微乏力，偶有腹胀，多梦。上方加槟榔15g，桃仁15g，防风12g。7剂。

三诊（2015年7月1日）:诸症均缓解，继服上方7剂，治愈。

按语：胃脘胀痛，得食而减，乃为之虚。《景岳全书》有"得食稍可者虚，胀满畏食者实"之说。本案胃痛胀以补虚之四君子汤合小陷胸汤加减，健脾行气，祛湿化浊，气行痛止。

医案 6

车某，女，24 岁，2015 年 4 月 22 日初诊。

胃痛 1 月余。胃痛，食后缓解，疼痛随情绪变化而加重，胃灼热，嗳气，平素急躁易怒，食欲可，食量减少，乏力，头晕沉重，眠差多梦，大便干，1 次/d。经期伴随腹泻。腹部按之则舒，舌红苔白，脉弦细。

辨证：肝胃气滞，湿浊内蕴。

治法：健脾化湿，舒肝和胃。

处方：黄芪 30g，白术 15g，党参 20g，茯苓 15g，白芍 15g，柴胡 12g，黄芩 12g，川芎 12g，香橼 15g，木香 6g，元胡 15g，半夏 12g，枇杷叶 12g，干姜 6g，焦三仙各 15g。

7 剂，水煎服，每日早晚各 1 次。

二诊（2015 年 4 月 29 日）：胃痛明显减轻，仍胃灼热、嗳气，情绪转佳，食量尚未增加，头晕、失眠、乏力均缓解。在原方基础上加黄连 3g，栀子 12g，厚朴 12g。7 剂。

三诊（2015 年 5 月 12 日）：诸症缓解，食量增加，继服上方 7 剂。治愈。

按语：痛而喜按、食而痛减、倦而纳呆、经期而腹泻，脾虚也；躁而易怒、眩而不寐、舌红而便难，肝热也；脾虚则湿浊内生，肝热则郁热渐起。肝胃气滞，湿浊内蕴则肝胃不和，中焦气机失和。治当健脾化湿与疏肝理气同用。

医案 7

李某，男，50 岁，2015 年 5 月 20 日初诊。

胃痛 1 月余。胃痛，疼痛无规律，恶心，嗳气，腹凉，纳食减少，大便不成形，1 次/d，排便后腹部下坠感。上腹部有压痛。舌红苔白，脉弦细。

辨证：脾阳虚弱，中气下陷。

治法：健脾温阳，升清降浊。

处方：党参20g，白术15g，茯苓15g，黄芪30g，白芍15g，升麻6g，半夏12g，川芎12g，木香6g，元胡15g，大腹皮15g，枳壳12g，吴茱萸3g，小茴香8g，干姜6g，甘松10g，甘草8g。

7剂，水煎服，每日早晚各1次。

二诊（2015年5月27日）：患者胃痛明显减轻，恶心、嗳气缓解，大便成形，排便后仍有腹部下坠感，纳可。舌淡红苔白，脉弦细。在上方基础上加生薏苡仁30g，砂仁（后下）8g。10剂。

三诊（2015年6月3日）：服后患者上述症状均缓解，病愈。

按语：脾喜燥而恶湿，脾阳不足，中气下陷，则腹部下坠感，浊气上升，则嗳气、恶心，中焦气机不畅，不通则胃痛，治当以补中益气汤为主方加减，健运脾阳，升清降浊，加强脾胃运化之功。

医案8

潘某，女，63岁，2014年11月26日初诊。

胃脘痛6月余。胃脘痛，恶心，后背烧灼感，口腔溃疡，纳少，二便调，眠可，头晕。舌红苔白腻，脉弦细。"胆囊切除术后"1年。胃镜示：慢性萎缩性胃炎伴糜烂，胃多发息肉。

辨证：胆胃不和。

治法：清胆和胃。

处方：黄连3g，半夏12g，竹茹15g，白术15g，橘红15g，枳实15g，元胡15g，川楝子10g，沙参15g，麦冬15g，栀子10g，知母12g，甘草8g。

7剂，水煎服，每日早晚各1次。

二诊（2014年12月3日）：服药后胃脘痛、口腔溃疡缓解，仍有后背烧灼，并向四肢放射，食欲差，眠差。舌红苔白，脉弦细。党参20g，白术15g，茯苓15g，白芍15g，栀子12g，丹皮12g，焦三仙各15g，木瓜15g，柴胡15g，黄连3g，枳壳12g，厚朴12g，炙甘草8g，干姜6g，生山楂15g。7剂。

三诊（2015年1月14日）：背热，以夜晚甚，凌晨2时后减轻，腹胀，大便易溏稀。舌红苔白，脉弦细。桂枝10g，白芍15g，柴胡15g，黄芩12g，丹皮12g，大腹皮15g，茯苓15g，栀子10g，生牡蛎30g，荷叶12g，木瓜18g，伸筋草18g，甘草8g。7剂。

四诊（2015年1月28日）：服药后背热明显减轻，腹胀减轻，大便调。舌红苔白，脉弦细。桂枝10g，白芍15g，柴胡15g，黄芩12g，半夏12g，党参20g，白术15g，茯苓15g，元胡15g，川楝子10g，川芎12g，陈皮12g，焦麦芽15g。7剂。

按语： 诸症皆是胆热，首诊以黄连温胆汤和胃利胆，二诊以丹栀逍遥散加味以理气疏肝解郁、健脾和营。三诊余症渐退而背热为甚，子时乃胆经所主，少阳阳气初升，为阴中之阳也，子时过后背热减轻，乃有营卫失和之象，方以桂枝、白芍调和营卫，黄芩、丹皮、栀子清胆祛热，另用牡蛎坚阴和营、潜阳入阴。四诊热退而诸症向安，去牡蛎及清热之品，以疏肝理气、调营和卫而收功。

医案9

江某，女，38岁，2015年1月14日初诊。

胃痛半月。胃痛，进食之初有吞咽困难的表现，咽中如有异物，偶有胸口闷痛，口腔异味，咽痛，大便干，排出不爽，1次/d，纳差，眠可。舌红苔白腻，脉弦细。甘油三酯2.49mmol/L，低密度脂蛋白3.43mmol/L。胃镜示：慢性萎缩性胃炎伴胆汁反流。

辨证：脾胃湿热，气滞血瘀。

治法：健脾利湿，行气活血。

处方：半夏12g，枳实15g，厚朴15g，栝楼18g，细辛3g，黄连3g，桃仁15g，炒莱菔子30g，元胡15g，川楝子12g，熟地18g，川芎12g，木瓜18g，蝉蜕10g，乌贼骨30g。

7剂，水煎服，每日早晚各1次。

二诊（2015年1月28日）：服药后诸症减轻，但周身乏力，头晕沉重。党参20g，白术15g，茯苓15g，白芍15g，半夏12g，柴胡12g，元胡15g，川芎12g，木香6g，丹参15g，檀香6g，砂仁（后下）10g，徐长卿12g，吴茱萸3g，枇杷叶12g，柿蒂20g。

10 剂。

三诊（2015 年 2 月 11 日）：服药后诸症减轻，偶有胃脘隐痛，泛酸，胃灼热偶有发作。舌红苔白，脉弦细。上方去枇杷叶、柿蒂、徐长卿，加黄连 3g，乌贼骨 30g，煅瓦楞子 30g。7 剂。服药后诸症缓解。

按语：此案症状类似"梅核气"，乃因气滞湿阻，气机不利，故有吞咽困难及咽喉异物。《医宗金鉴》云："咽中如有炙脔，谓咽中有痰涎，如同炙肉，咯之不出，咽之不下者，即今之梅核气也。此病得之七情郁气，凝涎而生。"加之排便黏滞不爽，此皆湿热中阻、气滞血瘀作祟，方以半夏厚朴汤加用清利湿热、活血化瘀之品治疗，与证颇符。此案由湿热内盛，阻碍气机，进而由气及血渐进而来，用药进退有度，法度森严。该案病程较短，湿热壅滞，加之血脂偏高，亦是湿浊结聚的表现，治当清利湿热，活血行气。

二、呃逆

施某，女，44 岁，2015 年 8 月 17 日初诊。

打嗝近 1 周，频频发作，疲乏无力，大便干，胃灼热，腹凉，无泛酸，食欲可。舌淡红苔白微腻，舌下紫黯，脉弦细。胃镜示：反流性食管炎。

辨证：脾胃虚寒，胃气上逆。

治法：健脾益气，散寒降逆。

处方：党参 20g，白术 15g，白芍 15g，半夏 12g，陈皮 12g，柴胡 15g，枇杷叶 12g，柿蒂 18g，干姜 8g，砂仁（后下）10g，香附 12g，丁香 3g，桔梗 12g，炙甘草 6g。

7 剂，水煎服，每日早晚各 1 次。

二诊（2015 年 8 月 31 日）：药后打嗝次数减少，疲乏改善，因路途遥远，未再来就诊，停药 1 周，近日食后仍有呃逆，且咽部有堵塞感。舌淡苔白腻，脉弦细。处方：半夏 12g，厚朴 15g，苏梗 15g，柿蒂 15g，枇杷叶 12g，党参 20g，威灵仙 15g，香附 12g，枳壳12g，牛膝15g，升麻5g，生姜5g，丁香3g，白芍20g。7剂。

三诊（2015年9月27日）：药后呃止，咽部堵塞感减轻，自感气不足，余无不适。舌淡苔白，脉弦细。自行停药20余天，今顺路前来告知，询问是否再服药物。上方加黄芪30g，继服7剂，并嘱其应连续服药治疗，不应症减则停，以免影响疗效。

按语：《灵枢·口问》中论述："谷入于胃，胃气上注于肺。今有故寒气与新谷气，俱还入于胃，新故相乱，真邪相攻，气并相逆，复出于胃，故为哕。"呃逆而兼乏力、腹凉、便难、苔白，此皆脾胃虚寒之故也。《景岳全书·呃逆论治》云："凡中焦寒甚者，多有脾胃气虚而然，盖脾胃不虚则寒亦不甚，故治寒者，当以脾气为主。"此脾虚气逆之证，治以益气健脾，理气降逆，所用半夏、枇杷叶、柿蒂、丁香、香附、苏梗皆是降逆之要药。

此外，《素问·六微旨大论》中曰"升已而降，降者谓天；降已而升，升者谓地"，说明气机的升降既相互对立，又相互联系，既相互制约，又相互依赖，在一定程度上升降可以相互转化。因此在呃逆的治疗中不单理气降逆，少佐用一些桔梗、升麻这一类升提药物，更有利于气机的恢复。

三、腹泻

医案1

李某，女，65岁，2015年10月11日初诊。

腹泻便稀2月余。平素腹凉腹鸣，食瓜果生冷，遂即如厕，大便稀溏，每日3~4次，便无所苦，泻完即舒，疲乏无力，有时食之不慎，则暴泻如水。舌淡红苔白微腻，脉沉细。自服中西药稍有缓解，但久不能愈。

辨证：脾胃阳虚，命门火衰。

治法：健脾益气，实肠止泻。

处方：党参20g，白术15g，茯苓20g，白芍15g，半夏12g，陈皮12g，柴胡12g，干姜10g，芡实15g，山药20g，小茴香8g，黄连 5g，吴茱萸 3g，大腹皮 12g，桂枝 12g，川椒 5g。

12 剂，水煎服，每日早晚各 1 次。

二诊（2015 年 10 月 24 日）：药后大便溏软，腹鸣止，大便每天 2~3 次，精神好转。舌淡苔白腻，脉沉细。在上方基础上加石榴皮 10g，焦神曲 15g。继服 12 剂。汤剂服完后大便基本成形，偏软，每日 1~2 次。嘱其再服参苓白术片 1 月，以善其后。

按语：方中亮点在黄连之运用，意在燥湿而又制约诸药温燥而变生他症。本方善抓主要矛盾脾虚，重在治本健脾，而又兼顾理气化湿，标本同治，主次分明，共达速效。本案值得称赞的是临证谨记"闭门留寇"之戒，师古而不泥，灵活用之，本例一诊舌苔腻，便次频，湿邪内蕴，方中无一味涩肠之药，二诊湿邪驱之大半，酌加石榴皮巩固疗效，后以参苓白术片固本收效，实乃良方。

本类患者在夏月季节较为多见，多发病于夏秋交界之际，因过食寒凉，暴泻不止，用药后纵使腹泻次数减少，但仍旧大便不成形，迁延难愈，是脾肾阳虚所致，治疗健脾化湿、温阳止泻。

医案 2

车某，女，37 岁，2018 年 4 月 8 日初诊。

脐周疼痛伴腹泻 2 周。脐周疼痛，腹泻，怕冷，疲乏，眠差，大便 5 次/d，呈糊状，偶有黏液脓血便。肠镜提示：溃疡性结肠炎。舌红苔黄腻，脉弦细。

辨证：脾虚湿盛，瘀血阻络。

治法：健脾化湿，理气行血。

处方：当归 12g，熟地 15g，川芎 12g，白芍 15g，黄芪 30g，马齿苋 15g，白术 15g，茯苓 15g，山药 15g，金樱子 15g，陈皮 12g，小茴香 8g，木香 6g，大腹皮 12g，香橼 12g，炙甘草 8g。

7 剂，水煎服，每日早晚各 1 次。

二诊（2018 年 4 月 15 日）：诸症减轻，脐周疼痛缓解，大便 1 次/d，不成形。遂在上方基础上加肉桂 3g。7 剂。

三诊（2018 年 4 月 22 日）：腹痛缓解，大便 1 次/d，基本成形，无黏液脓血。此后患者间断服用该处方。坚持口服西药"美沙拉嗪"，病情稳定，未进展至活动期。

按语：上方乃四物汤、黄芪当归汤、异功散化裁而成，全方益气健脾，气血同调固本，祛邪化湿治标，辨证准确，主次有序，扶正为主。溃疡性结肠炎属于中医"痢疾"范畴，泄泻与痢疾治法迥异，泄泻重在治气，而痢疾以理血为要，然临床亦有异病同治，本证权衡标本，治气与理血同施，兼而化湿。诸药合用共奏健脾化湿，理气行血之效。

医案3

杨某，男，21岁，2015年5月13日初诊。

大便不成形9月。因过食寒凉之品后出现大便稀溏，经医治仍大便不成形，1~3次/d，伴腹胀，自觉上午口鼻气燥热，面灼热感。舌体胖大边有齿痕，舌质黯苔薄白，脉弦细。

辨证：脾虚气滞，湿浊内蕴。

治法：健脾行气，化湿止泻。

处方：柴胡12g，黄芩12g，桂枝12g，白芍15g，半夏12g，党参20g，厚朴15g，砂仁（后下）8g，苍术12g，木香6g，山药15g，炙甘草8g。

7剂，水煎服，每日早晚各1次。

二诊（2015年5月13日）：大便成形，1次/d，腹胀缓解，口鼻气燥、面灼热均有所减轻。病情好转，继用原方7剂。

三诊（2015年5月20日）：大便成形，口鼻燥热、颜面灼热均缓解，疾病治愈。

按语：临证常是虚实错杂，单纯虚证或实证相对少见，因此泄泻病之脾虚气滞湿阻证所见甚多，脾虚乃病之根本，气滞湿阻则为疾之标，治疗当健脾治本为主，化湿行气为辅，健脾则湿气自化，化湿可使脾运畅达，二者兼顾，则疾病向愈。病程日久，湿浊内蕴郁久化热可见口鼻气燥热，面灼热感，柴胡透解邪热，疏达经气，黄芩清泄邪热。

四、便秘

医案 1

张某，女，46 岁，2016 年 3 月 14 日初诊。

大便干结 4 年余。平时大便 3~5d 一行，燥如羊屎，腹胀，无便意，大便无力，怕冷，近 2 年来每次大便用开塞露，不用无法便出，小腹时有不舒。舌淡苔白微腻，脉弦细。

辨证：脾肾阳虚，运化无力。

治法：温阳通便，益气润肠。

处方：生地 30g，生白术 50g，枳实 20g，厚朴 15g，栝楼 30g，桃仁 15g，麻子仁 30g，炒莱菔子 30g，当归 15g，肉苁蓉 15g，牛膝 15g，桔梗 15g，大黄（后下）5g，甘草 5g。

7 剂，水煎服，每日早晚各 1 次。

二诊（2016 年 3 月 21 日）：药后有便意，未用开塞露，但大便量少，有便不尽感，便时等待时间长，服用期间大便 2 次。舌脉如前，嘱其再服 7 剂。

三诊（2016 年 3 月 28 日）：大便不再干结，成形偏软，1~2d 大便 1 次，腹胀止。舌淡苔白，脉弦细。上方去大黄、桔梗，加柏子仁 20g，枳壳 12g。7 剂。

按语：本方运用厚朴枳实白术甘草汤合白术生地汤加减，健脾补气，生津润燥，消积通便。

医案 2

张某，女，22 岁，2014 年 11 月 5 日初诊。

间断便秘 10 余年。大便排便困难，3d 一行，手心热，面部痤疮，夜休差，多梦。无口干、口苦等症。舌淡苔白，脉沉细。

辨证：肝脾不和，血虚便秘。

治法：调和肝脾，润肠活血。

处方：当归四逆散加减。

柴胡 12g，白芍 15g，枳实 12g，当归 15g，紫花地丁 15g，丹皮

12g，浙贝母 12g，茯苓 15g，生薏苡仁 30g，甘草 8g。

7 剂，水煎服，每日早晚各 1 次。

二诊（2014 年 11 月 12 日）：服药后大便 1 次/d，排出顺畅，且服药后即如厕，腹胀，面部痤疮，夜休多梦，纳可。舌淡苔白，脉弦。处方：柴胡 12g，白芍 15g，白芷 12g，丹皮 12g，桑白皮 15g，紫花地丁 15g，夏枯草 15g，连翘 15g，玄参 15g，浙贝母 12g，茯苓 15g，生薏苡仁 30g，甘草 8g。7 剂。

三诊（2014 年 11 月 26 日）：服药后腹胀好转，大便 1 次/d，排出顺畅，面部痤疮减轻，夜休多梦减轻。舌红少苔，脉弦细。上方加野菊花 10g，7 剂。疾病痊愈。

按语：便秘与痤疮往往同时发病，便秘日久，则腹气不通，大肠与肺相表里，肺又合皮毛，则痤疮而发，在颜面、前胸后背处多见。该案还有睡眠障碍、肝脾不和的表现，故用四逆散调和肝脾，活血通便。大便通则痤疮自会减轻，再少佐清热解毒之品，既疏通腑气，祛除热毒来源，清局部热毒消疮止痛。所以二者相互关联，从源头治疗，治病求本，痤疮自消。

医案 3

胡某，女，77 岁，2016 年 3 月 9 日初诊。

便秘 20 年，结肠肿瘤术后 7 年。便秘 20 年，大便 3～6d 一行，需用通便药排便。2008 年检查发现降结肠癌，行手术治疗。术后化疗 1 个疗程，2012 年复查肠镜未见异常。目前仍便秘，口服"肠清颗粒"排便，大便 2～3d 一行，质干，伴胸闷、气短，纳差，小便黄。舌体胖大，舌质红，苔白滑，脉弦。

辨证：脾虚气滞，胃阴不足。

治法：健脾行气，养阴通便。

处方：柴胡 15g，白芍 15g，枳实 18g，栝楼 20g，熟地 18g，当归 12g，槟榔 15g，桃仁 15g，炒莱菔子 20g，麦冬 15g，麻子仁 20g，沙参 20g，炒酸枣仁 20g。

7 剂，水煎服，每日早晚各 1 次。

二诊（2016年3月16日）：大便2d一行，质软，胸闷、气短减轻，纳食改善。继服上方，7剂。

三诊（2016年3月23日）：大便1~2d一行，质软，无其他不适，病愈。

按语： 方以四逆散合理气消胀及养阴润肠通便之药而成。本证病机乃脾虚气滞，运化失职，津液布散不及，津亏肠燥，糟粕难以下行，故成便秘。柴胡、枳实升降相因，使得气机畅达，升清降浊有序；白芍养血柔肝，条达肝气，以助行气；枳实、莱菔子、槟榔理气健脾、破气消积；熟地、北沙参、麦冬养阴润肠，乃"增液行舟"耳；栝楼、桃仁、当归、麻子仁润肠通便，还可补血活血。诸药合用，共达健脾行气，养阴通便之功。

医案4

任某，男，52岁，2016年1月6日初诊。

大便不畅3年余。大便不畅，排出困难，3~5d一行，质不干，疲乏无力，注意力不集中，畏寒肢冷，小便清长，阳痿早泄，夜休欠佳，纳差，偏食，嗳气，腹胀，消瘦，面色㿠白。舌质淡胖，苔白，脉沉细。

辨证：脾肾阳虚，运化无力。

治法：健脾温肾，润肠通便。

处方：黄芪30g，党参20g，太子参15g，白术15g，白芍15g，茯苓15g，苍术12g，厚朴15g，柴胡12g，陈皮12g，槟榔12g，羌活12g，当归12g，淫羊藿12g，肉苁蓉15g，牛膝12g，炙甘草6g。

7剂，水煎服，每日早晚各1次。

二诊（2016年1月13日）：大便排出较前顺畅，畏寒肢冷减轻，阳痿早泄好转，疲乏无力、注意力不集中基本缓解，腹胀减轻。仍有纳差、嗳气、夜休欠佳的表现。在原方基础上加炒麦芽15g，木香10g，酸枣仁20g。7剂。

三诊（2016年1月20日）：大便排出顺畅，1次/d，畏寒、阳痿、疲乏、腹胀均缓解，纳食改善，嗳气减轻，夜休改善。面色萎黄，体重增加 1kg，继服原方 7 剂巩固疗效。

四诊（2016 年 1 月 27 日）：大便正常，未诉明显不适，精神明显转佳，面色红润，体重增加 2kg，能参加多种体育活动而不觉疲乏。病愈。

按语： 便秘当分虚秘与实秘。虚秘以补虚为治则，以滋补脾肾之阳为法组方，共奏健脾温肾，润肠通便之功。脾、肾为先后天之本，脾运化水谷精微，有赖于肾阳的温煦推动，而肾所藏之精，需得脾的运化方可敷布全身，二者相辅相成。脾肾之阳亏虚，无以储藏、运化水谷精微，而糟粕不能下输大肠而出。患者表现为大便不干但排出困难，腹中冷痛，伴见乏力神疲、畏寒肢冷、腰酸困痛、小便清长等症。多见于年老体弱，活动量少，饮食结构单一的患者。通过补脾肾之阳，健运先后天之本，发挥人体阳气温煦推动的作用，促进肠道蠕动而使便秘缓解。

五、痞满

医案 1

冯某，男，25 岁，2014 年 11 月 5 日初诊。

患者于 7 月前因饮食不规律出现胃脘胀满不适。查胃镜示：①十二指肠球部溃疡；②慢性糜烂性胃炎。病理示：（胃窦）黏膜中度慢性炎，轻度萎缩，轻度肠化。口服"兰索拉唑、康复新液"后症状稍有减轻，于 5 月前病情反复，伴胸骨后及胃脘部顶胀不适、稀便，1 次/d，时有嗳气。遂就诊于我院门诊口服中药后病情好转。近 1 周上述症状再次发作，偶有饭后咽部异物感，嗳气，怕冷，腹凉，纳可，二便调，夜休可。舌淡苔白腻，脉弦细。复查胃镜示：慢性浅表 - 萎缩性胃炎。病理示：（幽门口）黏膜慢性中度炎，轻度萎缩，轻度肠化，部分腺体不典型增生。

辨证：脾虚气滞，寒湿中阻。

治法：健脾益气，温中化湿。

处方：党参 20g，白术 15g，黄芪 30g，白芍 15g，半夏 12g，厚朴 12g，柿蒂 18g，枇杷叶 12g，干姜 8g，砂仁 8g，陈皮 12g，茯苓 15g。

7 剂，水煎服，每日早晚各 1 次。

二诊（2014 年 11 月 12 日）：服药后胃脘顶胀明显减轻，偶有胃脘隐隐作痛，偶有胃灼热，腹凉缓解，大便不成形，1 次/d，小便调，纳可，夜休可。舌红苔白腻，脉沉细。党参 20g，白术 15g，黄芪 30g，白芍 15g，元胡 12g，川楝子 10g，丹参 15g，山药 20g，大腹皮 12g，半夏 10g，砂仁（后下）8g，焦山楂 12g。12 剂。

三诊（2014 年 11 月 26 日）：上症均基本缓解，大便偶有成形，1 次/d。舌淡苔白腻，脉沉细。党参 20g，白术 15g，黄芪 30g，白芍 15g，半夏 12g，陈皮 12g，升麻 8g，柴胡 12g，山药 20g，干姜 8g，芡实 15g，生薏苡仁 30g，焦三仙各 15g。12 剂。疾病痊愈，症状未再反复，一年后复查胃镜提示慢性浅表性胃炎，病理提示炎症较前减轻。

按语： 患者 25 岁就发生萎缩性胃炎、肠化，且部分黏膜为不典型增生，这种情况比较少见，与长期进食不规律有关。中医辨证为脾虚气滞、寒湿中阻证，首诊即用六君子汤为主方即见疗效，此后根据其兼证不同，酌加行气止痛、化湿止泻之品，疗效显著。1 年后复查胃镜提示炎症较前减轻。说明无论萎缩、肠化或不典型增生这些在西医看来通常发生于中老年患者且难以治愈的情况，只要中医辨证准确，治疗及时，患者配合改变不良生活习惯，治愈的可能还是很大的。

医案 2

王某，女，64 岁，2013 年 9 月 4 日初诊。

胃胀，反酸 1 年余。胃胀，泛酸，口干，自觉上半身发热，双足发凉，不易入睡，纳可，大便不成形，1 次/d，小便调。舌红少苔，脉弦细。"慢性中耳炎"病史 30 年。

辨证：胃阴不足，胃虚有热。

治法：养阴和胃，清热降逆。

处方：黄连3g，半夏12g，竹茹15g，橘红15g，麦冬15g，黄精15g，玉竹10g，吴茱萸3g，白芍15g，天花粉15g，葛根20g，知母12g。

7剂，水煎服，每日早晚各1次。

二诊（2013年9月11日）：服药后胃胀、泛酸均缓解，口干，咽干，小便气味腥臭。余症状同前。舌红少苔，脉弦细。上方加沙参15g。7剂。

三诊（2013年9月25日）：上半身发热缓解，余症状同前。舌淡苔白，脉弦细。上方加天冬15g，生石膏30g，知母12g，14剂。服药后所有症状均缓解，疾病痊愈。

四诊（2014年12月3日）：患者再次出现口干，泛酸症状，伴嗳气，咽痛，眠差，二便调。舌黯红苔薄白，脉细。1月前在解放军某医院做自身抗体检查提示：抗SSA抗体（+），抗Ro52抗体（+），抗SSB抗体（++）均阳性，诊断为干燥综合征。症见口干，胃胀，泛酸，嗳气，眠差，舌红少苔，唇干，脉弦细。桂枝12g，白芍15g，麦冬15g，知母12g，生石膏30g，女贞子12g，茜草12g，天冬15g，天花粉18g，石斛12g，生牡蛎30g，生龙骨30g，玉竹10g，甘草8g，10剂。服药后症状明显减轻。

按语： 干燥综合征属于免疫系统疾病，以口干、唇干、阴道等黏膜干涩难忍为主要表现，这些患者常常连眼泪都流不出来，唇腺活检可协助诊断。不难想到各种黏膜都呈现干燥的状态，那么胃肠道黏膜干涩就不难解释，胃镜检查中也很容易发现这类患者胃肠道中胃液和肠液是非常少的，甚至胃底黏液湖中完全没有胃液的残留。这类患者舌苔便是明显的阴虚表现，经过养阴的方法才能达到一定疗效。重者一定要合并应用西药才可。该患者首诊通过养阴益胃后症状缓解，第二年症状再发再来就诊时西医诊断为干燥综合征，用养阴益胃药后症状再次有所缓解。由此可见，中医西医的诊断治疗中有相通之处，本着辨证论治的原则，必能取得良好的疗效。

医案 3

赵某，女，27 岁，2015 年 1 月 7 日初诊。

胃胀、打嗝 5 年余。胃胀，嗳气，偶有泛酸，胸闷，大便干燥，1 次/d，小便调，纳可，眠可。舌淡苔白，脉弦细。

辨证：脾虚湿盛，气滞不畅。

治法：健脾化湿，行气通便。

处方：半夏 12g，栝楼 18g，枳实 15g，桃仁 15g，当归 12g，小茴香 8g，枇杷叶 12g，柿蒂 18g，香附 12g，厚朴 15g，大腹皮 15g，茯苓 15g，甘草 8g。

7 剂，水煎服，每日早晚各 1 次。

二诊（2015 年 1 月 14 日）：嗳气，泛酸，腹胀减轻，大便调，肠鸣。舌淡苔白，脉沉细。党参 20g，白术 15g，茯苓 15g，半夏 12g，陈皮 12g，香橼 12g，柴胡 15g，乌贼骨 30g，枇杷叶 12g，大腹皮 12g，厚朴 12g，干姜 6g，砂仁（后下）8g，木香 6g，炙甘草 8g，大枣 3 枚。7 剂。基本痊愈。

按语：以上二案均为胃胀嗳气为主证，但兼证、辨证、治法、处方均完全不同。前者辨证为实证、热证，伴痰热扰心，选用橘皮竹茹汤加龙骨牡蛎汤。后者用小陷胸汤合桃核承气汤加减。

医案 4

刘某，女，25 岁，2016 年 3 月 2 日初诊。

口干欲饮 2 年。患者于 2 年前诊断为"慢性胃炎"后出现口干欲饮，逐渐加重。现仍口干欲饮，泛酸，食后腹胀，纳差，双胁肋疼痛，头后项部疼痛，久坐后小腿麻木感，情绪烦躁易怒，二便调，夜休可。月经推迟半月。可见口唇干燥，舌体胖大，舌质淡嫩，边有齿痕，苔薄白，脉弦细。

辨证：肝郁脾虚，胃阴不足。

治法：疏肝理气，健脾和胃。

处方：柴胡 12g，黄芩 12g，半夏 12g，葛根 30g，黄连 3g，吴茱萸 3g，大腹皮 15g，厚朴 12g，天花粉 18g，生地 15g，石斛 12g，玉竹6g，乌梅15g，山萸肉15g。

7剂，水煎服，每日早晚各1次。

二诊（2016年3月16日）：患者于3月10日来月经，并且未使用黄体酮。口渴减轻，右胁肋刺痛及头痛均减轻，腹胀缓解，纳可，二便调。在原方基础上加益智仁15g，夏枯草15g。7剂。

按语：胃痞是脾胃常见疾病之一，合并月经不调，本案均责之于肝气不舒所致，气滞则月经不调，肝气不舒，横逆犯胃，肝脾不调所致胃脘痞满，食后腹胀，纳差，胁痛等症，疏肝健脾使疾病自除。女子以肝、脾为后天之本，气血通畅，治疗上应注重疏肝理气，气畅则血行，血行则脾健，二者相辅相成。

医案5

骆某，女，46岁，2016年3月23日初诊。

腹胀5年余。每于行经腹胀，伴四肢酸困乏力，双目干涩，月经量大，二便调。现为行经第2d。舌淡苔白，脉沉细无力。

辨证：肝肾不足，脾虚气滞。

治法：健脾行气，调补肝肾。

处方：黄芪30g，太子参15g，白术15g，茯苓15g，白芍15g，升麻8g，大腹皮15g，艾叶炭10g，仙鹤草18g，香附12g，地榆炭15g，山萸肉15g，杜仲炭15g。

12剂，水煎服，每日早晚各1次。

二诊（2016年3月23日）：腹胀、四肢酸困减轻，月经量减少，但生气后诸症加重，自觉腹胀与情绪波动关系密切，仍双目干涩。舌淡苔白，脉沉细。黄芪30g，党参20g，白术15g，茯苓18g，柴胡12g，香附12g，白芍15g，川芎12g，郁金15g，佛手12g，枳壳12g，木香6g，焦三仙各15g，木瓜18g。7剂。

三诊（2016年4月6日）：服药后诸症减轻，偶有嗳气，矢气多，痰多，色白夹黑，大便干，1次/d，疲乏无力。舌黯红苔厚腻，脉沉细。予二陈汤合旋覆代赭汤加减，7剂。服药后诸症缓解，未诉不适，情绪改善，基本治愈。

按语：女子以肝为后天气机调理的根本，是经带胎产得以正常的基础。该患者明显表现为腹胀与月经、情绪的紧密关系，以此在健脾理气的基础上加大疏肝解郁的力度是治疗该病例的关键。在首诊健脾益气见效之后，二诊紧随越鞠丸疏肝行气，使肝气顺、脾气健，则腹胀自消。三诊时患者仅表现为胃气上逆、脾虚湿盛之症，故改用二陈汤健脾化痰，旋覆代赭汤降逆和胃。辛智科在治疗该类疾病时注重疏肝健脾化痰之法，标本兼顾，顺应疾病的发展规律，及时阻止疾病的转归，方随法出，法随证立。

医案6

石某，女，49 岁，2016 年 9 月 7 日初诊。

嗳气 1 年余，偶泛酸，纳可，大便稀溏，3 次/d，小便调。舌淡苔白腻，脉弦细。

辨证：脾虚湿盛，胃气上逆。

治法：健脾化湿，降逆和胃。

处方：党参20g，白术15g，茯苓15g，半夏12g，陈皮12g，柴胡15g，白芍15g，鸡内金15g，郁金15g，元胡15g，川楝子12g，芡实10g，白蔻仁10g，焦三仙各15g。

7 剂，水煎服，每日早晚各 1 次。

二诊（2016 年 9 月 14 日）：嗳气、泛酸基本缓解，右胁下隐痛，恶心，大便成形，1 次/d。舌淡苔白，脉沉细弦。柴胡15g，黄芩12g，半夏12g，郁金15g，金钱草20g，元胡15g，川楝子12g，枳实15g，陈皮12g，鸡内金15g，川芎12g，木香6g，白芍15g。7 剂。

三诊（2016 年 9 月 21 日）：服药后诸症缓解，未诉明显不适，舌淡苔白，脉沉细。效不更方，继服上方7剂，基本治愈。

按语：脾胃位于中焦，脾宜升则健，胃宜降则和，是调畅人体一身气机的枢纽。胃气不降表现为嗳气、恶心、呕吐等胃气上逆的情况，而胃气不降应为标实，本虚实为脾虚，故治疗时健脾益气以固本，降逆和胃以治标。首诊以六君子汤合金铃子散加减健脾益气，行气降逆和胃。二诊表现为右胁下隐痛，恶心的肝胃失和证，重在调和肝脾，行气和胃。三诊以巩固疗效为用。仅二诊即治愈胃气上逆之证，纵观二方，未用大剂降逆重镇之品，而重在健脾益气为本，疏肝理气、调畅气机为标，气机调畅则胃气自降，潜方用药之妙可见一斑。

六、嘈杂

医案1

王某，男，43岁，2014年11月12日初诊。

间断胃灼热半年。半年来无明显诱因出现胃灼热，上腹部烧灼不适感，时作时止，伴口干、口臭、嗳气等症，纳可，二便调，夜休可。舌红苔白，脉沉细。

辨证：脾胃湿热，气机不畅。

治法：清热利湿，和胃降气。

处方：柴胡12g，黄芩12g，半夏12g，黄连3g，栀子12g，枇杷叶12g，柿蒂18g，枳实15g，薏苡仁30g，玉竹10g。

7剂，水煎服，每日早晚各1次。

二诊（2014年11月26日）：服药后胃灼热症状明显减轻，仍有口干、口臭、嗳气等症。舌红苔花剥，脉细。上方去枇杷叶、柿蒂、枳实、薏苡仁，加沙参18g，石斛12g，麦冬15g，佩兰12g，白芍15g。7剂。

三诊（2014年12月3日）：诸症减轻，胃灼热、口臭症状明显减轻，不泛酸，不嗳气，舌红苔花剥，脉沉细。柴胡12g，黄芩12g，栀子12g，蒲公英15g，薄荷6g，茯苓15g，黄连3g，白术15g，焦麦芽15g，白芍12g，竹茹15g。7剂。疾病痊愈。

按语： 胃灼热西医认为是胃酸分泌过多所致，中医多从火热、湿热、肝火论治。初诊仿小柴胡汤意，去碍胃之参、草、姜、枣，加栀子、黄连清泄肝、胃之火，枇杷叶、柿蒂、枳实降胃气，使热随气降。二诊口干、口臭未除，苔已花剥，恐火热阴伤，去苦燥之品,加沙参、石斛、麦冬、白芍滋阴润燥,佩兰化湿。三诊诸症均减,仍予前方化裁清热化湿,兼以健脾消食而收功。临床上此种情况比较多见,利湿与养阴常常相互矛盾,利湿太过,难免伤阴,养阴太足又难免加重湿邪内生,所以权衡利弊,调和阴阳才能阴平阳秘,疾病治愈。

医案2

杨某,女,71岁,2015年1月28日初诊。

胃灼热1月余。胃灼热,打嗝,口干,口黏腻不爽,胃脘轻度不适,舌尖辛辣感,纳可,大便排便后腹痛,眠差,多梦易醒。舌红苔白腻,脉弦细。胃镜示:慢性浅表性胃炎。2013年6月查肠镜示:结肠炎。

辨证:脾虚湿盛,腑气不通。

治法:健脾化湿,行气止痛。

处方:半夏12g,橘红15g,白术15g,茯苓15g,黄连3g,栀子12g,蝉蜕10g,地肤子15g,白芍15g,大腹皮15g,竹茹15g,黄芩12g,干姜6g,升麻6g,枇杷叶12g,木香6g。

7剂,水煎服,每日早晚各1次。

二诊(2015年2月4日):服药后诸症好转。咽部干燥发痒,大便时干时稀,排便后腹痛,肠鸣辘辘,眠差,易醒,入睡困难。舌红苔白腻,脉弦细。上方加枇杷叶15g,芡实15g,佛手12g,元胡15g,香附12g。7剂。

三诊(2015年2月11日):服药后诸症减轻,偶有胃灼热,肠鸣。舌红苔白,脉弦。半夏12g,黄连3g,黄芩12g,吴茱萸3g,柿蒂20g,竹茹15g,枇杷叶12g,栀子12g,元胡15g,川芎12g,川楝子12g,小茴香8g,茯苓15g,升麻8g,白芍15g,干姜8g,炙甘草8g。10剂。

四诊(2015年3月4日):服药后诸症减轻,偶有胃灼热,嗳气。舌淡红苔薄白,脉沉细。蒲公英15g,薄荷8g,大腹皮15g。7剂。此后病情缓解,疾病痊愈。

按语： 脾喜燥而恶湿，脾虚湿盛的症状表现多种多样。该案胃灼热为主，并见打嗝、口黏腻等，结合舌脉辨证。治当健脾化湿，行气止痛，腑气得通腹痛自止，湿浊得化，胃灼热等症自会消除。

七、口臭

医案 1

田某，女，36 岁，2014 年 11 月 12 日初诊。

口臭 1 年。口臭、口干，舌痛，喉中如有异物阻塞，偶有嗳气，纳差，二便调，眠可。舌红苔白腻，脉弦细。

辨证：肝郁脾虚，湿热中阻。

治法：舒肝健脾，清热利湿。

处方：半夏 12g，厚朴 15g，苏叶 10g，薄荷 8g，枇杷叶 12g，香附 12g，川芎 12g，柴胡 12g，黄芩 12g，柿蒂 15g，砂仁 8g，草豆蔻 12g，焦三仙各 15g，鸡内金 12g。

12 剂，水煎服，每日早晚各 1 次。

二诊（2014 年 11 月 26 日）：口臭、口干均减轻，舌痛缓解，晨起胸骨后不适，偶有嗳气，手干涩。舌红苔白腻，脉弦细。上方加黄连 3g。12 剂。疾病痊愈。

按语： 口臭一症临床十分多见，而且在多种疾病中都有体现，抓住疾病的根本，从病因入手就显得尤为重要。该案是肝郁脾虚，肝气郁滞，横逆犯脾，使脾主运化受损，脾不运化，胃不受纳，日久湿浊中阻而发口臭。口臭一症必有湿热，但从临床看单纯的清热利湿往往达不到治疗的目的，或者停药即病情反复。从本案看，疾病的根本病因是肝郁脾虚，疏肝健脾才是治疗原则。方选柴胡疏肝散合半夏厚朴汤加减疗效显著。

医案 2

张某，男，40 岁，2015 年 3 月 11 日初诊。

口臭半年。口臭、口干，乏力，口腔溃疡，胃脘烧灼感，纳可，眠可，二便调。舌红苔薄，脉弦。

辨证：阴虚火旺。

治法：滋阴清热。

处方：生地 15g，麦冬 15g，黄芩 12g，柴胡 12g，生薏苡仁 30g，黄柏 12g，知母 12g，薄荷 8g，栀子 12g，蒲公英 18g，玉竹 8g，甘草 8g。

7 剂，水煎服，每日早晚各 1 次。

二诊（2015 年 3 月 18 日）：诸症减轻，口疮愈合。舌红苔薄，脉弦。上方加荷叶 12g。7 剂。基本痊愈。

按语：口臭多因内热为患，分实证和虚证，实证以湿热为主，虚证多见阴虚内热。本案为阴虚火旺，虚火上炎所致，当以滋阴清热泻火。

八、胁痛

医案1

刘某，女，28 岁，2014 年 11 月 26 日初诊。

左侧肋骨下缘疼痛 4d。患者左侧肋骨下缘疼痛，腹痛，口臭，纳可，二便调，眠可。舌淡苔白，脉弦细。产后 3 月，查腹部 B 超提示：脾大，肝胆胰未见明显异常。产后曾一度出现白细胞减少，目前已正常。

辨证：肝郁脾虚，气虚血瘀。

治法：舒肝健脾，行气活血。

处方：柴胡 12g，黄芩 12g，香附 12g，川芎 12g，白术 15g，白芍 15g，元胡 15g，川楝子 12g，薄荷（后下）6g，大腹皮 12g，丁香 3g，半夏 12g，枇杷叶 12g，甘草 8g。

7 剂，水煎服，每日早晚各 1 次。

疾病痊愈。

按语：患者胁痛是产后 3 个月内发生的，这个时候体质尚虚弱，气血容易亏虚，因为产后激素水平的调整情绪容易波动，更有甚者可以出现产后抑郁症。胁痛病症，疏肝利胆为其治也。在疏肝解郁的基础上行气活血止痛，疗效甚佳。

医案 2

李某，女，68 岁，2014 年 10 月 12 日初诊。

间断右胁下痛 30 年。36 岁时行胆囊切除术，术后间断出现右胁下痛，食后胃脘胀满，泛酸，大便成形不畅，1 次/d。舌淡红苔白，脉弦细。

辨证：胆胃不和。

治法：清胆和胃。

处方：半夏 12g，枳实 15g，厚朴 15g，栝楼 20g，黄连 3g，吴茱萸 3g，元胡 15g，白芍 15g，煅瓦楞子 20g，大腹皮 12g，党参 20g，黄芪 30g，金钱草 15g，白术 15g，柴胡 15g，砂仁（后下）8g，川楝子 10g，甘草 6g。

7 剂，水煎服，每日早晚各 1 次。

二诊（2014 年 12 月 10 日）：症状无明显减轻，伴口酸，发困无力。舌红苔白，脉弦细。柴胡 12g，黄芩 12g，半夏 12g，黄连 3g，干姜 8g，元胡 15g，乌贼骨 30g，厚朴 12g，大腹皮 12g，煅瓦楞子 30g，竹茹 15g，黄精 20g，西洋参 10g，甘草 6g。7 剂。

三诊（2015 年 1 月 7 日）：诸症减轻，右胁下隐痛，腹胀减轻，偶有口酸，大便通畅。上方加郁金 15g，金钱草 15g，焦三仙各 15g，枳实 15g。7 剂。

四诊（2015 年 1 月 28 日）：服药后右胁下痛基本缓解，食后无腹胀，右侧偶有耳鸣，目干涩。上方加红花 6g，木香 6g。7 剂。服药后诸症缓解。此后再无右胁下痛症状，正常饮食后无消化不良症状，疾病痊愈。

按语：胆囊切除术后患者常常出现腹泻、腹胀等不适症状，皆与消化吸收功能减弱有关，往往没有明确的器质性病变。该案胁痛病位在肝胆，治疗以清胆和胃，平调寒热为法。

医案 3

郝某，男，66 岁，2016 年 4 月 13 日初诊。

肠鸣伴胁痛1月余。肠鸣辘辘，矢气频转，排便不畅，大便呈咖啡色，伴左胁胀痛，口苦，耳鸣，纳差，小便调，眠可。既往有痛风病史。舌红苔白，脉弦细。

辨证：脾虚湿盛，寒热互结。

治法：健脾化湿，平调寒热。

处方：姜半夏12g，黄芩12g，黄连3g，干姜6g，党参20g，柴胡15g，白芍15g，茯苓15g，大腹皮12g，焦三仙各12g，木香5g，吴茱萸3g，砂仁8g，甘草5g。

7剂，水煎服，每日早晚各1次。

二诊（2016年4月20日）：肠鸣辘辘，矢气频转明显减轻。大便不成形，1次/d，大便色黄，伴左胁胀痛，口苦，耳鸣，纳食改善，咯白色黏痰。舌淡苔白，脉弦细。姜半夏12g，黄芩12g，黄连3g，干姜6g，党参20g，柴胡15g，白芍15g，茯苓15g，大腹皮12g，焦三仙各12g，木香5g，吴茱萸3g，砂仁8g，甘草5g，丹参30g，厚朴12g。7剂。

三诊（2016年4月27日）：肠鸣辘辘，矢气频转缓解。大便质黏，1次/d，色黄，左胁胀痛、口苦、耳鸣均有所减轻，咯白色黏痰。舌淡苔白腻，脉细滑。姜半夏12g，黄芩12g，黄连3g，干姜6g，党参20g，柴胡15g，白芍15g，茯苓15g，大腹皮12g，焦三仙各12g，木香5g，吴茱萸3g，砂仁8g，甘草5g，厚朴12g，生姜5g，陈皮12g，苍术10g，川楝子10g。7剂。

四诊（2016年5月4日）：大便质黏，1次/d，色黄，左胁胀痛，咯白色黏痰，余症状均缓解。舌淡苔白，脉细。柴胡15g，黄芩12g，当归12g，姜半夏12g，陈皮12g，炒白术15g，茯苓15g，元胡12g，川楝子12g，佛手12g，木香5g，莪术10g，甘草5g，荷叶10g，木瓜18g。7剂。

疾病治愈。

按语：半夏泻心汤原为小柴胡汤证误下，损伤中阳，病邪由入，以致寒热互结，痞结心下，善治"呕而肠鸣，心下痞"。本例脾虚湿盛，寒热互结，故予半夏泻心汤加味斡旋中焦气机，辅以和解少阳，调解寒热、阴阳，不到1月竟愈，不得不叹仲景之法矣。

九、腹痛

医案1

周某，男，22岁，2015年2月11日初诊。

小腹胀痛1年。小腹胀痛，腹凉，肠鸣辘辘，大便不成形，2～3次/d，嗳气，泛酸，纳差，精神差，乏力。舌红苔白腻，脉弦细。

辨证：脾虚湿盛，气滞不畅。

治法：健脾化湿，行气止痛。

处方：黄芪30g，白术15g，党参18g，茯苓15g，白芍15g，元胡15g，川楝子12g，山药15g，芡实15g，大腹皮12g，川芎12g，干姜6g，砂仁（后下）10g，黄连3g，甘草8g。

7剂，水煎服，每日早晚各1次。

二诊（2015年3月11日）：小腹痛减轻，以左下腹痛为主，胃脘胀痛，偶有打嗝，泛酸缓解，大便成形偏溏，2～3次/d，怕冷，食欲差。舌红苔白腻，脉沉细弦。胃镜示：反流性食管炎（A级），慢性浅表性胃炎。党参20g，白术15g，茯苓15g，厚朴12g，木香6g，干姜8g，小茴香8g，肉豆蔻10g，川芎12g，吴茱萸3g，大腹皮15g，白芍15g，芡实15g，山药15g，川楝子12g，枳壳12g，焦三仙各15g。7剂。

三诊（2015年3月18日）：诸症减轻，小腹痛缓解，大便成形。脐周和左下腹胀痛，舌红苔白腻，脉沉细弦。上方加槟榔12g，元胡15g。7剂。

按语：脾胃虚弱，水湿运化失常，湿邪留滞，不通则痛，脾不升清，遂成腹泻。予四君子汤合金铃子散加味健脾化湿止泻为主，兼以行气止痛，再诊时腹痛略减，仍觉脾阳不足，加干姜、小茴香、肉豆蔻、吴茱萸增强行气止痛，温健脾阳。三诊以胀为主，加元胡、玉片行气化湿滞。

医案2

张某，女，75 岁，2015 年 10 月 14 日初诊。

间断腹痛 3 年余，舌痛 2 月。舌痛，舌红，影响进食，舌涩，两胁肋不适，上腹部不适，腹部隐痛，便后痛减，大便 4~5 次/d，晨起腹泻，大便黏滞呈稀糊状，盗汗，乏力，恶风，易感冒，夜尿频，2h1 次，纳可，3 年来体重下降 10kg。舌红苔白厚，脉沉细。

辨证：脾虚气滞，寒热错杂。

治法：健脾行气，平调寒热。

处方：半夏 12g，黄芩 12g，黄连 5g，茯苓 18g，党参 20g，干姜 10g，白芍 20g，乌梅 15g，枳壳 12g，木香 8g，木瓜 20g，益智仁 18g，山药 20g，肉豆蔻 10g，炙甘草 6g。

5 剂，水煎服，每日早晚各 1 次。

二诊（2015 年 10 月 21 日）：腹痛、舌痛缓解。口干、咽干、目干，大便呈稀糊状，1 次/d，不黏滞。仍乏力，恶风。舌淡苔白腻，脉细。在上方基础上加苍术 12g，白术 15g。7 剂。

三诊（2015 年 10 月 28 日）：大便成形，乏力、恶风均减轻。舌淡苔白，脉细。上方基础上加防风 12g，荆芥 12g。7 剂。

四诊（2015 年 11 月 4 日）：诸症缓解，未诉不适，情绪改善，病愈。

按语：本案患者症状繁杂，涉及上中下三焦，上焦以舌痛、舌涩之心火上炎，中焦以腹痛、腹泻之湿热蕴脾，下焦以尿频之肾气不固。同时又兼见表虚之证。看似纷繁复杂，实属中焦气机不畅，上热下寒，外寒内热之证。由此给予半夏泻心汤平调寒热，调畅气机。气机通畅则表里寒热之气相交通，使热邪得祛，虚寒可暖，诸症自消。故首诊即效佳，二诊加强祛湿健脾之功，巩固疗效。实邪易祛，而虚证难消，三诊仍有表虚之证，故加荆芥、防风疏风固表。虽症状繁多，表象复杂，但在诸多症状中抓住主要矛盾，本案抓住寒热错杂的主要矛盾后，其他次要矛盾自然迎刃而解，药到病除。

医案3

蒋某，男，34岁，2015年11月18日初诊。

下腹痛3月余。下腹痛，口干舌燥，大便干，2~3d一行，下肢乏困，头沉闷。下腹部有压痛。舌黯红苔黄，脉弦滑。

辨证：脾虚气滞，湿阻血瘀。

治法：健脾行气，祛湿化瘀。

处方：党参20g，黄芪30g，吴茱萸3g，川楝子12g，木香6g，小茴香8g，大腹皮15g，厚朴15g，白芍15g，当归12g，枳实18g，桃仁15g，炒莱菔子15g，甘草8g。

7剂，水煎服，每日早晚各1次。

二诊（2015年11月25日）：下腹痛减轻，口干，头晕，头痛，手心出汗，肢体燥热，夜间盗汗，乏困，小便黄，大便正常。舌红苔黄，脉弦。当归12g，白芍15g，黄柏12g，黄芩12g，知母12g，元胡15g，川楝子12g，黄芪30g，木香6g，浮小麦30g，地骨皮15g，生牡蛎30g，炙甘草6g。7剂。

三诊（2015年12月2日）：下腹痛缓解，口干，头晕，头痛，手心汗出，肢体燥热基本缓解，夜间盗汗，乏困明显减轻，二便调。舌红苔薄黄，脉弦。继服上方7剂。

四诊（2015年12月9日）：诸症缓解，病愈。

按语：患者腹痛，痛有定处，舌黯红苔黄，脉弦滑均为脾虚气滞，血瘀阻滞之征。全方健脾补气，助运和中，佐以桃仁、当归活血化瘀，共奏"通则不痛"之效。二诊患者出现阴虚内热之象，治以清热养血，行气止痛，敛汗固表；三诊四诊诸症缓解，效不更方，气血阴阳得以和顺。

十、嗳气

医案1

杜某，男，66岁，2015年3月25日初诊。

嗳气，打嗝，胃脘烧灼感，胃脘隐痛，胃胀，矢气多，大便偏干、成形，1次/d。舌红苔厚腻，脉弦。2014年11月查胃镜示：慢性萎缩性胃炎。

辨证：脾虚气滞湿阻。

治法：健脾行气祛湿。

处方：柴胡12g，黄芩12g，半夏12g，党参20g，枳实15g，栝楼20g，厚朴15g，桃仁15g，炒莱菔子20g，黄连3g，丹参20g，砂仁（后下）10g，黄芪30g，檀香6g，枇杷叶12g，陈皮12g，甘草6g。

7剂，水煎服，每日早晚各1次。

二诊（2015年4月1日）：打嗝，泛酸，胃脘隐痛，头晕，疲乏，大便成形，大便无力不畅。舌红苔白腻，脉沉细。上方加大腹皮15g，生蒲黄10g。7剂。

三诊（2015年4月8日）：打嗝减轻，矢气多，疲乏，痰多，色黑，大便无力不畅，软便，舌黯红苔白腻，脉弦细。上方加白术15g，木香6g。7剂。

四诊（2015年4月15日）：偶有打嗝，矢气多，怕冷，痰多，胸闷，大便软，不畅，量少，舌红苔腻，脉弦细。半夏12g，橘红15g，茯苓15g，白术15g，栝楼20g，枳实15g，枇杷叶12g，山药20g，党参20g，黄芪30g，芡实15g，大腹皮15g，厚朴12g，丹参20g，砂仁（后下）10g，檀香6g，三七（冲服）3g。6剂。

五诊（2015年4月22日）：偶有打嗝，痰多，怕冷，易流清涕，舌红苔厚腻，脉弦细。上方加苍术12g，川芎12g。7剂。

按语：嗳气为脾胃不和，胃气上递所致，日久湿浊内生，更加重气机阻滞，治当健脾化湿，和胃降逆。气虚日久则痰湿内生，脾为生痰之源，肺为储痰之器，故见胃痛、泛酸、痰多等症。治当健脾祛湿行气为法。

医案2

王某，女，25岁，2014年8月6日初诊。

嗳气半年。嗳气，小腹痛，大便溏。舌淡苔白腻，脉弦细。

辨证：脾胃虚弱，寒凝气滞。

治法：健脾益气，散寒止痛。

处方：吴茱萸 3g，小茴香 5g，元胡 15g，香附 12g，川芎 12g，半夏 12g，桔梗 12g，茯苓 15g，川楝子 10g，白芍 15g，玄参 15g，党参 20g，黄芪 30g，陈皮 12g，炙甘草 8g，大枣 3 枚。

7 剂，水煎服，每日早晚各 1 次。

二诊（2014 年 8 月 20 日）：嗳气腹痛减轻，大便成形，1 次/d，精神差，易疲乏。舌淡苔薄白，脉细。上方加枇杷叶 12g，薄荷 3g。7 剂。

三诊（2014 年 9 月 3 日）：腹痛缓解，嗳气明显减少，精神转佳。且本月月经来潮痛经缓解。舌红苔薄黄，脉弦细。8 月 6 日处方去玄参，加连翘 15g，皂角刺 15g。7 剂。

按语：脾胃虚弱，胃气不降，可见嗳气。健运脾胃则嗳气自止。

医案 3

刘某，男，71 岁，2015 年 9 月 7 日初诊。

嗳气、乏力 2 月余。2 月前诊断为贲门癌，行手术治疗，术后化疗 1 次。胃镜示：贲门部癌、萎缩－糜烂性胃炎。病理示：低分子腺癌。现嗳气，乏力，口干，头晕，胸骨后不适，憋气，大便欲便不畅，矢气多。舌淡红，苔白厚腻，脉沉细。

辨证：脾胃虚弱，升降失常。

治法：健脾益气，升清降浊。

处方：党参 20g，麦冬 15g，五味子 12g，生地 15g，石斛 10g，黄芪 30g，太子参 12g，黄芩 12g，佩兰 12g，苍术 12g，枳壳 12g，生薏苡仁 30g，厚朴 15g，威灵仙 10g，枇杷叶 12g，牛膝 12g，大腹皮 12g，焦三仙各 15g。

14 剂，水煎服，每日早晚各 1 次。

二诊（2015 年 9 月 14 日）：嗳气、乏力症状明显减轻，口干、头晕、胸骨后不适症状均减轻，治疗有效，继用上方 14 剂。

三诊（2015 年 9 月 21 日）：诸症减轻，此后间断治疗。

按语：贲门癌为恶性肿瘤，病理提示低分化腺癌，预后极差。经手术及化疗治疗后仍有诸多不适，并会进一步进展和恶化。中医药在此可发挥一定作用，缓解症状的同时，扶助正气，健脾益气，降逆止呃，升清降浊，在一定程度上延缓病情的进程。

十一、泛酸

医案1

苗某，女，37 岁，2015 年 9 月 9 日初诊。

胸骨后灼痛 1 月。1 月前进食凉皮后出现恶心、呕吐，呕吐物为胃内容物，此后胸骨后灼痛，伴泛酸、胃灼热。胃镜示：①反流性食管炎；②慢性浅表性胃炎伴胆汁反流。治疗后未再呕吐，胸骨后灼痛略有减轻，食后腹胀明显，进食辛辣刺激之品后胸骨后灼痛加重，泛酸，胃灼热，口干，大便干，2d 一行。舌红少苔，有裂纹，脉细。

辨证：胃阴不足，津液亏乏。

治法：养阴益胃，清热生津。

处方：沙参 20g，麦冬 15g，生地 15g，熟地 15g，厚朴 15g，枳实 15g，桃仁 15g，黄连 3g，知母 12g，牛膝 12g，栝楼 20g，槟榔 12g，厚朴 12g，木香 6g，陈皮 12g。

7 剂，水煎服，每日早晚各 1 次。

二诊（2015 年 9 月 9 日）：胸骨后灼痛明显减轻，泛酸、胃灼热均缓解，口干明显减轻，大便不干。继服上方 7 剂。

三诊（2015 年 9 月 18 日）：诸症缓解，病愈。

按语：清代李用粹《证治汇补·吞酸》云："大凡积滞中焦，久郁成热，则本从火化，因而作酸者，酸之热也。"本病有寒热之分，以热证多见，本案患者泛酸、呕吐伴口干、大便燥结，舌红少苔，有裂纹，脉细，属胃气上逆，胃热津伤之征。治以养阴清热，行气活血，润燥通便，经三诊治疗可谓证效相应也。

医案2

闫某，女，36岁，2016年3月11日初诊。

口酸、口甜1年余，加重3月。口酸、口甜，交替发作，饭后加重，伴轻微胃胀、胃痛，偶有泛酸、胃灼热，夜寐多梦，大便干，1次/d。3月前行药物流产。月经量少色淡，周期规律，无血块及痛经。舌淡苔白，脉弦细。

辨证：脾胃不和，寒热互结。

治法：调和脾胃，寒热并调。

处方：姜半夏12g，黄芩12g，黄连5g，吴茱萸3g，党参20g，乌贼骨30g，浙贝母12g，生地18g，蒲公英15g，远志10g，益智仁15g，生黄芪30g，瓦楞子30g，甘草5g。

7剂，水煎服，每日早晚各1次。

二诊（2016年3月11日）：口酸、口甜减轻，胃胀、胃痛、泛酸、胃灼热均缓解，睡眠改善，大便不干，1次/d。继服上方7剂。

三诊（2016年3月18日）：口酸、口甜缓解，5d前月经来潮，量可色红。病情缓解，基本治愈，停止服药。

按语：口酸、口甜是脾胃不和，寒热互结，胃气上逆的表现。患者流产后气血亏虚，脾胃不和，健脾和胃，平调寒热的基础上加用补气健脾之品，使健脾和胃之功倍增，则胃胀、胃痛等症均缓解。

第二节　妇科疾病

一、溢乳症

汪某，女，50岁，2009年12月14日初诊。

患者自诉乳汁自溢7年余，时有渗出湿着内衣，时有时停，闭经已 2 年。刻诊：口苦，夜间易出汗，烦躁，生气后乳房发胀，肿瘤标志物和钼靶检查未见异常，服用中药近半年效果不显，舌质紫，苔白微腻，脉弦细。

辨证：肝经郁滞，迫乳外溢。

治法：疏肝解郁，收涩敛乳。

处方：柴胡 15g，黄芩 12g，桂枝 12g，白芍 12g，五倍子 12g，生龙骨（先煎）30g，生牡蛎（先煎）30g，五味子 12g，丹皮 12g，麻黄根 12g，甘草 8g。

6 剂，水煎服，每日早晚各 1 次。

二诊（2009 年 12 月 21 日）：服药后溢乳未见明显减少，唯烦躁汗出有所改善，脉舌同前。在原方基础上去五倍子加芡实 15g，浮小麦 30g，焦麦芽 30g。继服 6 剂。

三诊（2009 年 12 月 28 日）：药后溢乳止，余无不适，嘱其继服 6 剂，以巩固疗效。

四诊（2010 年 3 月 15 日）：自述停药 2 月余，近日又有溢乳现象，能挤出少许乳汁，色淡白，舌淡红苔白，脉弦细。继用原方服用 6 剂。

五诊（2010 年 3 月 22 日）：药后溢乳止，睡眠差，腰困，余无不适，舌淡红苔白，脉细。上方加菟丝子 12g，益智仁 12g，枸杞子 12g，杜仲 12g。继服 12 剂。溢乳病未再复发。

按语：宋代陈自明《妇人良方大全》曰："若怒气乳出，此肝经风热。"肝主疏泄，肝气郁结，疏泄失司而溢乳。本医案患者情志不舒，肝郁化火，热迫乳汁而外溢，首诊予丹栀逍遥散、疏肝散加减。薛己云："夫经水，阴血也，属冲任二脉，上为乳汁，下为血海。"经乳同源俱为津血所化，肾虚不固则精液外溢，故复诊补肾以固津液，固本培元，溢乳自止。

二、闭经

医案1

李某，女，24 岁，2011 年 12 月 30 日初诊。

闭经 7 月余。因体胖节食减肥而致食欲减退，疲乏无力，腰困，小腹胀，大便秘结，量少，3 ~ 4d 大便 1 次，停经 3 月时曾用黄体酮治疗，月经来潮不畅，量少，一日而净。至今 3 月未来。舌淡苔白，脉细。

辨证：脾肾虚亏，气血不足。

治法：健脾补肾，益气养血。

方药：熟地 15g，山萸肉 15g，党参 15g，麦冬 15g，五味子 12g，枳实 15g，巴戟天 12g，淫羊藿 12g，菟丝子 12g，益智仁 12g，当归 12g，白芍 12g，赤芍 12g，厚朴 12g，陈皮 12g，香附 12g，川芎 12g，桃仁 12g，枸杞 10g，焦神曲 12g，焦麦芽 12g，肉苁蓉 12g，白术 15g，紫河车（冲服）3g，甘草 8g。

14 剂，水煎服，每日早晚各 1 次。

二诊（2012 年 1 月 13 日）：药后小腹胀减，烦躁，大便软，1 ~ 2d 一行，疲乏缓解，月经仍未来潮。舌淡苔白，脉弦细。上方加丹皮 12g，知母 12g，丹参 15g。14 剂，水煎服，每日早晚各 1 次。

三诊（2012 年 1 月 28 日）：药后无明显不舒，大便正常，小腹微有胀感，情绪急躁不稳。舌淡苔白，脉细弦。上方基础上加木香 6g，小茴香 6g。继服 14 剂。服至 9 剂时，小腹有坠胀感，经水来潮，量少不爽，2d 干净。嘱其停药 1 周后再将余药继续服完。嗣后月经如期来潮，唯其量少。

按语： 闭经最早载于《素问·阴阳别论》，"二阳之病发心脾，有不得隐曲，女子不月"，提出闭经的发病原因与脾胃功能和精神情志因素有关。患者因节食减肥，脾胃受损，气血化生乏源，肾失濡养，冲任气血不足，故月经无血可下。本案温补肾阳，健脾活血，佐以血肉有情之品，冲任二脉通胜，血溢胞宫，则月经来潮。

医案2

孙某，女，41岁，2015年1月5日初诊。

月经未潮半年余。平素月经量少，怕冷，睡眠差，头晕，大便不畅，口干，打嗝。舌淡红苔白腻，脉弦细。

证属：脾肾阳虚，胃气上逆。

治法：补肾健脾，理气降逆。

处方：当归12g，熟地15g，白芍15g，川芎12g，益母草15g，菟丝子15g，巴戟天15g，淫羊藿15g，半夏12g，柿蒂15g，枳实15g，大腹皮12g，甘草8g。

12剂，水煎服，每日早晚各1次。

二诊（2015年1月28日）：服药后于1月23日月经来潮，量少，2d干净，头晕，睡眠差，疲乏。舌淡红苔白，脉沉细。上方加枸杞12g，茯苓15g，山萸肉15g。12剂，水煎服，每日早晚各1次。

按语：汉代《金匮要略·妇人杂病脉证并治》称"经水断绝"，概括其病因为"因虚、积冷、结气"。患者素体本虚，精亏血少，冲任血海空虚，源断其流，无血可下；七情内伤，脾虚生痰，痰湿内阻均可导致气滞血瘀冲任受阻，血海阻隔，经血不得下行。本案患者系虚实错杂，治以补肾益血，先天之本复盛，健脾行气，后天之本顺遂，真乃相得益彰。

医案3

刘某，女，24岁，学生，2014年12月7日初诊。

月经3月未潮。疲乏无力，手心微热，平时月经有血块，大便正常。舌淡苔白腻，脉弦细。

辨证：血瘀气滞，经水不利。

治法：补肾养血，化瘀行经。

处方：菟丝子15g，女贞子15g，茜草15g，枸杞10g，黄芪30g，当归12g，赤芍12g，益母草15g，桃仁15g，黄柏12g，川芎

12g，红花 3g，香附 12g，淫羊藿 15g，小茴香 6g。

10 剂，水煎服，每日早晚各 1 次。

二诊（2014 年 12 月 28 日）：自述服药 8 剂后月经来潮，量多，无血块，5d 干净，仍有疲乏手胀。舌淡红苔白腻，脉弦细。上方加党参 18g，茯苓 15g。健脾益气利湿，继服 7 剂。

按语： 本病发病机理有虚实之别。虚者多因肾虚、血虚、虚寒导致精血不足、冲任不充，血海不能按时满溢而经迟；实者多因血寒、气滞等导致血行不畅、冲任受阻，血海不能如期满盈，致使月经后期而来。然虚实又常相互兼夹，补肾养血，化瘀行气，经水来潮。

医案 4

李某，女，32 岁，2015 年 2 月 9 日初诊。

闭经 3 月余。因不愿服用西药前来就诊。末次月经 2014 年 11 月 4 日来潮，现疲乏无力，腰困腿酸，怕冷，四肢不温，口淡无味，手心微热，皮肤瘙痒。舌淡红苔白微腻，边有齿痕，脉弦细。

辨证：肾精不足，气阴两虚。

治法：补肾益气，养血调经。

处方：菟丝子 15g，女贞子 15g，枸杞子 12g，党参 20g，麦冬 15g，五味子 12g，淫羊藿 15g，杜仲 15g，续断 15g，巴戟天 15g，黄柏 12g，知母 12g，牛膝 12g，香附 12g，熟地 15g，赤芍 12g，黄芪 30g，当归 12g，地肤子 15g，白鲜皮 15g。

7 剂，水煎服，每日早晚各 1 次。

7 剂药后，正值春节，未再续服，2 月 21 日正月初三月经来潮，量多，有血块，7d 干净。皮肤痒止，腰困腿酸诸症减轻，患者高兴电告，几月闭经之愁，7 剂中药解之。

按语： 先天肾气不足，或房劳多产损伤肾气，肾虚精亏血少，冲任亏虚，血海不能按时满溢，故月经后期而至。治疗上当补益肾气，养血调经。本案为肾精不足，血虚生风，气阴两虚。对症治疗月经来潮。

医案 5

王某，女，45 岁，2015 年 6 月 3 日初诊。

闭经半年。伴口腔溃疡 4 年余，加重 1 年，近来舌尖、边，下唇反复溃疡，时好时坏，末次月经 2014 年 10 月 15 日，量少，色黑，2d 干净，上述症状经中西医药治疗，溃疡时有减轻，但月经一直未潮，偶有口苦，心烦，双乳胀，左下腹隐痛。舌尖红，苔少，脉弦细偏沉。

辨证：气阴两虚，升降失常，虚热上犯。

治法：益气养血，疏散虚热，升降相间。

处方：熟地 15g，生地 15g，白芍 15g，丹皮 12g，蝉蜕 10g，僵蚕 10g，姜黄 10g，黄芪 30g，白术 15g，茯苓 15g，升麻 6g，桔梗 6g，吴茱萸 3g，牛膝 12g。

7 剂，水煎服，每日早晚各 1 次。

二诊（2015 年 6 月 10 日）：药后舌尖溃疡基本痊愈，月经于 6 月 9 日来潮，量少，色红，唯下唇内侧仍有绿豆大小溃疡，左下腹偶有抽痛。舌红苔少，脉弦细。继用上方加玉竹 10g，川楝子 10g。7 剂。

按语：闭经伴有口疮，是气阴两虚、虚火上炎之故，治疗上益气养血、凉血降火为法。升降散合四物汤加减而取效。

医案 6

唐某，女，28 岁，2015 年 6 月 2 日初诊。

闭经 3 月，至今未潮。平素月经量少，3d 干净，曾患过敏性鼻炎，近来流鼻涕，鼻不通气，咳嗽，咽干涩，怕风怕冷。舌淡苔白腻，脉弦细。观前医处方多为活血理气调经之药，药后经水未潮，其他症状亦未改善。

辨证：肺气不宣，上下失和。

治法：调和气血，宣肺通经。

处方：柴胡 12g，桂枝 12g，白芍 15g，辛夷 12g，苍耳子 12g，橘红 15g，白芷 15g，细辛 3g，黄芪 30g，白术 15g，防风 12g，黄

精15g，川芎12g，桔梗12g，枳实15g，当归12g，炙甘草8g。

7剂，水煎服，每日早晚各1次。

二诊（2015年6月9日）：药后月经于6月6日来潮，量少，有少量血块，3d干净，鼻气通，咳嗽止，有少量浓稠鼻涕，晨起咯痰不利，口苦眼干涩，大便正常。舌淡红，苔白腻，脉沉细。上方加黄芩12g，沙参18g，太子参15g。继服5剂。

按语： 本例患者虽属月经后期，但鼻塞、流涕、咳嗽、咽干症状典型，属于外邪侵袭人体肌表，肺气失宣，营卫失调所致，故治疗上先以柴胡、桂枝、白芍解肌发表、调和营卫，白芷、细辛、辛夷、苍耳子发散风寒、宣通鼻窍，同时配合川芎、当归、黄精等调和气血之品，取得良好疗效。故临床上治疗本病不可单纯拘泥于活血调经药物的堆积，应结合舌脉辨证虚、实、表、里、寒、热等。

医案7

王某，女，25岁，2015年4月19日初诊。

闭经伴腰痛2月。2月前因情绪波动后出现闭经，伴右侧腰痛，手足冰凉，午后面色晦暗，偶有胃胀，嗳气，夜休晚。小腹喜温喜按。既往月经有血块，无痛经，末次月经2015年2月15日，14岁月经来潮，经期5d，周期35~60d。舌黯红，苔白腻，脉弦缓。

辨证：肝郁脾虚，气滞血瘀。

治法：舒肝健脾，活血化瘀。

处方：吴茱萸5g，当归12g，白芍15g，川芎12g，丹皮12g，桂枝12g，半夏12g，麦冬15g，香附12g，枳实15g，桃仁15g，茯苓15g，生地15g，炙甘草8g。

10剂，水煎服，每日早晚各1次。

服药后患者于2015年5月2日月经来潮，无血块，无痛经，腰痛缓解，胃胀、嗳气明显减轻，疗效甚佳，继用原方10剂，此后月经正常，病情痊愈。

按语： 肝藏血，脾统血，肾为先天之本，女子发病常与肝气相关，疏泄失常，则藏血不佳，有碍血液运行。闭经为女子多发病，多责之于肾虚、脾虚、肝郁之故。患者为年轻女性，无明显肾虚之缘由，发病前有情绪刺激，肝气郁滞，横逆犯胃，脾胃不和，气滞日久夹有瘀血，故治疗以行气活血化瘀为法，疗效显著。

医案 8

李某，女，20 岁，2015 年 1 月 14 日初诊。

停经 3 月，伴腹胀 1 月。3 月前因节食后出现停经，伴上腹胀，食后加重，胃脘隐痛，神疲乏力，纳差，口干。既往月经周期 28d，行经 3～5d，无痛经、无血块等。舌红苔白腻，脉弦细。

辨证：脾肾两虚，气血双亏。

治法：健脾补肾，益气补血。

处方：当归 12g，赤芍 12g，熟地 15g，杜仲 15g，桃仁 12g，红花 10g，淫羊藿 18g，牛膝 15g，党参 18g，麦冬 15g，五味子 12g，香附 12g，川芎 12g，甘草 8g。

7 剂，水煎服，每日早晚各 1 次。

服药后于 2015 年 2 月 24 日月经来潮，7d 干净。此后再次闭经。

二诊（2015 年 5 月 13 日）：胃胀、胃痛等症明显减轻，腰痛，白带多且稀薄。舌淡苔白，脉弦细。处方：菟丝子 12g，枸杞 10g，女贞子 12g，茜草 15g，旱莲草 15g，巴戟天 15g，淫羊藿 15g，牛膝 12g，桂枝 10g，麦冬 12g，益母草 15g，白术 15g，党参 15g，黄芪 20g，五味子 12g，枳实 15g，桃仁 12g，甘草 8g。7 剂。服药 7d 后月经来潮，此后月经正常，继续坚持服药 21 剂，疾病痊愈。

按语：本案为一典型的闭经案例，病因为节食，伤及脾胃，运化功能失司，后天失养，气血化生乏源，气虚血少而经断血亏。治疗上重视脾胃，益气养血，而不忘和血行经。然闭经日久，损及元阴元阳，又未及时治疗，故 3 月后再次形成闭经的证候，此次辨证以肾虚，湿浊下注为主，治疗以补肾调经为本，健脾化湿为辅，治疗及时有效，坚持服药后使疾病痊愈。

医案 9

唐某，女，19 岁，2015 年 3 月 4 日初诊。

间断停经 2 年。因学习压力大，长期熬夜间断停经 2 年，妇科 B 超提示子宫宫体小。性激素检查提示睾酮、促卵泡生成素偏低。神疲乏力，食少纳差，精神易紧张，自月经初潮时即月经不调，时有经断血少。舌淡苔薄白，脉沉细弦。

辨证：肾气亏虚，气血不足。

治法：滋补肾气，益气补血。

处方：菟丝子 12g，枸杞 10g，女贞子 12g，巴戟天 15g，淫羊藿 15g，香附 10g，陈皮 12g，麦冬 12g，五味子 15g，黄柏 10g，党参 15g，黄芪 20g，知母 12g，当归 12g，熟地 12g，川芎 12g，赤芍 12g，白术 15g，甘草 8g。

40 剂，免煎颗粒，开水冲服，早晚各 1 次。

服药 20 剂时患者月经来潮，至 40 剂时均正常月经来潮，随诊 1 年患者基本痊愈。

按语：患者先天肾气不足，肾虚精亏血少，冲任亏虚，或营血亏虚，充任不充，血海不能按时满溢，故月经不调，经断血少。肾藏精，精生血，精血同源而互生，故临床上肾虚、血虚常常可兼见，出现肾虚血少之月经后期时，当补肾、养血、调经，共同运用滋补肾气、养血调经之药物。

三、崩漏

医案 1

白某，女，52 岁，2015 年 1 月 10 日初诊。

月经淋漓不断 20 余日。头晕目眩，腰酸腿软，面色黯黄，疲乏无力，经水淡红，偶有小血块。舌淡苔薄白，脉细弱。

辨证：气血亏虚，肝肾不足。

治法：补益气血，止血补肾。

处方：黄芪 50g，当归 12g，白芍 15g，熟地 18g，仙鹤草 20g，侧柏炭 15g，棕榈炭 15g，白茅根 30g，升麻 6g，益母草 15g，香附 12g，桃仁 12g。

5 剂，水煎服，每日早晚各 1 次。

二诊（2015 年 2 月 1 日）：经服上药后淋漓出血止，但仍有腰酸疲乏，恐其后经来发作，前来就诊求服药巩固，脉舌同前。在原方基础上加杜仲 15g，续断 15g。继服 12 剂。本次服药后月经来潮，量少，4d 干净。

按语：经血非时暴下不止或淋漓不尽，前者谓"崩中"，后者谓"漏下"。本病发病机理多为冲任损伤，不能制约经血，使子宫藏泄失常。常见病因病机有脾虚、肾虚、血热、血瘀。本患者中年女性，肾气渐衰，天癸渐竭，肾气虚则封藏失司，冲任不固，不能制约经血，子宫藏泄失常故月经淋漓不尽。治疗上当补肾益气、固冲摄血。

医案 2

席某，女，42 岁，2015 年 2 月 1 日初诊。

月经淋漓不断 30 余天。量少色淡，小腹凉，大便干，2 d 1 次，疲乏无力，面色萎黄。舌淡红苔白微腻，脉沉细。

辨证：肾阳虚弱，冲任失固。

治法：温肾益气，固冲止血。

方药：熟地 18g，当归 12g，白芍 15g，川芎 12g，益母草 18g，小茴香 6g，吴茱萸 3g，桃仁 15g，丹参 20g，仙鹤草 18g，地榆炭 15g，元胡 12g，白茅根 30g，黄柏 12g，玉竹 10g，甘草 6g。

6 剂，水煎服，每日早晚各 1 次。

二诊（2015 年 2 月 8 日）：服药后大便通畅，小腹凉减，仍有点滴少量出血。舌红苔白腻，脉弱细。黄芪 30g，当归 12g，白芍 15g，熟地 15g，川芎 12g，香附 12g，仙鹤草 15g，侧柏叶炭 15g，棕榈炭 12g，小蓟 15g，茯苓 15g，炙甘草 8g。

三诊（2015 年 3 月 1 日）：服上药第 3d 出血止，小腹胀凉，偶有隐痛，自觉疲乏无力，余无明显不舒。舌红苔微腻，脉弦细。

黄芪30g, 当归12g, 桂枝12g, 熟地15g, 川芎12g, 白术15g, 小茴香8g, 元胡15g, 陈皮12g, 川楝子12g, 香附12g, 大腹皮12g, 吴茱萸3g, 益母草15g, 黄精15g, 党参18g, 炙甘草8g。7剂。嗣后月经来潮, 量中等, 无血块, 4d干净。

按语: 患者素体阳虚, 阳不摄阴, 封藏失职, 冲任不固, 不能制约经血, 故经乱无期, 出血不止, 淋漓不尽。本病发病多是肾-天癸-冲任-胞宫轴的严重失调。治疗上温肾益气、固冲止血。肾阳不足日久损及脾阳, 温肾健脾, 补血止血则冲任固、血自止。

医案3

朱某, 女, 43岁, 2015年11月8日初诊。

月经淋漓不断近20d。量少, 有小血块, 大便干结, 2~3d一行, 面色萎黄, 疲乏无力。舌淡红苔白, 脉细无力。

辨证: 气滞血瘀, 迫血妄行。

治法: 活血化瘀, 固冲止血。

处方: 桃红四物汤加减。

当归15g, 熟地20g, 白芍15g, 肉苁蓉20g, 生地20g, 生白术30g, 益母草15g, 桃仁15g, 红花10g, 仙鹤草15g, 杜仲炭15g, 山萸肉15g。

7剂, 水煎服, 每日早晚各1次。

二诊 (2015年11月15日): 药后出血止, 大便软, 仍2d1次, 腰困, 手心热。舌淡红苔白, 脉弦细。上方加丹皮12g, 女贞子15g, 黄柏12g, 旱莲草15g。继服7剂。治愈。

按语: 七情内伤, 气滞血瘀, 热灼、寒凝、虚滞致瘀, 或崩漏日久, 离经之血为瘀。瘀血阻滞冲任、子宫, 血不归经而妄行, 故经血非时而下或淋漓不断, 或经血色黯有块, 故选用桃红四物汤化裁。

医案4

马某, 女, 29岁, 2015年9月7日初诊。

月经来潮10余天, 淋漓不断。偶有血块, 量多, 小腹凉有下坠感，腹部贴暖宝宝取暖以缓解不舒，腰酸困，疲乏无力，精神差。舌黯红苔白，脉弦细。

辨证：脾气虚弱，固摄无力。

治法：补脾益气，摄血止崩。

处方：补中益气汤加减。

黄芪30g，白术15g，茯苓15g，升麻6g，党参20g，柴胡12g，当归12g，仙鹤草20g，地榆炭15g，棕榈炭12g，侧柏炭15g，炒艾叶10g，良姜8g，杜仲15g，续断15g，小茴香8g。

7剂，水煎服，每日早晚各1次。

二诊（2015年9月21日）：药后第3d出血量明显减少，服完7剂后出血止，停药1周，近几天仍感小腹凉，腰困，带下多，咖啡色。舌黯红苔白，脉沉细。上方加吴茱萸3g，山药30g。继服7剂。

三诊（2015年10月5日）：药后诸症减轻，仍有带下，量多，腰困。舌红苔白，脉细。处方：补中益气汤合完带汤加减。黄芪30g，白术15g，茯苓15g，升麻6g，党参20g，柴胡12g，仙鹤草15g，地榆炭15g，炒艾叶10g，杜仲15g，续断15g，苍术10g，干姜6g，车前子20g，白芍15g，荆芥穗10g，益母草15g，小茴香8g。14剂。

服药后带下减少，腰困缓解，本次月经来潮后血块减少，量中等，4d干净。

按语： 该案是气血不摄、脾胃虚弱、冲任不固所致，健脾益气、调冲固本则血自止。

四、产后乳少

张某，女，31岁，2016年10月7日初诊。

剖宫产后10余天乳汁稀少。伴有疲乏无力，腰酸困，乳房胀结，汗出，食欲差。舌淡苔白，脉沉细。

辨证：气血亏虚，乳络不通。

治法：益气养血，通络滋乳。

处方：滋乳汤加减。

黄芪30g，当归12g，知母12g，玄参12g，穿山甲5g，路路通12g，王不留行10g，橘络10g，佛手12g。

3剂，免煎颗粒，开水冲服，早晚各1次。

二诊（2016年10月11日）：服药后乳汁增加，诸症减轻，乳房已无胀结不舒感。继服原方5剂，乳汁充足，不再给婴儿加服奶粉。

按语：气血不足导致乳汁来源不足，气虚则血瘀、气虚则血滞，乳血同源，补气则生血，生血则化乳，补气则血通，血通则乳通。治疗以补气生血通络为法。

五、经间期出血

李某，女，32岁，2017年1月17日初诊。

患者以近3月来每逢排卵期阴道有少量出血为主诉，前来就诊。本次月经过后10余天，昨天有少量出血，口干，急躁易怒，白带量多，色黄。舌淡红苔厚微腻，脉弦细。

辨证：肝郁化热，迫血妄行。

治法：疏肝解郁，清热止血。

处方：柴胡12g，香附12g，川芎12g，白芍15g，当归12g，仙鹤草30g，马齿苋30g，茯苓15g，女贞子12g，茜草15g，地肤子15g，侧柏炭15g，甘草5g。

7剂，水煎服，每日早晚各1次。

二诊（2017年1月24日）：服药后第2d血止，白带减少。舌淡苔红，脉弦细。上方加黄柏12g，桑叶10g。因春节将至，嘱其服用12剂。

三诊（2017年2月14日）：服药后本月经间期未见出血，唯带下多，色黄，外阴痒，情绪较稳定。舌淡红苔微腻，脉弦细。继服上方加苍术12g，芡实15g，车前子20g。7剂，水煎服，早晚各

1 次。

按语：排卵期出血多考虑脾虚、肾虚、血瘀的原因。但临床可见大量肝郁化热的患者，肝气不舒，郁热内结，迫血妄行所致，尤其经期受寒，经期郁怒，则肝气被郁遏，便加重病情，日久郁热难清。治当疏肝解郁、清热止血，疗效尤佳，服药后第2d则血止。

六、围绝经期月经不调

孙某，女，43岁，2014年12月3日初诊。

月经不调半年。月经量少，怕冷，头晕，大便不利，自觉消化不良，嗳气，口干，眠差。舌淡红苔白腻，脉弦细。

辨证：气虚不足，脾肾两虚。

治法：益气养血，健脾补肾。

处方：当归12g，白芍15g，熟地15g，川芎12g，益母草15g，菟丝子15g，淫羊藿15g，巴戟天15g，半夏12g，柿蒂15g，枳实15g，大腹皮12g，甘草8g。

12剂，水煎服，每日早晚各1次。

二诊（2015年1月28日）：服药后1月13日月经来潮，量少，头晕，眠差。舌红苔白，脉沉细。上方加枸杞12g，茯苓15g，山萸肉15g。12剂。

三诊（2015年3月3日）：自上次月经来潮后再次出现延期未潮，小腹胀、凉。舌红苔白腻，脉沉细弦。菟丝子15g，女贞子12g，枸杞12g，党参20g，麦冬15g，五味子12g，熟地15g，赤芍12g，川芎12g，桃仁15g，当归12g，香附12g，红花8g，巴戟天15g，淫羊藿15g，甘草6g。12剂。服药后月经来潮，此后月经规律，量适中，基本痊愈。

按语：女性在围绝经期会出现月经不调，先后不定期或月经量减少等表现，有些患者会出现过早绝经、提前衰老的情况。此乃肾精亏虚，气血不足所致，伴有阳虚者还可出现腰痛、畏寒，伴有脾胃虚弱者还可出现腹胀、腹泻等消化不良症状。该案为典型的气血不足，脾肾两虚证，补气养血，益肾填精对症治疗即可，疗效显著。

七、带下病

刘某，女，52岁，2015年1月14日初诊。

带下多1年。带下色黄，腹胀。舌红苔白腻，脉弦细。

辨证：湿热下注。

治法：清利湿热。

处方：苍术12g，白术15g，茯苓15g，车前子20g，荆芥穗12g，白芍15g，大腹皮12g，青皮12g，白果10g，泽泻12g，香附12g，小茴香6g，黄柏12g，蒲公英18g，甘草8g。

7剂，水煎服，每日早晚各1次。

二诊（2015年1月21日）：带下色黄，小腹胀均减轻改善。舌红苔白腻，脉沉细。上方加山药15g，升麻6g。7剂。

三诊（2015年1月28日）：诸症减轻，牙龈痛，口干。上方加黄连3g，知母12g，厚朴12g。7剂。此后病情缓解，疾病痊愈。

按语：妇人带下病多因湿热带下，实则多与脾虚肝郁相关，本病由于脾虚肝郁、带脉失约、湿浊下注所致。本方治疗以完带汤加味，使脾气健旺，肝气条达，清阳得升，湿浊得化，带下自止。

八、月经后期

孙某，女，44岁，2015年3月11日初诊。

月经不调1年。经期推迟1周，月经量少，色黯红，有血块，行经腹痛，畏寒，纳可，夜休差，大便不畅，1次/d。末次月经2015年3月5日。舌黯红苔白，脉弦细。

辨证：脾肾阳虚。

治法：温肾健脾，调经止痛。

处方：黄芪30g，当归12g，白芍15g，菟丝子15g，巴戟天15g，淫羊藿15g，熟地18g，川芎12g，白术15g，茯苓15g，小茴香 8g，吴茱萸 3g，川楝子 10g，元胡 15g，炙甘草 8g。

12 剂，水煎服，每日早晚各 1 次。

二诊（2015 年 4 月 8 日）：患者诉月经于 2015 年 4 月 6 日来潮，行经无腹痛，畏寒减轻。

按语： 月经不调为妇科常见病，妇科检查未见明显异常。中医认为肝气不舒、脾胃虚弱、肾气不足均可引起月经后期，治疗审证求因，该患者以脾肾阳虚为主，健脾温肾故可显效。

九、产后身痛

姚某，女，33 岁，2015 年 8 月 19 日初诊。

产后身痛 1 年半，加重 2 月。1 年半前产后休假吹空调，出月后出现周身疼痛，颈肩部尤甚，恶寒严重，正值夏日仍穿秋衣，腰痛，纳差，乏力，大便稀溏，1 次/d，小便清长。月经量少，周期正常。口服中药汤剂温经汤后病情有所减轻，但颈肩痛仍未见改善。2 月前患者再次自然流产，流产后上述症状较前加重，疲乏无力尤为严重，周身疼痛难以忍受，大量脱发。半月前月经来潮，量少，有血块及痛经。面色萎黄无光泽，颈肩部压痛明显。舌紫黯苔薄白，舌体可见瘀斑，舌下脉络迂曲增粗，脉细涩。妇科 B 超及性激素未见明显异常。血常规示：HGB 103g/L，余（-）。风湿系列均未见异常。

辨证：寒痹夹瘀。

治法：温经通络，驱寒止痛。

处方：桂枝 20g，白芍 20g，生姜 6g，炙甘草 6g，葛根 15g，大枣 3 枚，鸡血藤 15g，红花 15g，黄芪 30g，白术 20g，防风 12g，制附子（先煎）6g。

7 剂，水煎服，每日早晚各 1 次。

二诊（2015 年 8 月 26 日）：身痛明显减轻，舌质瘀黯变浅，大便成形，1 次/d。仍颈肩疼痛，上方基础上加生山药 30g，焦三仙各 15g。7 剂。

按语： 产后受寒，寒邪侵袭肌肤，深入骨髓，寒凝气滞，不通则痛，故见周身疼痛，日久气滞血瘀，瘀血不散，加重血瘀。患者2月前再次怀孕，但之后自然流产，乃宫寒不能养胎所致。治疗上除活血化瘀之外，更要温肾助阳，阳气足则血能行，寒散则痛止。

第三节 口疮

医案1

许某，男，68岁，2014年4月14日初诊。

反复口腔溃疡9年余。时轻时重，反复发作，长期服用中西药及外贴膜治疗，始终未能彻底治愈。刻诊：口干身热，大便干如羊屎，2d 1次。舌下及上下唇内可见多个黄豆大溃疡面，色红，吃饭时疼痛难忍，舌红苔微腻，脉弦细。

辨证：阴虚火旺，热盛便结。

治法：滋阴降火，清胃通便。

处方：生地15g，麦冬15g，生石膏30g，知母12g，牛膝15g，蝉蜕10g，僵蚕10g，姜黄10g，大黄（后下）5g，白芍15g，甘草8g。

6剂，水煎服，每日早晚各1次。

二诊（2014年4月21日）：服药后疼痛减轻，口腔溃疡面变浅，大便软。舌红苔腻，脉弦细。上方加茵陈15g，黄连3g。继服6剂。

三诊（2014年5月12日）：上方服用后，溃疡面基本痊愈，疼痛止，自主停药。停药后虽未见溃疡发生，但大便仍干结难解，遂前来就诊。在原首诊方基础上加白芍15g，熟地15g，桃仁15g，枳实15g。继服12剂。诸症皆愈，未再复发。

按语： 胃火如炉火，火盛则灼热伤津，口唇是消化道的入口，也是脾胃津液盈亏的反映，滋阴与降火并用，使火气自清，大便自通，诸症散去。

医案 2

庞某，男，54岁，2014年6月9日初诊。

口腔溃疡反复发作5年。近日舌及尖下唇内黄豆大溃疡数个，色红疼痛，手足心热，睡眠差易醒，汗出心烦，食凉物则大便溏稀。舌红苔白腻，边有齿痕，脉弦细。

辨证：气阴两虚，心火炽盛。

治法：益气养阴，清心泻火。

处方：党参18g，白术15g，茯苓15g，蝉蜕10g，黄连3g，僵蚕10g，肉桂3g，山萸肉15g，丹参18g，生龙骨（先煎）30g，生牡蛎（先煎）30g，竹茹15g，白芍15g，茵陈15g。

7剂，水煎服，每日早晚各1次。

二诊（2014年6月16日）：服药后睡眠有所改善，溃疡面颜色变淡变浅，仍有手足心热，口干。舌红苔白，脉弦。生地15g，麦冬15g，生石膏30g，知母12g，蝉蜕10g，僵蚕10g，姜黄10g，黄柏12g，白芍15g。7剂。

三诊（2014年6月23日）：上药服后溃疡痊愈，嘱其改服六味地黄丸，以善其后，巩固疗效。

按语： 胃阴不足，津液亏耗，口舌生疮，肾水不济，心火亢盛，滋阴泻火则口疮自愈。

医案 3

李某，男，36岁，2014年5月12日初诊。

口腔溃疡反复发作近1年。刻诊：舌下、舌边、牙龈有数个溃疡面，口干欲饮，食热则痛加重，大便干。舌红苔白，脉弦细。

辨证：胃热炽盛，阴津亏虚。

治法：清胃泻热，养阴生津。

处方：生地15g，麦冬15g，生石膏（先煎）30g，知母12g，蝉蜕10g，僵蚕10g，姜黄10g，白芍15g，茵陈20g，甘草6g。

7剂，水煎服，每日早晚各1次。

二诊（2014年5月19日）：溃疡面变浅，色红痛减，大便偏干不畅，2~3d一行，舌脉同前。上方加牛膝12g，大黄（后下）5g。继服7剂，每日2次。药后便通，溃疡愈。

按语： 胃热炽盛，损伤津液则口舌生疮，清热通便，使热邪而出，则口疮自愈。

医案4

张某，女，33岁，2014年12月1日初诊。

口腔溃疡反复发作近1年。以舌两侧下唇内多见，常伴有疲乏无力，大便溏稀或先干后稀，每日2~3次，腰困怕冷，时有心烦，恶心。舌淡红苔薄白，脉沉细无力。曾服用西药胸腺肽和转移因子治疗。

辨证：脾肾阳虚，心肾不交。

治法：健脾补肾，交通心肾。

处方：黄芪30g，党参20g，白术15g，升麻8g，白芍15g，茯苓15g，山药15g，补骨脂15g，干姜8g，吴茱萸3g，肉豆蔻10g，黄连3g，肉桂3g，益母草15g，甘草8g。

7剂，水煎服，每日早晚各1次。

二诊（2014年12月8日）：药后溃疡愈，恶心止，大便成形，每天1~2次，仍觉疲乏易累。舌淡苔白，脉沉细。效不更方，嘱其继服上方7剂。后随访溃疡未再复发。

按语： 脾肾两虚是口疮反复发作，由实转虚的表现，口疮一旦发作则难以自愈，需从根本上解决虚证，才能使腐肉消，新血生，疮自愈。

医案5

王某，女，52岁，2016年10月19日初诊。

反复口腔溃疡5年。患者于5年前无明显诱因出现口腔溃疡，反复发作，溃疡面疼痛难忍，伴烧灼感，平素特别注意饮食，仍偶有胃胀，大便不成形，2~3次/d，夜休梦多。多方就医均未见明显疗效，既往"类风湿性关节炎"病史4年，并口服药物治疗2年

（具体用药不详）。曾口服四君子汤合升阳散火汤 7 剂，康复新液 10ml 口服 3 次/d。目前口疮未愈合，仍疼痛难忍，偶有胃胀，仍口干、口苦，大便不成形，有排不尽感，2～3 次/d，夜休梦多。查微量元素及血常规均未见明显异常。舌红苔白厚，边有齿痕，脉细。

辨证：胃阴不足，脾虚气滞。

治法：滋阴和胃，健脾行气。

处方：沙参15g，麦冬12g，蝉蜕10g，僵蚕10g，姜黄10g，茵陈20g，玉竹8g，白芍15g，葛根15g，肉桂3g，枳实15g，山药20g，甘草5g，黄连3g，丹皮12g。

7 剂，水煎服，每日早晚各 1 次。

二诊（2016 年 10 月 26 日）：口疮未愈，但疼痛减轻，胃胀缓解，仍口干、口苦，大便不成形，有排不尽感，2～3 次/d，夜休梦多。舌淡苔白，脉沉细。熟地30g，山药15g，山萸肉15g，泽泻12g，丹皮12g，茯苓15g，肉桂3g，附子（先煎）6g。7 剂。

三诊（2016 年 11 月 2 日）：口疮较前减轻，疼痛减轻，仍口干、口苦，大便不成形，有排不尽感，2～3 次/d，夜休改善。舌淡苔白，脉沉细。在原方基础上加生地10g，蒲公英15g，黄连3g，半枝莲15g。7 剂。

四诊（2016 年 11 月 9 日）：口疮有愈合趋势，疼痛缓解，仍口干、口苦，大便时干时稀，有排不尽感，2～3 次/d，夜休改善。舌淡红苔白腻，脉细。在原方基础上加黄柏12g，苍术10g，白花蛇舌草15g。7 剂。

五诊（2016 年 11 月 16 日）：口疮痊愈，疼痛缓解，口干、口苦减轻，大便基本成形，排不尽感消失，1～2 次/d，夜休改善。舌淡红苔薄白，脉细。治疗有效，继服上方7 剂。治愈。

按语： 本案为一顽固性口腔溃疡，反复发作，迁延不愈，加之既往"类风湿性关节炎"病史，长期口服非甾体抗炎药，使得口腔溃疡的治疗难上加难。患者多方就医，全面辅助检查均未见明显异常，曾口服抗生素、复合维生素以及外用贴剂均未见明显疗效。中医辨证多有变化，从胃火炽盛到胃阴不足，再到肾阴不足，体现了病情迁延不愈，由标到本的过程，当然后期由于滋补日久，湿热内生，清利湿热也起到较好的疗效。

医案6

张某，男，40岁，2016年5月18日初诊。

口臭半年。口臭、口干，口疮反复发作，身困乏力，胃脘烧灼感，小便黄。可见口腔内多发溃疡，疮面红肿，舌红苔薄黄，脉弦。

辨证：胃热阴虚。

治法：清胃热，养胃阴。

处方：生地15g，麦冬15g，黄芩12g，柴胡12g，黄柏12g，知母12g，薄荷8g，生薏苡仁30g，栀子12g，蒲公英18g，玉竹8g，甘草8g。

7剂，水煎服，每日早晚各1次。

二诊（2016年5月18日）：患者口疮痊愈，口臭明显减轻，乏力减轻，胃脘烧灼基本缓解。继续给予治疗，在原方基础上加荷叶12g。

按语：口疮有实火、虚火之分，实火多为心、肝、脾、胃之热上攻所致，虚火多为阴液不足，虚火上炎。本案属胃阴不足，阳明有余，治则以养胃阴，清胃热为主。

医案7

吴某，女，82岁，2015年9月21日初诊。

反复口腔溃疡4年。患者于4年前无明显诱因出现口腔溃疡，舌体黏膜黏腻不适，伴口干、口苦，纳差等症，病情反复发作。曾口服"复合维生素B、维生素C及多种口腔黏膜贴剂"等均未见明显疗效。现症：口干，晨起口苦，舌体不适，纳可，大便1次/d，质软，小便调，睡眠可。舌红少苔，有裂纹，脉细。

辨证：胃阴不足。

治法：滋阴养胃。

处方：沙参15g，麦冬20g，百合20g，生地20g，火麻仁15g，白芍30g，黄连6g，紫花地丁10g，白及12g，炙甘草6g，枸杞15g，女贞子15g，墨旱莲15g，生山楂15g，苍术10g，厚朴10g，陈皮12g。

5剂，水煎服，每日早晚各1次。

二诊（2015年10月28日）：虽口疮缓解，但舌体黏腻不适，影响说话，口干、口苦，纳可，大便成形，排出困难，1~2次/d，小便调，睡眠可。舌红少苔，有裂纹，脉细。蝉蜕10g，僵蚕10g，姜黄12g，大黄5g，生地18g，葛根20g，苍术12g，黄柏12g，黄芩12g，甘草6g。7剂。

此后诸症缓解，随访患者疾病治愈。

按语：本案舌脉为典型胃阴不足之证。口疮病程较长，病机可由实转虚，临床可见虚实夹杂的复杂证候，治疗应标本兼顾。方中沙参、麦冬、百合、生地滋养肾阴，兼养胃阴、肺阴，重用白芍活血、通络、止痛，黄连、紫花地丁清热解毒，为治疗疮疡要药，白及苦干涩而寒，《本草汇言》中白及"消痈之药也"，有"托旧生新之妙用也"，故为疮疡消肿生肌常用药。

早期由胃阴不足导致，后期由湿邪困阻所致，早期滋阴为法，因没有及时改变治疗方案，导致湿邪困阻进一步加重，后期治疗当以清热利湿为法。加用苍术燥湿，蝉蜕、僵蚕疏风通络，改善患者对于舌体不适感的症状。仅7副药患者症状就全部缓解。

医案8

王某，男，61岁，2016年6月8日初诊。

舌、上下唇灼痛2年余。舌体、上下唇痛，伴口干、口苦，大便先干后稀，1~2次/d，睡眠差。舌尖红苔黄，脉弦细。就诊于第四军医大学口腔医院，诊断为"灼口综合征"。多次治疗均无效。

辨证：胃阴不足。

治法：养阴益胃。

处方：生地 15g，石斛 10g，玉竹 8g，玄参 15g，姜黄 10g，白芍 15g，蝉蜕 10g，僵蚕 10g，生牡蛎 30g，苍术 12g，天花粉 15g，黄柏 12g。

7 剂，水煎服，每日早晚各 1 次。

二诊（2016 年 6 月 15 日）：舌体、上下唇灼痛明显减轻，口干、口苦，大便先干后稀，1 次/d，睡眠改善。舌尖红苔薄黄，脉弦细。继服上方 7 剂。

三诊（2016 年 6 月 21 日）：舌体、上下唇灼样疼痛基本缓解，无口干、口苦，大便成形，1 次/d，睡眠改善。舌淡红苔薄白，脉细。基本治愈。

按语： 本案为胃阴亏虚，虚火上炎之证。治则滋养胃阴为主。生地、石斛、玉竹、玄参滋养胃阴，蝉蜕、僵蚕清热散结，白芍活血止痛，重用生牡蛎咸寒，归肝肾经，可软坚散结，定悸安神。

西医认为的"灼口综合征"，病因不明，没有特效药。中医辨证为胃阴不足，治疗以滋阴养胃为法，方选益胃汤。方中生牡蛎、黄柏有滋肾、坚阴、泻火之功。这个在西医看来属无法解除的疾病，在中医辨证论治的基础上轻松得治。

医案 9

杨某，女，78 岁，2016 年 6 月 29 日初诊。

反复口腔溃疡 1 年。口腔溃疡反复发作，牙龈不适，伴口干、咽干、鼻干，小便频。舌红苔白，脉沉细。

辨证：胃阴不足。

治法：滋阴养胃。

处方：生地 15g，石斛 10g，玉竹 10g，桑叶 10g，葛根 30g，生牡蛎 30g，竹茹 15g，熟地 30g，山萸肉 15g，白芍 12g，天花粉 15g，甘草 5g。

7 剂，水煎服，每日早晚各 1 次。

二诊（2016 年 7 月 6 日）：患者口腔溃疡愈合，口干、牙龈不适、咽干、鼻干等症均明显减轻，遂继服原方 7 剂，口腔溃疡完全愈合。

按语： 本案为胃阴不足，虚火上炎之证。治则以滋养胃阴为主。生地、石斛、玉竹、桑叶滋养胃阴，白芍活血止痛，熟地、山黄肉滋补肝肾，补血滋阴。

第四节　不寐

医案 1

邢某，女，62岁，2015年3月21日初诊。

入睡难易醒半年。心烦，口干、口苦，夜间难以入睡，睡后易醒，醒后再难入睡，常睡3h左右，曾自服柏子养心丸、归脾丸等药，未见显效。舌淡红舌下紫，脉细弦。

辨证：痰热内扰，心肾不交。

治法：清热化痰，交通心肾，养心安神。

处方：半夏12g，橘红15g，白术15g，茯苓15g，远志12g，石菖蒲15g，夜交藤30g，合欢皮20g，黄连3g，夏枯草15g，肉桂3g，竹茹12g，龙眼肉15g，生龙骨（先煎）30g，生牡蛎（先煎）30g。

7剂，水煎服，每日早晚各1次。

二诊（2015年3月28日）：药后诸症改善，能睡4~5h，头晕。舌淡红苔白微腻，脉细弦。上方加白芷12g，川芎12g，泽泻12g。继服5剂。

按语： 胆腑郁热，痰火扰心，心神不宁，治当清热化痰、养心安神。

医案 2

杨某，女，35岁，2015年2月9日初诊。

失眠4年。近来烦躁不安，入睡难，易醒，多梦，口干、口苦，疲乏无力，精神差，严重时彻夜难眠，长期服用安定片等西药，舌红苔白微腻，脉弦细。西医诊断为抑郁焦虑证。

辨证：脾虚血亏，心神失养，神不安舍。

治法：补益心脾，养血安神。

处方：半夏15g，橘红15g，白术15g，茯神15g，枳实15g，黄连3g，桂枝12g，白芍15g，远志15g，石菖蒲15g，夜交藤30g，合欢皮20g，龙眼肉15g，黄精18g，生龙骨30g，生牡蛎30g，郁金12g，炙甘草8g。

20剂，水煎服，每日早晚各1次。

二诊（2015年3月2日）：服上药后烦躁有所改善，睡眠仍需服安定片，但精神好转。舌红苔白腻，脉弦细。上方桂枝易肉桂3g，加炒酸枣仁20g，香附12g，香橼12g。20剂。并嘱其安定片减半量服用。

三诊（2015年3月2日）：服药后睡眠有所改善，但时有反复，口干苦，上腹胀。舌红苔滋腻，脉弦细。上方加厚朴12g，川芎12g。20剂。嘱其尽可能停服西药。

四诊（2015年3月22日）：药后睡眠改善，凌晨5时左右易醒，精神较前好转，西药完全停服，脉舌同前。继服20剂。后随访中医药均停服，现睡眠尚可，情绪稳定，并介绍同事前来就诊。

按语：痰热内扰导致失眠，经久不愈致心肾不交，心神失养，在化痰利胆的同时调补心肾。

医案3

倪某，女，47岁，2014年8月24日初诊。

失眠多梦2年多。在西医院诊断为抑郁症，服用盐酸丁螺环酮片、奥氮平治疗，时轻时重，未能有效控制。近来头晕，疲乏无力，失眠多梦，难以入睡，烦躁，易生气，大便干，3~4d 1次。舌淡苔白齿痕，脉细弦。

辨证：心脾两虚，肝郁气滞。

治法：疏肝健脾，养心安神。

处方：柴胡12g，白芍15g，枳实18g，远志12g，石菖蒲15g，鸡血藤 30g，夜交藤 30g，合欢皮 20g，桃仁 15g，柏子仁 15g，郁金 12g，香附 12g，当归 12g，黄芪 30g，白术 15g，炙甘草 8g。

20 剂，水煎服，每日早晚各 1 次。

二诊（2014 年 9 月 15 日）：服药后睡眠明显改善，入睡快，情绪稳定，疲乏缓解，大便变软，2～3d 1 次，仍有多梦，偶有心烦。脉舌同前。上方加肉桂 3g，黄连 3g，肉苁蓉 15g。继服 20 剂，水煎服，早晚各 1 次。

三诊（2014 年 10 月 20 日）：睡眠明显好转，偶有个别晚上失眠，大便通畅，余无明显不舒。查体甘油三酯 4.8 mmol/L↑，舌淡苔白腻，舌下络脉紫黯，脉沉细。柴胡 12g，白芍 15g，枳实 15g，远志 12g，石菖蒲 15g，夜交藤 30g，合欢皮 20g，柏子仁 15g，黄芪 30g，茯苓 15g，荷叶 12g，肉豆蔻 10g，生山楂 15g，丹参 18g。继服 10 剂，水煎服，早晚各 1 次。

四诊（2014 年 11 月 30 日）：服药后睡眠休息尚好，入睡快，疲乏症状改善，心情较前舒畅，情绪稳定，喜欢与家人同事交流，嘱其继服上方 10 剂后停药。

按语：疏肝解郁，开窍醒神，恢复人体正常节律，使白昼清醒，夜晚安静，有助睡眠。梦多是心神不安，阴不敛阳，不独镇心安神，而是适当清心火效果更佳。甘油三酯升高与其长期昼夜节律不规则，缺乏适当活动量有关，也是肝郁气滞日久，损及脾胃的缘故，在疏肝的基础上稍加健脾化湿，行气活血之品即可。服药近百日，郁证得愈，阴阳和合，精神乃治。

医案 4

崔某，男，65 岁，2015 年 1 月 7 日初诊。

失眠半年。入睡困难，头晕，头闷，注意力不集中，口干，胸闷，气短，尿频，尿不尽，汗出。舌黯紫苔白腻，脉弦细。

辨证：阴阳失调，心肾不交。

治法：调和阴阳，交通心肾，养心安神。

处方：桂枝 12g，白芍 15g，生龙骨 30g，生牡蛎 30g，半夏

12g，栝楼20g，薤白15g，丹参15g，川芎12g，浮小麦50g，芡实15g，山药20g，金樱子15g，炙甘草8g。

10剂，水煎服，每日早晚各1次。

二诊（2015年1月14日）：失眠减轻，夜寐多梦，胸闷缓解，汗出缓解。耳鸣，头晕，尿不尽。舌淡苔白腻，脉沉细。上方加黄芪30g，锁阳15g，乌梅15g。7剂。服药后诸症减轻，基本痊愈。

按语：不寐有很多原因，该案患者为老年男性，阴阳失调，伴有心肾不交的表现，桂枝龙骨牡蛎汤加减交通心肾，调和阴阳，摄纳心神。浮小麦用到50g，养心安神，疗效明显。

医案5

王某，男，39岁，2015年3月11日初诊。

失眠10年。入睡困难，易醒多梦，失眠时颈前侧胀，伴头晕、目涩，食后胃胀，牵及两胁肋胀满，大便不畅。舌淡苔薄白，脉沉细。

辨证：心脾两虚。

治法：补益心脾，安神和胃。

处方：当归12g，白芍15g，生地15g，枸杞12g，远志12g，大腹皮15g，石菖蒲15g，夜交藤30g，山萸肉15g，半夏12g，厚朴15g，炒酸枣仁20g，夏枯草15g，甘草8g。

7剂，水煎服，每日早晚各1次。

二诊（2015年3月18日）：诸症减轻，睡眠改善，疲乏无力，精神差。上方加黄芪30g，黄连3g，肉桂3g。7剂。治愈。

按语：失眠伴有胃胀、两胁肋胀满，是心脾两虚的原因，在养心安神的基础上加补益脾胃之品，"胃不和则卧不安"，腹胀缓解有助于睡眠质量的提高。

医案6

刘某，女，85岁，2015年3月4日初诊。

失眠伴双足肿1月。1月前因感冒后出现失眠、睡眠易醒，伴双足肿，胃脘不适，纳差，二便调。舌淡胖嫩苔白滑，脉弦细。

辨证：风水泛滥。

治法：疏风清热，宣肺行水。

处方：桂枝 12g，柴胡 12g，白芍 15g，黄芪 30g，茯苓 15g，泽泻 12g，茵陈 18g，白术 15g，木瓜 18g，通草 6g，车前子（另包）20g，焦三仙各 15g。

6 剂，水煎服，每日早晚各 1 次。

二诊（2015 年 3 月 11 日）：睡眠改善，双足肿较前有所减轻。舌淡胖苔白，脉弦细。上方加牛膝 15g，熟地 15g，白茅根 40g。7 剂。

三诊（2015 年 3 月 18 日）：睡眠改善，左足肿基本缓解，右足肿。舌淡胖嫩苔白，脉弦细。黄芪 30g，白术 15g，桂枝 10g，茯苓 18g，泽泻 12g，枇杷叶 12g，牛膝 15g，熟地 15g，白茅根 40g，木瓜 18g，夜交藤 30g，丹参 20g，益母草 15g，甘草 8g。7 剂。

按语：患者因外感致风邪侵犯太阳、少阳两经，阳气郁遏不伸，肺失宣降通调，以致风遏水阻，风水相搏，水液潴留体内，泛滥肌肤，发为水肿。方以柴胡桂枝汤加减，并在此基础上加用茯苓、泽泻、车前子、通草利水消肿，茵陈清利脾胃、肝胆湿热，使湿热从小便排出。

医案 7

魏某，女，41 岁，2016 年 3 月 9 日初诊。

入睡困难 2 年。入睡困难，多梦，疲乏无力，手足心热，偶有心慌、气短，平素急躁易怒，工作压力大。舌红苔黄，脉弦。

辨证：肝肾不足，痰热上扰。

治法：滋补肝肾，化痰安神。

处方：半夏 12g，橘红 15g，白术 15g，枳实 15g，黄连 3g，茯神 15g，远志 12g，石菖蒲 15g，麦冬 15g，女贞子 12g，墨旱莲 15g，夜交藤 30g，白芍 15g，合欢皮 20g，炙甘草 8g。

12 剂，水煎服，每日早晚各 1 次。

二诊（2016 年 3 月 16 日）：入睡困难明显好转，多梦症状缓解，疲乏无力、手足心热均减轻，无明显胸闷、气短症状。继服上方12剂，并嘱患者规律生活作息。

三诊（2016年3月23日）：失眠、乏力、手足心热均基本缓解，病愈。

按语：患者中年女性，平素工作压力大，肝气不疏，情志不遂，肝气郁结，肝郁化火，邪火扰动心神，心神不安而不寐。又《医效秘传·不得眠》曰："夜以阴为主，阴气盛则目闭而安卧，若阴虚为阳所胜，则终夜烦扰而不眠也。"方在黄连温胆汤基础上加减，滋补肝肾之女贞子、墨旱莲，化痰安神之远志、石菖蒲，加以解郁之合欢皮，养心安神之夜交藤。

医案8

任某，男，41岁，2015年8月19日初诊。

间断失眠1年，加重1月。失眠，入睡困难，易醒，多梦，畏寒，腰痛，性功能减退。白天精神差，乏力，目干涩，畏光。纳差，大便不成形，1～2次/d，夜尿频。1年来体重下降4kg。面色萎黄，眼睑晦暗，皮肤暗淡无光泽。舌淡红苔白，脉沉细。

辨证：脾肾阳虚，心神失养。

治法：健脾温肾，养心安神。

处方：黄芪30g，党参20g，白术15g，夜交藤30g，熟地15g，枸杞10g，杜仲15g，菟丝子15g，淫羊藿18g，巴戟天15g，陈皮12g，桂枝10g，白芍15g，远志12g，石菖蒲12g，金樱子15g，锁阳15g，甘草8g。

10剂，水煎服，每日早晚各1次。

二诊（2016年9月2日）：失眠，入睡困难，易醒，多梦症状均有所减轻。白天精神差，乏力略有减轻。仍目干涩，畏光，畏寒，腰痛，性功能减退。纳食改善，大便成形，1～2次/d，夜尿频。舌淡红苔白，脉沉细。在上方基础上去石菖蒲，加炒酸枣仁30g，升麻6g，当归12g，丹参30g。10剂。

三诊（2015年9月16日）：失眠，入睡困难，易醒，多梦，目干涩，畏光等症状均已缓解。精神状况佳，无明显乏力、畏寒、腰痛等症。纳食改善，大便成形，1 次/d。仅性功能减退、夜尿频症状改善不明显。舌淡红苔白，脉细。处方：菟丝子 18g，女贞子 12g，枸杞子 12g，金樱子 15g，当归 12g，肉苁蓉 15g，锁阳 18g，白芍 15g，淫羊藿 18g，巴戟天 15g，益智仁 15g，炒酸枣仁 30g，白术 15g，麦冬 15g，黄柏 12g，熟地 30g，焦三仙各 15g。10 剂。服药 10 剂后患者症状完全缓解，病愈。

按语： 本案是典型的脾肾阳虚为主的不寐证，不寐证虽与心、脑关系密切，然而从中医整体观念的角度考虑，五脏六腑皆可致不寐，不应局限于心脑二脏腑。肾阳充养脑髓，不足则脑髓失养，故见白天疲惫，夜间不寐。脾阳不足则纳差、腹泻、畏寒肢冷。命门火衰，则腰痛、性功能减退、夜尿频。治疗温肾健脾为主，使肾阳充足，脑髓充养，不寐缓解。

第五节　痤疮

医案 1

景某，女，34 岁，2016 年 9 月 7 日初诊。

颜面痤疮 4 月余。4 月前出现颜面痤疮，自服"复方珍珠暗疮片"无效，自觉手足冰凉，偶有头晕，纳可，眠可，大便干燥，1 次/d，小便黄。月经规律，量少，色正常，经期乳房胀痛。舌黯红苔白腻，脉弦细。目前备孕期，要求调理身体利于备孕。

辨证：湿毒互结。

治法：解毒化湿。

处方：黄芪 30g，白术 15g，防风 12g，白芷 15g，玄参 15g，连翘 15g，柴胡 12g，赤芍 15g，白蒺藜 12g，当归 12g，川芎 12g，枳实 15g，茯苓 15g，丹皮 15g，桃仁 15g，苍术 12g，益母草 15g，甘草 6g。

7剂，水煎服，每日早晚各1次。

二诊（2016年9月14日）：颜面痤疮减轻，仍手足冰凉，易汗出，腰酸，大便不干，1次/d，眠可。服药后乳房胀痛减轻。舌质黯红苔白，舌面可见瘀斑，舌下脉络迂曲，脉沉。生地15g，麦冬15g，连翘15g，赤芍12g，白芷12g，苍术12g，生薏苡仁30g，川芎12g，紫花地丁15g，益母草15g，甘草6g。7剂。

三诊（2016年9月21日）：服药后诸症减轻，颜面痤疮减轻，仍手足冰凉，易汗出，腰酸等症均减轻。舌红苔白，脉弦细。予上方基础上加生牡蛎30g。7剂。服药后诸症缓解，未诉不适，情绪改善，基本治愈。

按语：本案患者以痤疮为主证，兼有月经不调，为备孕调理身体而就医。初诊可见颜面痤疮，手足冰凉，头晕，便秘，乳房胀痛，归属气滞血瘀范畴，气血不畅，瘀血、湿毒等病理产物难以排出体外，湿浊上犯，表现为痤疮，故治疗以行气、活血、化瘀、利湿为主，考虑到病程长，为备孕而来，当注重扶助正气，故在此基础上加用玉屏风散补气健脾固卫。二诊从月经的色量、乳房胀痛的减轻可见行气活血之功已显现，而痤疮尚未消退，从症状表现为阴津耗伤，湿毒余邪未清，故治疗上及时随证更方，治疗以养阴和营，除湿解毒为法，疗效显著。三诊表现为肾阴不足，故在前二方的基础上加生牡蛎散结止汗。

痤疮一证，看似为皮肤病、外科病，实则常与气血、阴阳、脾肾相关，常常是脾、肾、肝疾病的外在表现，兼证而已。临床上很多患者多以痤疮来就诊，详细询问病情后发现，伴随而来的还有很多症状，往往因为表现不明显，或未能"使病人所苦"，被患者忽视，或被认为是亚健康的一种。

医案2

张某，女，40岁，2016年10月12日初诊。

颜面痤疮3月。患者于3月前进食辛辣之品后出现颜面痤疮，经西药外用无效。红肿，疼痛，大便干，小便黄。舌红苔白，脉弦细。

辨证：热毒壅滞，瘀血内结。

治法：清热解毒，凉血散瘀。

处方：野菊花12g，蒲公英15g，紫花地丁12g，柴胡12g，黄芩12g，乌药10g，白芷12g，茯苓15g，泽泻12g，丹皮12g，桑白皮15g，生薏苡仁30g，赤芍12g，玄参15g，连翘15g，甘草8g。

10剂，水煎服，每日早晚各1次。

二诊（2016年10月26日）：患者痤疮明显减轻，创面无明显红肿及疼痛，大便软，小便不黄。继用原方10剂，此后基本治愈。

按语：患者中年女性，过食辛辣之品，循经上熏，血随热行，上蒸于颜面，加之肺胃积热，久蕴不解，化湿生痰，痰瘀互结，发为痤疮。治疗上应用五味消毒饮加减，加利湿通淋之品，使热邪有所出路，引热下行，达到清热之功。

医案3

李某，男，19岁，2016年9月14日初诊。

颜面痤疮4年。患者于4年前无明显诱因出现颜面痤疮，痤疮红肿，根盘紧束，无痛不痒，手足心热，晨起口苦，眠差，梦游，伴流涎，纳可，大便不干，2~3d一行，小便调。舌质淡，边尖红，苔白，脉沉细。

辨证：肝肾亏虚，湿毒内蕴。

治法：滋补肝肾，清热解毒。

处方：野菊花10g，蒲公英15g，紫花地丁12g，柴胡12g，连翘15g，玄参15g，白芷12g，茯苓15g，黄柏10g，苍术12g，生薏苡仁30g，甘草5g。

7剂，水煎服，每日早晚各1次。

二诊（2016年9月21日）：痤疮明显减轻，疮面无明显红肿，根部变软，大便软，1次/d，睡眠改善，梦游频率明显减少，无明显流涎。舌质淡红苔白，脉沉细。效佳，继续服用原方治疗。12剂。

三诊（2016年9月28日）：痤疮明显减轻，无红肿，手足心热、口苦、梦游等症缓解，继续服用原方12剂。此后基本痊愈。

按语： 患者虽无明显诱因，但是考虑到患者学业负担较重，压力较大，肝气不舒在先，长期熬夜学习，劳累过度，肾气亏虚在后，加之睡眠欠佳，时常梦游，流涎等症，是肾虚不固，虚火热扰心神，上犯于面的表现。治疗上在清热解毒的基础上辅以疏肝理气、滋肾除湿、坚阴降火为法。疗效甚佳。

医案4

周某，女，26岁，2015年4月8日初诊。

间断痤疮6年。颜面部痤疮，时作时止，下颌部散在颗粒样红疹，后背痤疮较重，伴畏寒，纳少，二便调，眠可。舌红苔白微腻，脉弦。

辨证：湿热壅盛。

治法：清热祛湿，解毒疗疮。

处方：丹皮12g，麦冬15g，生地15g，石斛10g，黄芩12g，知母12g，桑白皮15g，茯苓15g，生薏苡仁30g，白芷12g，玄参15g，皂角刺15g，连翘15g，桂枝10g，黄柏12g。

7剂，水煎服，每日早晚各1次。

二诊（2015年4月22日）：服药后痤疮明显减轻，停药后有所反复。颜面烘热，畏寒，眠差梦多，手心热发痒。舌淡胖苔薄白，脉弦细。上方加桑叶15g，生牡蛎30g。10剂。

按语：《素问·生气通天论》云："汗出见湿，乃生痤痱。劳汗当风，寒薄为皶，郁乃痤。"湿、瘀、毒邪互结，流侵于肌肤，背为阳，督脉循行所在，诸阳汇聚于此，首先受邪，故后背痤疮较重，治疗当清热祛湿，解毒疗疮。

医案5

张某，女，40岁，2015年3月4日初诊。

胃脘胀，小腹凉，大便成形，便不尽感，1次/d，手、颜面胀满，唇周痤疮，体胖。舌淡苔白，脉弦细。

辨证：脾虚湿盛。

治法：健脾祛湿。

处方：党参20g，白术15g，茯苓15g，白芍12g，厚朴15g，白芷12g，半夏12g，槟榔12g，大腹皮15g，芡实15g，生薏苡仁30g，黄芪30g，佩兰12g，泽泻12g，连翘15g，甘草6g。

14剂，水煎服，每日早晚各1次。

二诊（2015年4月20日）：胃胀等症缓解，痤疮，体胖，舌红苔白，脉沉细。五味消毒饮加减，野菊花12g，蒲公英15g，地丁15g，柴胡12g，黄芩12g，乌药10g，白芷12g，茯苓15g，泽泻12g，丹皮12g，桑白皮15g，生薏苡仁30g，赤芍12g，玄参15g，连翘15g，甘草8g。10剂。

按语：脾虚湿盛，日久热毒瘀滞，湿浊上犯于头面，可见痤疮。虽为皮肤疾病，但实为脾胃湿热，毒邪上犯所致。治疗除清热解毒，仍需健脾祛湿。

第六节　汗证

一、盗汗

医案1

赵某，男，51岁，2014年12月6日初诊。

昼夜汗出1年半，以晚上汗出为重。入睡后头身皆汗，甚时大汗淋漓，枕巾被褥潮湿，自述晚上要换2~3次内衣，平素怕冷易感冒，疲乏无力，近日又咳嗽咯黄痰，大便先干后软。舌黯红苔腻微黄，脉弦细。

辨证：气阴两虚，阴虚火旺。

治宜：益气固表，滋阴清热，止汗。

处方：黄芪30g，当归12g，白芍15g，黄芩12g，黄柏12g，熟地 15g，生地 15g，浮小麦 40g，生龙骨（先煎）30g，生牡蛎（先煎）30g，桔梗 12g，桑白皮 15g，知母 12g，橘红 15g，麻黄根 15g。

7 剂，水煎服，每日早晚各 1 次。

二诊（2014 年 12 月 13 日）：咳嗽止，咯痰少，自汗盗汗症状明显改善，但夜间仍有汗出，怕冷怕风。舌黯红苔腻，脉弦细。黄芪 30g，白术 15g，防风 12g，当归 12g，黄芩 12g，黄柏 12g，熟地 15g，生地 15g，浮小麦 30g，生牡蛎（先煎）30g，生龙骨（先煎）30g，桑叶 12g，桂枝 12g，麻黄根 15g，金樱子 15g，五倍子 12g，大腹皮 12g。7 剂。

三诊（2014 年 12 月 20 日）：药后晚上仍有微微汗出，手心热，精神尚好，夜间睡觉不再换内衣，怕风之症未消。舌黯红苔微腻，脉弦细。效不更方，在上方基础加五味子 12g，知母 12g，石膏 30g。7 剂。服后高兴告之汗出之症消失，精神尚好。嘱其服用玉屏风散泡茶饮之，以固其效，善其后，固其表。

按语：气阴两虚，阴不敛阳，阴阳不和则汗出。在玉屏风散的基础上加滋阴降火的当归六黄汤敛阴止汗、重镇和营之品，阴阳和则汗止。

医案 2

李某，女，67 岁，2015 年 3 月 21 日初诊。

夜间汗出 3 月余。患者自述每到晚间睡觉从颈部到下肢全身汗出，湿透内衣，多时换 4 次内衣，疲乏无力，怕风，食欲尚可，大便成形，面色萎黄。舌淡苔白微腻，脉沉细弦。

辨证：气血两虚，阴虚火旺。

治法：益气养血，滋阴泻火，止盗汗。

方药：黄芪 30g，当归 12g，生地 15g，熟地 15g，黄芩 12g，黄柏 12g，黄连 3g，浮小麦 40g，生龙骨 30g，生牡蛎 30g，芡实 15g，金樱子 15g。

7 剂，水煎服，每日早晚各服 1 次。

二诊（2015 年 3 月 28 日）：服药后汗出明显减少，情绪好转，疲乏缓解，唯有颈部和胸前夜晚仍有微汗，效不更方，上方加麻黄根 15g。继服 7 剂。

按语：《素问·宣明五气》曰："五藏化液，心为汗。"患者为老年女性，平素忧思多虑，损伤心脾，致心脾气血不足，病程日久，伤阴耗液，阴津被扰，不能自藏而外泄，发为汗证，方用当归六黄汤滋阴降火，加用浮小麦、生龙骨、生牡蛎、金樱子、芡实固涩敛汗。二诊颈部和胸前夜晚仍有微汗，原方基础上加用麻黄根固表止汗，可愈。

医案 3

宇文某，女，5 岁，2015 年 3 月 4 日初诊。

盗汗 2 年。初入睡时后背盗汗，2h 后自行缓解。口腔溃疡，花剥苔，挑食，半年来体重下降明显，二便调。舌淡嫩苔白花剥，脉弦。

辨证：脾肾两虚。

治法：健脾补肾。

处方：党参 6g，白术 8g，茯苓 8g，半夏 5g，陈皮 6g，白芍 8g，生牡蛎 10g，生龙骨 10g，乌梅 6g，生薏苡仁 15g，佩兰 6g，焦三仙各 6g，甘草 3g。

5 剂，水煎服，每日早晚各 1 次。

二诊（2015 年 3 月 18 日）：纳食改善，盗汗减轻，仍有口腔溃疡。舌淡红苔白花剥，脉弦。桂枝 6g，白芍 6g，生龙骨 10g，生牡蛎 10g，浮小麦 10g，菊花 5g，当归 6g，蝉蜕 6g，麦冬 8g，甘草 3g，黄芪 8g，白术 8g，茯苓 10g。5 剂。服药后病情好转，基本痊愈。

按语：幼儿盗汗是阴阳不和、阴不敛阳所致。挑食、消瘦、口腔溃疡加重阴虚，治当补气健脾，滋肾养阴，使阴阳和，则汗自止。

二、自汗

医案1

马某，女，29岁，2016年5月6日初诊。

自汗2年。患者于2年前过度劳累后出现自汗，活动后加重，手足心汗出，手足心热，背部汗出明显，夏季腰痛，大便时干时稀，1~2d一行。多方就医无效。舌黯红少苔，舌下脉络迂曲，脉沉缓。

辨证：气阴两虚，肾阴亏耗。

治法：益气养阴，滋补肾阴。

处方：黄芪30g，当归12g，白芍15g，生地15g，熟地15g，黄柏12g，黄芩12g，桂枝12g，女贞子12g，茜草15g，桑叶15g，浮小麦30g，生牡蛎30g。

7剂，水煎服，每日早晚各1次。

二诊（2016年5月6日）：患者汗出明显减少，大便成形，腰痛基本缓解，疗效佳。继用原方服用7剂后病愈。

按语： 患者劳累后患病，活动后加重，为气虚之象。腰痛、手足心烦热为肾阴亏虚之征，故治以益气滋肾为主，方选牡蛎散合当归六黄汤加减。加白芍、桂枝以调和营卫；加女贞子以养阴；患者病史2年，久病多瘀，舌黯红，舌下脉络迂曲为血瘀之象，茜草、桑叶均有苦寒之性，故加入以取其凉血祛瘀之效。

医案2

康某，男，26岁，2016年9月7日初诊。

手心汗出1年余。手心汗出，于紧张时明显加重，口干、口黏、口中异味，乏力，大便不成形，深褐色，1~2次/d。面色偏红，舌红苔白，脉弦。

辨证：肝胆湿热，心气不足。

治法：清利湿热，益气养心。

处方：生黄芪30g，当归12g，黄连3g，黄芩12g，熟地18g，白芍 15g，柴胡 12g，生山药 15g，芡实 15g，浮小麦 30g，丹皮 12g，苍术 12g。

7 剂，水煎服，每日早晚各 1 次。

二诊（2016 年 9 月 14 日）：手心汗出减轻，于紧张时加重不明显，口苦、口干、口黏，口中异味，乏力等症均减轻，大便不成形，深褐色，1～2 次/d，小便黄。舌红苔白，脉弦。生黄芪 30g，生地 20g，黄柏 12g，黄芩 12g，熟地 18g，当归 12g，浮小麦 30g，丹皮 12g，苍术 12g，生薏苡仁 30g，车前子 20g。7 剂。

三诊（2016 年 9 月 21 日）：手心汗出明显减轻，紧张时未再加重，口苦、口干、口黏，口中异味等症基本缓解，乏力，大便基本成形，1～2 次/d，睡眠欠佳。舌红苔白，脉弦。生黄芪 30g，生地 20g，黄柏 12g，黄芩 12g，熟地 18g，当归 12g，浮小麦 30g，丹皮 12g，苍术 12g，生薏苡仁 30g，车前子 20g，桑叶 8g，仙鹤草 30g，生龙骨（先煎）30g，生牡蛎（先煎）30g。7 剂。治愈。

按语：本案为年轻男性，平素工作压力大，情绪波动大，容易紧张。汗出是阴阳不和，腠理不固，津液外泄所致，本案但见手心汗出，情绪紧张则重，手为三阴经循行部位，汗为心之液，日久汗出，必耗伤心阴，且汗出必有气虚失摄的表现，情绪波动，引动肝气不舒，加之年轻体壮，肝火偏旺，观察面色偏红，伴见口苦、口黏等症，是邪热郁蒸，湿热内生，津液外泄所致之汗证。治疗当以当归六黄汤为主化裁，加清热敛汗镇静之桑叶、生龙牡等品而取效。

第七节 心血管和代谢性疾病

一、高尿酸血症

陈某，男，58 岁，2014 年 10 月 6 日初诊。

患者平素喜食肉类食物，近日查体尿酸 573.90μmol/L，甘油三酯 2.09mmol/L↑，饮食及二便正常，口干，体胖身重感明显，余无明显不舒。舌红苔白腻，脉弦细。

辨证：脾肾两虚，湿浊瘀阻。

治法：健脾益肾，泄浊化瘀。

处方：生地 15g，赤芍 12g，白术 15g，钩藤 12g，鸡血藤 30g，丹参 30g，生山楂 15g，牛膝 12g，泽泻 12g，荷叶 12g，茯苓 15g，木瓜 15g，秦艽 12g，川芎 12g，伸筋草 18g，白茅根 30g，车前子 20g。

14 剂，水煎服，每日早晚各 1 次。

二诊（2014 年 10 月 26 日）：服药后自感身轻舒适，余无明显变化和不舒。舌红苔白微腻，脉沉细。嘱其继服原方 28 剂，服后检验相关指标。

三诊（2014 年 11 月 23 日）：服药后未有明显不舒，检验报告示：尿酸 407.60μmol/L，甘油三醇 1.99mmol/L↑，谷丙转氨酶 42.30U/L，间接胆红素 14.30μmol/L。舌淡红苔微腻，脉沉细。上方加茵陈 18g，焦神曲 15g，陈皮 12g。继服 14 剂。

按语： 尿酸升高、血脂升高都是痰湿蕴脾的表现，该患者素体肥胖，喜食油腻之品。湿浊过重，甚至影响到肝之疏泄功能，可见肝功异常。治疗上以健脾祛湿为主，佐以活血凉血化瘀之品。复查血脂、尿酸均明显好转。

二、高脂血症

黄某，男，50 岁，2012 年 11 月 4 日初诊。

患者头晕，睡眠差，疲乏无力，易劳累，偶有胃脘隐痛，大便偏干，2d1 次，眼睛干涩，平素应酬多，喜饮酒，喜食海鲜鱼类食物。舌淡红苔白微腻，脉细无力。近日体检报告：总胆固醇 6.23mmol/L，甘油三酯 2.78mmol/L，低密度脂蛋白 3.8mmol/L，尿酸 517μmol/L，前来就诊求中医治疗。

辨证：脾肾两虚，痰浊互结。

治法：健脾补肾，化痰泄浊。

处方：黄芪 30g，白术 18g，茯苓 15g，升麻 10g，益智仁 12g，菟丝子 12g，远志 12g，泽泻 12g，牛膝 12g，陈皮 12g，焦麦芽 15g，生山楂 15g，枳实 15g，石菖蒲 12g，党参 15g，枸杞 12g，丹参 15g，当归 12g，黄连 5g，甘草 8g。

14 剂，水煎服，每日早晚各 1 次。

嘱忌食海鲜等含嘌呤类食物。

二诊（2012 年 11 月 18 日）：药后疲乏无力改善，仍有轻微头晕头痛，偶打嗝。舌淡苔白腻，脉沉细。上方加羌活 12g，细辛 5g。继服 14 剂。

三诊（2012 年 12 月 30 日）：药后诸症改善，矢气多，大便成形变软，每天 1 次，但仍感疲乏无力，晨起刷牙时牙龈出血，舌淡红苔腻，脉沉细。黄芪 30g，白术 18g，茯苓 15g，益智仁 15g，菟丝子 15g，党参 15g，麦冬 15g，五味子 12g，丹参 15g，牛膝 12g，生山楂 15g，枳实 15g，石斛 12g，黄精 15g，远志 12g，石菖蒲 12g，当归 12g，葛根 30g，仙鹤草 20g，炙甘草 8g，大枣 3 枚。继服 14 剂。

四诊（2012 年 2 月 24 日）：外出劳累受凉，咽痒，咳白痰，精神差。舌淡苔白，脉弦细。查体检验报告示：总胆固醇 5.4mmol/L，甘油三酯 2.04mmol/L，尿酸 465μmol/L，上方加川芎 12g，防风 12g，白芷 12g，桔梗 12g。继服 7 剂。

五诊（2012 年 3 月 3 日）：药后诸症有所改善，大便成形，2～3d 1 次，小便频，夜尿多，仍感疲乏无力，余无明显不舒。舌淡苔微腻，脉弦细。黄芪 30g，当归 12g，党参 18g，白术 15g，陈皮 12g，益智仁 15g，丹参 18g，川芎 12g，熟地 15g，生地 15g，枸杞 12g，巴戟天 15g，淫羊藿 18g，赤芍 15g，生山楂 18g，木瓜 15g，牛膝 12g，枳实 15g，菟丝子 15g，远志 12g，石菖蒲 15g，茯苓 15g，泽泻 15g。蜜制成丸，每次 6g，每天服 2 次，嘱其服用 2

月时间。丸剂服后于 6 月 6 日检验报告示：尿酸 376μmol/L，甘油三酯 1.7mmol/L，嘱其日常饮食中注意调理，少食滋腻，清淡为主。随后在几次体检中各项数值保持在正常范围内。

按语：本案诊断为高脂血症、高尿酸血症，中医辨证为脾肾两虚、痰浊互结。脾为生痰之源，脾喜燥而恶湿。健脾祛湿，加强脾运化水湿的能力，后期丸药中加大补肾的力度，滋补先天之精，培补后天之本，从肾主水，脾主运化的角度，祛水湿，断源流。

三、高血压病

党某，男，45 岁，2015 年 1 月 28 日初诊。

高血压病 6 年。血压偏高，未服药时血压 160/100mmHg，咳嗽，咯痰多，色白，大便偏干，2～3d 一行，再无其他不适。舌红苔腻，脉弦。

辨证：痰湿上扰。

治法：化痰利湿。

处方：半夏 12g，橘红 15g，栝楼 20g，白术 15g，牛膝 12g，玄参 15g，天麻 12g，夏枯草 15g，杜仲 15g，柴胡 12g，白芍 15g，丹皮 12g，川芎 12g，钩藤 10g，甘草 8g。

7 剂，水煎服，每日早晚各 1 次。

服药期间血压维持在 154/98mmHg～140/87mmHg 之间。

二诊（2015 年 2 月 11 日）：服药后无特殊不适，咳嗽咯痰明显缓解，仅咽部少量痰，二便调。舌红苔白，脉弦细。上方加荷叶 12g，决明子 20g。14 剂。服药期间血压维持在 144/93mmHg～133/78mmHg 之间。

三诊（2015 年 3 月 4 日）：患者自觉服药后血压控制较好，共服用 18 剂。服药后无特殊不适，偶有腰痛。舌淡红苔白，脉沉细。上方加续断 15g，菟丝子 15g，生牡蛎 30g。14 剂。服药后血压控制较理想，稳步下降，维持在正常范围内。

按语：在没有口服西药降压药的情况下，单纯口服中药辨证论治，疗效也是明显的。而且从长远角度看，西药降压药需要长期口服，一旦停药血压随即反弹，不能随意中断药物，可以说是终身服药，而且一旦血压控制不佳，即需要在原有降压药的基础上加量服用或者加服不同作用机制的降压药，如果血压监测不严格，长期疏漏对血压的监测，很容易出现在不知情的情况下血压升高，那么不管是降压药降压效果不佳，还是疏于对血压的监测，都会使高血压的并发症发生，比如冠心病、糖尿病、高脂血症等。而中药降压的原理是通过调整人体的整体状态，以达到阴平阳秘，精神乃治的平衡状态，则血压自然不会升高，这也就是从根本上实现了血压平稳的目的。通常采用的方法有化痰降浊法、平肝潜阳法、养阴和阳法、益气养血法、活血化瘀法、补肾填精法等，本案便是一例典型的痰湿中阻，上蒙清窍，清阳不升证，用化痰祛湿，健脾和胃之法，方选半夏白术天麻汤合天麻钩藤饮加减，使湿浊化，清阳升，血压降。

四、心悸

医案1

李某，男，63岁，2015年11月30日初诊。

心慌半年。难以入睡，易醒，疲乏无力，怕冷，大便先干后溏，在当地多次服用中药，见效甚微。舌淡苔白腻，脉结代。心电图示：室性早搏。

辨证：心阳虚衰，心神失养。

治法：温补心阳，安神定悸。

处方：炙甘草汤加减。

炙甘草15g，生地15g，麦冬15g，当归12g，党参20g，炒酸枣仁20g，桂枝12g，白芍15g，夜交藤30g，干姜6g，麻子仁20g，阿胶（烊化）10g。

7剂，水煎服，每日早晚各1次。

二诊（2015年12月7日）：药后自觉心胸多年来少有的舒适，

精神也较前好转，入睡快，但仍有易醒，大便畅。舌淡苔白，脉律齐。上方加远志12g，石菖蒲15g。7剂。药后随访：睡眠改善，心悸除，未再就诊。

按语： 心悸病位在心，与肝脾肺肾均有关系。此类病患临床常表现为心中动悸不安，故在治疗上可加入安神之品，因虚者常配以养血安神之品，因实者，多配重镇安神药物。该患者一派心虚之象，加之睡眠差，故在炙甘草汤基础上加酸枣仁、夜交藤以养血安神。加当归、白芍乃取四物汤之意，以加强原方养阴生血之效。

医案2

张某，女，70岁，2015年11月4日初诊。

间断心慌3月。3月前感冒后出现心慌，间断发作，每日平均发作2次，不发作时如常人，大便2次/d，量多，大便中夹有少量黏液，进食辛辣及寒凉食物后便溏，眠差。舌黯红苔白，脉弦细。心电图示：窦性心律，心电图大致正常范围。

辨证：心脾两虚，心神失养。

治法：健脾养心，安神定悸。

处方：桂枝12g，白芍15g，生牡蛎30g，生龙骨30g，远志12g，石菖蒲15g，党参20g，麦冬15g，五味子12g，山药20g，芡实15g，炙甘草8g。

7剂，水煎服，每日早晚各1次。

二诊（2015年11月11日）：患者心慌症状基本缓解，大便成形，1次/d，睡眠改善。继服上方7剂。此后病愈。

按语： 本案选桂枝甘草龙骨牡蛎汤加减以养心健脾、安神定悸，并有调和阴阳之效。方中桂枝以温心阳，炙甘草益心气，龙骨、牡蛎以重镇安神定悸，党参、山药、芡实以健脾益气，麦冬、五味子、白芍养心阴，以取"阳得阴助而生化无穷"之意，远志、石菖蒲以安神。

第八节　杂病

一、慢性荨麻疹

刘某，女，40岁，2010年8月3日初诊。

全身反复荨麻疹3年，近3d来又发作。时起时消，早晚较剧，痒甚，服过敏药后减轻，停药后仍复发。自觉与食物季节无关。查其四肢散发大小不等，形状不一的粉红色风团样扁平皮疹，周围红晕，部分皮疹融合成片，可见搔痕血痂，大便溏，汗出，口干。舌淡红，苔腻微黄。

辨证：血虚风甚，腠理不固。

治法：养血祛风，调和营卫，止痒。

方药：桂枝12g，白芍12g，川芎12g，当归12g，生地15g，牛膝12g，蝉蜕10g，地肤子12g，白鲜皮12g，熟地15g，防风12g，柴胡12g，黄芩12g，白术15g，丹皮12g，沙参15g。

14剂，水煎服，每日早晚各1次。

二诊（2010年9月15日）：头晕，皮肤痒减，斑疹发作次数明显减少，大便成形偏干，外出活动头面部出风疹块，手心热。舌红苔微黄，脉弦细。以玉屏风合荆防四物汤为基础加减。

方药：荆芥12g，防风12g，当归12g，白芍12g，赤芍12g，川芎12g，白鲜皮12g，地肤子12g，熟地15g，桂枝12g，黄芪15g，麦冬15g，栝楼12g，何首乌15g，干姜10g，甘草6g，大枣3枚。14剂，水煎服，每日早晚各1次。

三诊（2010年10月5日）：近日天气降温，外出遇风头面部则出风疹块，皮肤痒，但较前明显减轻，大便干。舌红苔微黄，脉弦细。在上方基础上加白术15g，继服14剂，水煎服，早晚各1次。服药期间未再发作，嘱其用原方再服14剂。半年后随访，未再复发。

按语：该病多因素体虚弱，加之风邪侵袭人体，浸淫血脉，内不得疏泄，外不得透达，郁于肌肤腠理之间所致。因痒自风来，故止痒必先疏风，该方即是在养血活血的基础上加入疏风止痒之品，全方取"当归饮子"之意，使祛邪与扶正兼顾，既能祛风止痒，又可养血活血以助疏风，使血脉调和而疾病自愈。

二、遗精

宋某，男，25岁，2015年6月14日初诊。

遗精3年余，近来加重。每周2~3次，疲乏无力，尿频，腰困，多梦，有手淫不良习惯。舌淡苔白微腻，脉沉细。

辨证：脾肾两虚，精关不固。

治法：健脾补肾，固摄精关。

处方：柴胡12g，桂枝12g，白芍15g，生牡蛎30g，金樱子15g，芡实15g，锁阳15g，益智仁15g，山药20g，乌药10g，五倍子12g，肉苁蓉15g，山萸肉15g，黄柏12g，黄精20g。

7剂，水煎服，每日早晚各1次。

二诊（2015年6月21日）：服药期间遗精1次，腰困减，小便次数减少，脉舌同前。上方加乌贼骨30g，生龙骨（先煎）30g，继服7剂，水煎服，每日早晚各1次。

三诊（2015年6月28日）：梦遗止，疲乏无力有所改善，精神好转，口干。舌淡红苔白，脉细。上方加麦冬15g，继服7剂，水煎服，每日早晚各1次，并嘱其再服金锁固精丸2周，以固疗效。

按语：遗精的基本病机为肾失封藏，精关不固。其病位在肾，与心肝脾三脏关系均密切相关。患者为青年男性，屡犯手淫，日久肾虚精亏，故而发病，临床表现一派虚弱之象，治疗以补肾固精为主，方中加锁阳、山萸肉、黄精补肾益精，加生牡蛎、金樱子、芡实、五倍子涩精止遗，方中山药、乌药、益智仁取缩泉丸之意，全方共求补肾涩精之效。

三、遗尿

薛某，女，24 岁，2015 年 9 月 13 日初诊。

患者近半年来，疲乏无力，烦躁，大笑与咳时遗尿，近几天有时活动稍用力或走路快时也有尿液自出。舌体胖大，边有齿痕，脉细沉无力。

辨证：脾肾阳虚，固摄无力。

治法：健脾益肾，固气缩尿。

处方：黄芪 30g，白术 15g，升麻 8g，益智仁 15g，乌药 10g，山药 20g，芡实 15g，金樱子 15g，茯苓 15g，补骨脂 15g，菟丝子 15g，甘草 6g。

7 剂，水煎服，每日早晚各 1 次。

二诊（2015 年 9 月 27 日）：药后遗尿明显减少，偶有用力则尿出，大便不畅。舌淡苔白，舌体胖大，边有齿痕，脉沉细无力。上方加山萸肉 15g，当归 12g，桃仁 15g。继服 7 剂而愈。

按语：该患者为青年女性，临床症状却表现为虚弱之证，故治疗以健脾益气、补肾锁尿为法，选补中益气汤合缩泉丸加减。方中黄芪、白术、升麻、甘草健脾益气，益智仁、乌药、山药取缩泉丸以补肾锁尿，芡实、金樱子、补骨脂、菟丝子、茯苓以温阳缩尿止遗。

四、耳鸣

张某，男，62 岁，2015 年 10 月 28 日初诊。

耳鸣 5 月余，近日加重。5 月前无明显诱因出现耳鸣，其后住院治疗，诊断为神经性耳鸣，给予营养神经、扩血管等药物治疗，效果不明显，听力下降，右耳鸣较重，多梦易醒，心烦，二便正常。舌淡红苔白，脉弦细。

辨证：肝肾不足，虚火扰心，阴阳失调。

治法：调补肝肾，养心安神，调和阴阳。

处方：柴胡12g，黄芩12g，半夏12g，桂枝12g，白芍15g，泽泻15g，山萸肉15g，茯苓15g，猪苓8g，白术15g，荷叶10g，生牡蛎（先煎）30g，葛根20g，甘草6g。

7剂，水煎服，每日早晚各1次。

二诊（2015年11月4日）：药后耳鸣减轻，次数减少，睡眠改善，情绪稳定，自述是患病以来，自感少有的轻松，口干。舌淡苔白，脉弦细。效不更方，继用上方加乌梅15g，金樱子15g。15剂，水煎服，每日早晚各1次。后诸症基本痊愈，偶有失眠后第2d耳鸣发作，但时间较短，未再服药。

按语：小柴胡加桂枝汤可治内外杂病营卫气血经脉不通之病，加泽泻、猪苓，导热从水道去，有肝肾以调达，虚火以外出之妙。

五、喜唾

李某，男，63岁，2016年3月12日初诊。

自幼喜唾，近2月来加重。患者自幼唾液多，说话、吃饭之时更是不断涌出，常遭家人责骂，时轻时重，近2月来又有加重，唾液稀黏，吐之不利，就诊时未坐定先在水池唾之，切脉之时，又起身唾之，饮食欠佳，二便正常，再无明显不舒。舌淡苔白体胖，脉细缓。

辨证：脾胃虚寒，痰涎上溢。

治法：健脾益气，化痰止涎。

处方：党参20g，白术15g，茯苓15g，半夏12g，橘红12g，竹茹12g，吴茱萸3g，干姜10g，焦三仙各15g，木香6g，炙甘草6g。

6剂，水煎服，每日早晚各1次。

二诊（2016年3月19日）：服上药后唾液减少，脉舌同前。上方加益智仁15g，山药15g。继服6剂。

三诊（2016年3月26日）：服上药后唾液减少，食欲增加，舌淡苔白，脉虚缓。效不更方，上方加乌贼骨30g。继服6剂。

患者系保洁工，偶在街上散步时碰到，告诉其嗣后用本方连服2次，诸症消失。

按语：脾在液为涎，脾精、脾气充足则涎液化生适量，不溢口外，"涎出于脾而溢于胃"，脾胃不和，脾气不固，可致上症。病患属顽疾，日久虚寒内生，故健脾和胃温中化湿以敛涎。

六、手足冰凉

高某，女，27岁，2014年11月5日初诊。

手足冰凉近10年。手足冰凉，无汗，且从未汗出，易患口腔溃疡，大便完谷不化，成形，但排出困难，2～3d一行，痛经。舌淡苔白腻，脉沉细。

辨证：脾肾阳虚。

治法：健脾补肾，温阳散寒。

处方：当归12g，熟地15g，黄芪30g，白芍15g，淫羊藿15g，白术15g，山萸肉15g，附子8g，枳实15g，巴戟天15g，川芎12g，小茴香6g，木瓜18g，鸡血藤30g，甘草8g。

14剂，水煎服，每日早晚各1次。

二诊（2014年11月12日）：手足冰凉减轻，时有汗出，痛经已消失，大便正常，无其他不适。舌淡苔白，有齿痕，脉沉细。上方加干姜8g，吴茱萸3g。7剂。疾病基本痊愈。

按语：口疮，并非热证可致，气虚阳浮亦致，气虚，虚阳上浮，不能温运口腔经脉，则生口疮，加之一派阳虚之象，故以温阳健脾补肾为法。长期手足冰凉无汗、痛经、排便困难，首先想到的是气血亏虚、气血不畅，病程长久，又见白腻苔，脾虚已成，故考虑为脾肾阳虚，气血两亏。患者虽手足冰凉日久，但尚属年轻，温肾健脾、活血补气后明显病情好转。二诊稍做加减即药到病除。

七、潮热

杨某，女，60岁，2014年12月3日初诊。

潮热3月。3月前行乳房切除术，术后出现潮热，心神不宁，睡眠差，胃胀，胃酸，纳可，二便调。舌红苔白腻，脉弦细。

辨证：胆胃不和，痰热内扰。

治法：清胆和胃，理气化痰。

处方：半夏12g，竹茹15g，枳实12g，陈皮15g，茯苓20g，厚朴12g，远志12g，夜交藤20g，乌贼骨30g，炙甘草8g。

7剂，水煎服，每日早晚各1次。

二诊（2014年12月24日）：多梦，潮热，睡眠改善，胃酸，腹胀，大便成形，舌红苔白腻，脉沉细。辨证：阴阳失调，气机不畅。处方：桂枝12g，白芍15g，柴胡12g，黄芩12g，半夏12g，生牡蛎30g，生龙骨30g，大腹皮15g，乌贼骨30g，厚朴12g，竹茹15g，黄芪30g，白术15g，防风12g，炙甘草8g，大枣3枚。12剂，水煎服，每日早晚各1次。服药后诸症减轻，基本痊愈。

按语：少阳胆经沿侧胸，过季胁，清净之府，术后胆气不足，失于疏泄，犯于胃腑，胆胃不和以温胆汤化痰和胃利胆，则诸症轻，再则取桂枝汤之桂芍，主以调营卫，取小柴胡汤以疏通少阳经气，加以安神固卫之品，症痊愈。方选柴胡桂枝龙骨牡蛎汤合玉屏风散加减，平调寒热，均衡阴阳。

八、指甲色黯

赖某，女，55岁，2014年3月19日初诊。

指甲色黯5年余。双手指甲色黯，凹凸不平，鼻部发凉，纳可，眠可，二便调。停经1年。舌红苔白，脉沉细。

辨证：肝血不足，瘀阻不畅。

治法：柔肝养血，活血祛瘀。

处方：当归12g，白芍15g，熟地15g，山萸肉15g，赤芍12g，淫羊藿15g，益母草15g，巴戟天15g，丹参18g，川芎12g，香附12g，干姜10g，炙甘草8g，大枣3枚。

7剂，水煎服，每日早晚各1次。

二诊（2014年3月26日）：诸症减轻，咽部似有堵塞感，舌红苔白腻，脉弦细。上方加半夏12g，厚朴12g，桔梗12g。14剂，水煎服，每日早晚各1次。服药后诸症减轻，基本痊愈。

按语：肝其华在爪，赖肝血濡养，血盈则爪甲荣，反之则枯；以四物汤为主方加以温阳，辅以理气，共奏柔肝养血活血之力。

九、鼻塞

罗某，女，31岁，2014年12月24日初诊。

鼻塞半年。鼻塞，容易感冒，阴道异味，纳可，二便调，眠可。舌紫苔白，脉沉细。

辨证：气虚不固，湿浊内壅。

治法：益气扶正，利湿排浊。

处方：黄芪30g，白术15g，防风12g，柴胡15g，桂枝12g，白芍15g，辛夷12g，苍耳子12g，白芷15g，川芎12g，陈皮12g，仙鹤草20g，黄柏12g，乌贼骨30g，炙甘草8g。

12剂，水煎服，每日早晚各1次。

二诊（2015年1月7日）：鼻塞减轻，阴道仍有异味。舌紫苔白，脉沉细。上方去仙鹤草，加当归12g，党参18g，益母草15g。7剂，水煎服，每日早晚各1次。

三诊（2015年1月14日）：偶有鼻塞，声音粗重，月经量少。舌红苔白腻，脉弦细。黄芪30g，白术15g，防风12g，当归12g，荆芥12g，蝉蜕10g，益母草15g，白芍15g，陈皮12g，川芎12g，辛夷15g，炙甘草8g。7剂，水煎服，每日早晚各1次。

四诊（2015年1月28日）：鼻塞，声音粗重均减轻。舌红苔白腻，脉沉细。上方加焦神曲15g，党参20g，太子参12g。7剂，水煎服，每日早晚各1次。疾病痊愈。

按语：肺卫不固，易外感，通调失职，易湿浊内生。玉屏风散益气固表为主，桂芍加强调节肌表营卫，再用以宣通辛温之品利窍，佐以清利下焦湿浊之品，故肺卫得固，湿浊以化，诸症得缓。

十、前列腺炎

王某，男，43岁，2015年1月21日初诊。

前列腺炎12年。小腹不适，睾丸隐痛，腰痛，怕冷，尿频、尿急、尿等待间断发作。大便稍干，排便困难，1次/d，纳可，眠差。舌红苔白，脉弦细。尿常规：酮体（＋），隐血（±）。

辨证：湿浊下注。

治法：利水祛湿。

处方：茯苓15g，猪苓15g，泽泻12g，桂枝12g，白术18g，白茅根30g，仙鹤草15g，大小蓟各15g，桃仁15g，枳实15g，吴茱萸3g，小茴香6g，川楝子12g，橘核15g，川芎12g，元胡15g，木瓜18g，大腹皮15g，甘草8g。

7剂，水煎服，每日早晚各1次。

二诊（2015年1月28日）：服药后诸症未见明显好转。大便先干后稀，乏力。柴胡12g，黄芩12g，桂枝10g，远志12g，石菖蒲15g，夜交藤30g，合欢皮20g，茯苓15g，泽泻12g，小茴香8g，黄柏12g，车前子20g，白茅根30g，甘草8g。7剂，水煎服，每日早晚各1次。

三诊（2015年2月4日）：服药后诸症明显好转，小腹不适缓解，腰痛减轻。复查尿常规：酮体（－），隐血（－）。上方加瞿麦15g，石韦15g，地肤子15g，川楝子10g。7剂，水煎服，每日早晚各1次。服药后病情缓解，疾病痊愈。

按语：该案是下焦湿浊，膀胱气化不利所致，治疗当祛湿利水，佐以行气为法。方用柴苓汤合导气汤加减轻而取效。

十一、虚劳

倪某，女，30岁，2015年2月11日初诊。

全身乏力1月余。乏力，口干，纳差，食欲欠佳，便秘，大便2~3d一行，双目干涩，心慌、气短，入睡困难，眠差，精神差，小便调。舌淡苔腻，脉沉细。

辨证：脾气虚弱，胃阴不足。

治法：健脾益气，养阴益胃。

处方：柴胡 12g，黄芩 12g，半夏 12g，栝楼 20g，白术 15g，当归 12g，栀子 12g，枸杞 10g，菊花 12g，密蒙花 12g，沙参 15g，麦冬 15g，五味子 12g，香附 12g，焦三仙各 15g，甘草 8g。

8 剂，水煎服，每日早晚各 1 次。

二诊（2015 年 3 月 4 日）：服药后诸症减轻，纳食改善，大便干，眠差。舌红苔白腻，脉沉细。上方加柏子仁 20g，枳实 15g，槟榔 15g。7 剂。

三诊（2015 年 3 月 18 日）：服药后诸症均缓解，前日受风后右上臂出现红色斑疹，瘙痒。晨起空腹时泛酸。舌淡红苔薄白，脉沉细。荆芥 12g，防风 12g，枳实 15g，连翘 15g，玄参 15g，白芷 12g，蝉蜕 10g，白鲜皮 15g，地肤子 15g，茯苓 15g，黄柏 12g，苍术 12g，川芎 12g，当归 12g，甘草 6g。7 剂。服药后斑疹消退痒止。

按语：乏力、纳差、心慌、气短均属脾气亏虚，口干、便秘、双目干涩、食欲欠佳均属胃阴不足，当用健脾益气，养阴益胃之法。三诊时皮肤出现风团斑疹，仍为脾胃虚弱，气血化生之源，风邪侵袭，则血虚不荣皮肤，治当健脾益气，活血祛风。

十二、口渴

刘某，女，25 岁，2015 年 3 月 4 日初诊。

口渴欲饮 2 年。2 年前诊断为慢性胃炎后出现口渴欲饮，逐渐加重，现口渴欲饮不能自止，纳差，泛酸，食后腹胀，两胁肋刺痛，右侧头后部间歇性疼痛，小便频，月经后期，量少有血块，久坐后双侧小腿麻木，情绪易烦躁，眠可。舌淡胖苔白，有齿痕，脉弦细。

辨证：肝郁脾虚。

治法：健脾疏肝和胃。

处方：柴胡12g，黄芩12g，半夏12g，葛根30g，黄连3g，吴茱萸3g，大腹皮15g，厚朴12g，天花粉18g，生地15g，石斛12g，玉竹12g，乌梅15g，山萸肉15g。

7剂，水煎服，每日早晚各1次。

二诊（2015年3月11日）：口渴减轻，胁肋部刺痛减轻，恰逢月经来潮，量少有血块。舌淡胖苔白，有齿痕，脉弦细。上方加益智仁15g，夏枯草15g。7剂。

三诊（2015年3月18日）：口渴欲饮等症均完全缓解，但出现腰痛，上半身热，腰以下凉的表现。舌淡红苔白，脉沉细。熟地15g，白芍15g，当归12g，菟丝子15g，枸杞10g，杜仲15g，续断15g，牛膝12g，川芎12g，白术15g，淫羊藿15g，郁金15g，益母草15g。7剂。

按语： 口渴欲饮、胁肋刺痛、情绪烦躁易怒，整体辨证为肝郁脾虚，胃阴亏损，水液不能上承于口，治当疏肝健脾行气。后期口渴缓解，腰痛是肾虚所致，补肾填精、活血通络即可。

十三、喑哑

郑某，女，33岁，2016年7月6日初诊。

喑哑1年余。喑哑，咽干，恶心，嗳气，大便干，纳可。既往月经色暗，有大量血块。舌淡红有裂纹苔白，脉弦细。

辨证：肝郁脾虚。

治法：疏肝健脾。

处方：当归12g，白芍15g，生地15g，夏枯草15g，玄参15g，浙贝母12g，蝉蜕10g，僵蚕10g，桃仁15g，栝楼20g，红花10g，甘草5g。

5剂，水煎服，每日早晚各1次。

二诊（2016年7月13日）：诸症减轻，周身轻松，音哑、咽干均减轻，但停药后反复。偶有恶心、胃胀、嗳气，大便稀，2次/d。

月经量减少，血块减少，略痛经。舌黯红苔白，有裂纹，脉细。处方：党参 20g，白术 15g，茯苓 15g，半夏 12g，陈皮 12g，柴胡 12g，白芍 15g，厚朴 15g，干姜 6g，芡实 15g，栀子 10g，枇杷叶 10g，山药 15g，枳实 15g，莱菔子 18g，木香 6g，甘草 5g。7 剂。

三诊（2016 年 7 月 20 日）：音哑、咽干缓解，胃脘胀满、嗳气均明显减轻，午后自觉足心发热，头晕目胀，睡眠浅易醒，口干，大便稀，2～3 次/d。舌淡苔白腻，有裂纹，脉细。上方加丹皮 12g，香附 12g，百合 30g，苏叶 8g。7 剂。服药后诸症缓解，基本治愈。

按语：本案为年轻女性患者，平素工作压力大，情绪波动大。治疗初期以泻实为主，给予活血化瘀，行气开音之品。二诊可见病情明显好转，喑哑明显减轻，患者用"周身轻松"来形容疗效，可见病情日久，缠绵难愈。此时恶心、胃胀、嗳气、大便稀等脾胃虚弱的情况便显现出来，给予六君子汤加减以健脾益气，化湿利浊之品即可。三诊仍有脾虚肝郁的表现，故给予疏肝理气之品即治愈。本案看似是喑哑这一咽喉部疾病，仔细辨证分析，并非纯实表证，而是本虚标实之证，是全身气血运行，肝脾脏腑受累的多系统表现。所以早期的清咽利喉与后期健脾行气相伍，使缠绵难愈的疾病迅速得解，治疗上实属精妙。

十四、背痛

王某，女，33 岁，2016 年 3 月 9 日初诊。

夜间 3 时右背痛 1 年余。右背疼痛，夜间 3 时左右发作，逐渐加重。伴烦躁易怒，乳腺增生，大便溏软。舌淡红苔白腻，脉弦细。

辨证：气虚血滞，经脉失养。

治法：益气养血，活血止痛。

处方：生黄芪 30g，当归 12g，桂枝 12g，白芍 15g，鸡血藤 30g，木瓜 20g，莪术 10g，三棱 10g，熟地 15g，炒白术 15g，木香

6g，丹参 30g。

7 剂，水煎服，每日早晚各 1 次。

二诊（2016 年 3 月 16 日）：后背痛明显减轻，晨起头部沉重，疲乏，大便糊状，1 ~ 2 次/d，眠可，情绪好转。舌淡苔白，脉弦细。处方：生黄芪 30g，当归 12g，桂枝 12g，白芍 15g，鸡血藤 30g，木瓜 20g，莪术 10g，三棱 10g，熟地 15g，炒白术 15g，木香 6g，丹参 30g，元胡 15g，川芎 12g，羌活 10g。7 剂。

三诊（2016 年 3 月 23 日）：诸症缓解，后背痛缓解，情绪转佳，大便成形，基本治愈。

按语： 本案为年轻女性患者，虽未诉明显精神压力，但诉情绪欠佳，烦躁易怒，乳腺增生，认为肝郁是可能的诱因，详观证候，有明显气滞、血瘀之候。辨证为气滞血瘀之证。治疗以行气活血化瘀为主，以黄芪桂枝五物汤为基础，该方是《金匮要略》的经典方剂，在此基础上加当归补血活血，三棱、莪术破血逐瘀，不忘熟地、炒白术补肾健脾，培补先后天之精，辅以其他行气活血化瘀之要药，寓补于通之中，使通而不伤正，补而不留瘀，既活血脉之血，又通肌肤筋骨之血，表里同治，内外兼收，配伍精当。

十五、口酸

闫某，女，36 岁，2016 年 3 月 11 日初诊。

口酸、口甜 1 年余，加重 3 月。口酸、口甜，交替发作，饭后加重，伴轻微胃胀、胃痛，偶有泛酸、胃灼热，夜寐多梦，大便干，1 次/d。3 月前行药物流产。月经量少色淡，周期规律，无血块及痛经。舌淡苔白，脉弦细。

辨证：脾胃不和，气血两虚。

治法：调和脾胃，补气养血。

处方：姜半夏 12g，黄芩 12g，黄连 5g，吴茱萸 3g，党参 20g，乌贼骨 30g，浙贝母 12g，生地 18g，蒲公英 15g，远志 10g，益智仁 15g，生黄芪 30g，瓦楞子 30g，甘草 5g。

7 剂，水煎服，每日早晚各 1 次。

二诊（2016 年 3 月 11 日）：口酸、口甜减轻，胃胀、胃痛、泛酸、胃灼热均缓解，睡眠改善，大便不干，1 次/d。继服上方 7 剂。

三诊（2016 年 3 月 18 日）：口酸、口甜缓解，5d 前月经来潮，量可色红。病情缓解，基本治愈，停止服药。

按语：患者仅以口酸、口甜为主诉就诊，详细追问病史，尚伴有轻微脾胃不和的表现，故辨证当从脾胃论治。病情加重 3 月，恰好与流产时间相吻合，考虑脾胃不和，气血不足之证，治当调和脾胃，补益气血。

十六、咳嗽

医案 1

王某，女，65 岁，2015 年 4 月 15 日初诊。

咳嗽 4 月。咳嗽，痰多，黄痰，痰中带血丝，咽部不适，胸闷，口干口苦。纳可，二便调，眠可。舌尖红苔白厚，脉弦滑。

辨证：痰热壅肺。

治法：清热化痰止咳。

处方：柴胡 15g，黄芩 12g，半夏 12g，橘红 15g，栝楼 20g，浙贝母 12g，桑白皮 15g，牛蒡子 12g，桔梗 12g，百合 15g，生地 15g，侧柏炭 12g，白茅根 30g，生薏苡仁 30g，冬瓜子 15g。

7 剂，水煎服，每日早晚各 1 次。

二诊（2015 年 4 月 22 日）：咳嗽减轻，咯黄痰，痰中无血丝，气短，咽部不适，夜间口干口苦。舌质淡边尖红苔黄，脉滑。上方加玄参 15g，沙参 18g。10 剂。

三诊（2015 年 5 月 13 日）：咳嗽咯痰均明显减轻，咽部干涩，咽痒。舌红少苔，脉细。生地 15g，熟地 15g，百合 20g，丹皮 12g，沙参 18g，玄参 15g，半夏 12g，桔梗 12g，茯苓 15g，橘红 15g，桑白皮 15g，浙贝母 12g，钩藤 12g，蝉蜕 10g，甘草 8g。7 剂。

四诊（2015 年 5 月 20 日）：诸症减轻，咽干，偶有血丝。加仙鹤草 18g，侧柏炭 15g，黄芩 12g。14 剂。

按语： 本案为内伤咳嗽，为邪实与正虚并见，他脏及肺者，多因邪实导致正虚，肺脏自病者，多因虚致实。其病理因素主要为"痰"与"火"，但痰有寒热之别，火有虚实之分，痰可郁而化火，火能炼液灼津为痰。痰湿犯肺者，多因脾失健运，水谷不能化为精微上输以养肺，反而聚为痰浊，上贮于肺，肺气壅塞，上逆为咳。若久病，肺脾两虚，气不化津，则痰浊更易滋生，此即"脾为生痰之源，肺为贮痰之器"的道理。本案为痰热郁肺，宜清热化痰止咳而取效。

医案 2

田某，女，44 岁，2015 年 6 月 10 日初诊。

间断咳嗽、咯痰 10 余年，加重半年。2003 年 2 月受寒后出现咳嗽、气喘、咯白痰，诊断为"哮病"，经治疗病情好转，此后间断发作。半年前再次感受风寒而发，咳嗽、咯大量白色清稀痰涎，伴乏力、气短、纳差、小便量少而频，睡眠欠佳。且屡治无效，转投我处就诊。舌淡苔白，脉弦细。

辨证：寒饮伏肺，痰湿壅肺。

治法：温肺祛邪，化痰止咳。

处方：半夏 12g，桂枝 12g，炙麻黄 6g，白芍 15g，细辛 3g，五味子 12g，干姜 6g，橘红 15g，茯苓 15g，钩藤 10g，栝楼 15g，桔梗 15g，甘草 8g。

7 剂，水煎服，每日早晚各 1 次。

二诊（2015 年 6 月 17 日）：服药后患者咳嗽、气喘明显减轻，咯痰减少，仍为白色清稀痰涎，纳食改善，乏力减轻，小便调，大便溏，1 ~ 2 次/d。舌淡苔白，脉弦细。在上方基础上加蝉蜕 10g，僵蚕 10g，浙贝母 12g。5 剂。

三诊（2015 年 6 月 24 日）：咳嗽、咯白痰、气喘均缓解，活动后自汗出，易喘，大便溏。舌淡苔白，脉弦细。在上方基础上加白术 15g，山药 15g。5 剂。

四诊（2015 年 7 月 1 日）：诸症缓解，咳、痰、喘、汗等症均缓解，纳可，二便调，睡眠佳。病愈。

按语：患者系寒痰停肺，饮留胸胁，遇外寒侵犯，引动宿痰，上犯于肺，发为咳喘，辨证为寒饮伏肺，予小青龙汤温阳化饮，祛痰平喘止咳。首剂即见效，但仍有少量痰饮未除，考虑为风寒为患，加之久病入络，加用蝉蜕、僵蚕祛风通络，散风除痰。三诊后所见寒痰已祛大半，但纯用祛痰止咳祛邪实之法，日久易使正气受损。但尚有肺气虚，故治疗上加白术、山药健脾气补肺气，顾护正气，咳喘得愈。辛智科在治疗咳喘一证时既及时祛邪，也注重适时扶正的把握，注意标本缓急的灵活运用。

第五章　师徒对话

第一节　学生王晓琳与辛智科的师徒对话

王晓琳（徒）：老师请问《伤寒论》中的几类泻心汤在应用时应该怎样鉴别掌握？

辛智科（师）：《伤寒论》中的几类泻心汤方，辛开苦降，散结消痞，都可用于邪结心下，寒热错杂，阴阳不调的心下痞证，都以心下痞满，呕利肠鸣，气机闭塞不通为主证，但在临床应用时还应从细微处加以鉴别。半夏泻心汤证是脾虚挟痰饮，以呕为特征；生姜泻心汤证是脾虚而挟水饮食滞，以痞硬、噫气食臭、肠中雷鸣、下利为特征；甘草泻心汤以脾虚而挟客气上逆，以痞硬满甚，干呕心烦不得安，食谷不华，频频下利为特征；附子泻心汤以心下痞满，兼有阳虚怕冷汗出为主证；大黄泻心汤以邪热结聚心下，心下痞满，按之柔软不硬为特征。总之，此类方证，取辛温辛热之干姜、附子、半夏，配以大苦大寒的黄连、黄芩等，辛开辛散，苦降泄热，辛开苦降，寒热合用，降逆、止呕、消痞，使寒热并调，肠胃得合，升降复常，诸症缓解，因此，在临床上使用得非常广泛，在应用时，一定要仔细体察，灵活运用。

王晓琳（徒）：老师，您在治疗失眠和一些脾胃系疾病时，为什么都常常使用黄连配伍肉桂？

辛智科（师）：黄连配肉桂，治疗心火上炎、心肾不交之失眠，名为交泰丸，首见《四科简效方》。黄连苦寒，清热燥湿，肉桂辛热，散寒止痛，苦寒降火，辛热升浮，一寒一热，一升一降，阴阳相济，交通心肾，互相制约，引火归原。陈士铎《本草新编》说："凡人日夜之间，必心肾两交，而后水火始得既济；水火两交，而心肾不交矣。心不交于肾，则日不能寐，肾不交于心，则夜不能寐矣。黄连与肉桂同用，则心肾交于顷刻，又何梦之不安乎。"治疗长期失眠症，若单纯使用镇静安神药往往见效甚微，加入少量兴奋药，常可取效，交泰丸配伍即取其意。同时，黄连配伍肉桂，对脾胃病寒热互结，湿热并存，升降失序，而出现的胃脘烧灼，痞满吞酸，心烦失眠，口疮，舌红少苔，脉细数，效果也非常明显。

王晓琳（徒）：对于上热下寒的脾胃系疾病，在治疗时应怎样入手？

辛智科（师）：上热下寒的脾胃系疾病，多见于现代的肠胃功能失调，主要表现为胸中烦热，痞闷不舒，气上冲逆欲吐、腹痛等证，其热在胸中，寒在脾胃，热在上则烦而呕逆，寒在下则腹痛肠鸣而泄泻。关于这种证型的治疗，《伤寒论》早已给出我们答案，"伤寒，医以丸药大下之，身热不去，微烦者，栀子干姜主之""伤寒，本自寒下，医复吐下之，寒格，更逆吐下，若食入口即吐，干姜黄芩黄连人参汤主之"，除此而外，还有一条黄连汤的记载："伤寒，胸中有热，胃中有邪气，腹中痛，欲呕吐者，黄连汤主之"，仔细分析这些条文的用药，思路就会非常清晰，其中栀子、黄连、黄芩清上焦胸膈烦热，干姜、半夏温胃中之寒，人参、大枣补中和中。如此，寒热并用，清上温下，和而降逆，则上热下寒之症自除。

王晓琳（徒）：在治疗脾胃疾病的过程中，我们应怎样掌握补和泻的度？

辛智科（师）：这个问题牵涉治疗脾胃病的总原则，一定要谨记，在治疗过程中，时刻提醒自己以人为本，慎用补泻。我们所采取的一切治疗之法，都是为了这个人，而不是为了这个病。治病的前提是首先着眼于人，调整人体，恢复人体本身的正气和调节机制，如果为了病而治病，大补大泻，那一定会因此伤及人体本身，作为医者来说，这样的做法是得不偿失的。拿脾胃病来说，脾胃同居中焦，一升一降，是人体气机调节的枢纽，也是人体的气血生化之源，如果出现了脾胃方面的问题，那一定是气机的调节机制也出现了问题，无论是升还是降的功能可能都会出现偏差，此时，不论是用补还是泻，都难以恢复原本的升降机能，正如张仲景在治疗脾胃病时，用的最多的药是半夏、黄芩、桂枝、生姜、干姜、大枣、炙甘草等，即使需要使用如大黄等泻下药，也一定会配伍顾护胃气之药。因此，在临证中，一定要随时谨记整体观，切勿偏颇。

第二节 学生李芳与辛智科的师徒对话

李芳（徒）：老师，您认为与现代医学相比较，中医的精髓是什么？如何看待两者之间的辨证关系？

辛智科（师）：现代医学是现代西方国家的医学体系，也就是我们俗称的"西医学"，是运用现代科技发展而来的研究人体生理病理现象的微观医学。而中医学具有悠久的文化历史，历经千年不朽，是通过整体观念发展而来的研究人体与疾病、与自然界关系的宏观医学。西医学更强调实验数据的客观指标，而中医学更擅于总结前人的临证经验。两者都是科学的医学，都在为人类生命健康提供强有力的保障，临床中应该取长补短，哪一种方法更有利于患者的健康，就应该运用哪种方法，能用中药治疗且经济有效的就运用中医药的方法治疗。几千年来中医学为人类的生命健康保驾护航，足以说明其科学的理论基础和卓越的临床疗效，中医的精髓在于其整体观念和临床辨证施治，将人体看作是自然界的一部分，万事万物都有其生长衰老的自然过程，人体也不例外，顺应自然界的生长规律，扶助人体正气的充盛，从而恢复人体健康，是中医学的精髓所在。

李芳（徒）：老师，辨证论治、辨症论治与辨病论治之间的关系是什么？

辛智科（师）：辨证论治、辨症论治与辨病论治只一字之差，有联系也有区别。辨证论治的提出极大地提高了中医学的诊疗方法，使之更加系统化、理论化、规范化，有利于学习与传承。辨症论治也是临床中的一种诊疗方法，在选方用药的基础上结合患者具体表现出来的症状，加用相关药物，旨在解决患者最不适的症状。症状是疾病的外在表现，也是患者的亲身感受，症状改善了，从一个侧面也表现出疾病痊愈的趋势。症状是最直接的表现，也是最能反映疗效的指标，灵活运用症状进行辨症论治，临床可操作性强，疗效显著，可以在临床上多多体会。既往观点认为中医辨证、西医辨病，其实中医学历来都是很重视辨病论治的，翻开古代医籍，我们不难发现，历代医家经典书籍当中，都将疾病的种类、病名分门别类地进行论述。甚至在每一门类中再将疾病进行细致划分，详述方药及加减用药方法。中医辨病论治也是由来已久的。3 种辨治方法，分别体现了 3 种不同的临床诊治思路，互相联系、相辅相成，在临床运用中相互补充，共同发挥其诊疗优势。

李芳（徒）：老师，中药方剂的玄妙之处就在于"加减"二字，同一疾病，同一主方，结合加减，却千人千方，这也是西医认为中医无章法可循的原因之一。您是如何看待这个问题的？您在诊疗处方中"加减"的原则是什么？

辛智科（师）：方药的加减是中医学不同于西医的地方，表面看来无章可循，其实是临证经验与辨治思路的科学体现。在临床应用过程中往往能体现医者的智慧与显著的疗效。应该辨证地看待这个问题。加减确实很重要，但是一定是在主方明确的基础上加减的，不可任意妄为。第一，加减可以遵循辨证论治的原则，根据患者的临床表现及症状进行。第二，加减可以根据一些经验方进行，比如在临床上已经经过很多试验验证过的方药，另外可以借鉴历代著名医家的临床经验用药。第三，结合每一案例，去除对本案无关或无用的药物，增加对本案有益的方药。总之，加减一定是以患者和疾病为中心运用的，不是凭空想象的，也是有章可循的。加减药物的目的是提高疗效，绝不因加减而影响原方的效果。

李芳（徒）：老师，《伤寒论》是十分讲究药物的炮制和服用方法的，中药的现代化使得很多炮制程序被现代工业流程取代，还能达到原有的疗效吗？《伤寒论》中有"日三服""日再，夜一服""分温二服""顿服"等多种服用方法，与当代中药每日 2 次，早晚分服的方法有很大区别。不同的服用方法会不会改变药物的疗效呢？

辛智科（师）：《伤寒论》以脚注的方式记载了大量中药的炮制方法，全书 83 味药物，经加工者 50 多味，涉及炮制方法 20 余种。仲景撰写言简意赅，却在药物炮制方面不厌其烦，可见炮制方法在处方中的重要性，是处方中不可分割的一部分。比如全书涉及半夏的方剂 18 首，无论入汤剂还是散剂，使用之前都要"洗"。首先，洗是用"汤，也就是热水"洗；其次，要洗十数次，以半夏本身的黏稠涎液完全去除，水液清澈为标准；最后，"洗"的目的是要去除半夏的毒性，保证临床用药的安全。今天我们用的半夏包括清半夏、法半夏、姜半夏，其炮制目的就是减低毒性，缓和药性。再比如涉及桂枝的方剂有 42 首，用桂命名的方剂 23 首，桂枝下均有"去皮"的炮制方法。其目的在于一方面有利于药物有效成分的煎出，另一方面是去除非药物部分使药用部分的定量更加精确。除此之外，还有大量药物是根据其药物属性，炮制后功效发生变化而灵活运用的。比如甘草分炙甘草和生甘草，炙甘草偏重缓急止痛、润燥，生甘草则偏于解毒。大黄分生大黄和酒大黄，生大黄善于涤荡肠胃、通腹泻热，酒大黄苦寒稍缓、善清上焦血分热毒。所以，炮制方法是仲景方药中不可分割的一部分，体现了中医药的规范化和严谨性，一方一药也体现了炮制对于方药，是现代工业流程难以取代的。

《伤寒论》的严谨性还体现在服药方法上，全书从服药次数、服药时间、服药温度和依据病情灵活改变的服药方法上都做了详细的描述。《黄帝内经》中就要求医生应该顺应天时而调理气血，仲景对服药时间做了大量详细的论述。比如十枣汤是清晨服药，桂枝人参汤、黄芩汤等是昼夜服药，乌梅丸和桃核承气汤是餐前服药。白虎加人参汤还提出了季节的要求，"此方立夏后，立秋前乃可服，立秋后不可服。正月、二月、三月尚凛冽，亦不可与服之，与之则呕利而腹痛"。治疗奔豚病的茯苓桂枝甘草大枣汤当于发作前服药。麻黄升麻汤、麻黄连轺赤小豆汤等为集中药力，缩短服药间隔时间，以期在短时间内取得疗效。这些服药时间的特殊规定都是符合人体阴阳平衡，生长规律，与自然界顺应关系及五运六气规律的，是值得细细推敲和认真遵循的，目的是为了保证药物的疗效，降低药物的毒副作用。

仲景对每一首方剂的服药次数都有明确的规定，病位在表在上的宜少量多次服，比如桂枝汤、麻黄汤、葛根汤等解表剂多为日服3次。病位在下宜少次多量服，如干姜附子汤可1次顿服，回阳效果迅速；四逆汤、通脉四逆汤等治疗肾阳虚衰者可分2次服药。病情急者顿服，取其药少力专的作用，如桂枝甘草汤。病重者多次连服，以缩短给药时间，增强药效。"病重者，一日一夜当晬时观之。如服一剂，病症犹在，故当复作本汤服之。"药性峻猛者分次服药，因这类药往往毒性大，中毒剂量与治疗剂量非常接近，为达到最佳药效而不至于中毒采用分次服药的方法。缓剂采用多次连续服用的方法，使药力连续，比如猪肤汤温分六服，理中丸日三四、夜二服，麻子仁丸日三服，渐加，以知为度。

《伤寒论》对服药温度也有描述，常规是温服，如分温三服，温服一升。特殊服药包括适寒温、小冷服等。不同的服药温度为保证药效的充分发挥提供有力的辅助作用。

无论是炮制方法还是服药方法都体现了仲景严谨规范的科学态度和科学方法，也是临床疗效的有力保障。是当代中医人应该学习的楷模，为中医药研究提供有力的证据。

李芳（徒）：老师，腹诊是您在四诊合参之外又一非常重视的诊疗方法，您是如何运用的，哪些病人是需要进行腹诊检查的？

辛智科（师）：腹诊是四诊之一，是重要的中医诊断方法，发源于《黄帝内经》和《难经》，经张仲景的《伤寒杂病论》予以临床验证和实践，是历代医家临证诊病的重要手段。腹诊是依据中医学"司外揣内"思维的背景，以脏腑经络气血津液理论为基础的诊疗方法。《伤寒论》398 条条文中涉及腹诊的内容多达 114 条。除了对《黄帝内经》《难经》的内容进行发挥外，更是将其辨证论治相结合。提出腹诊分区为全腹、心下、胸胁、脐、少腹等几个部位，明确各个诊区常见的腹候，如腹满、腹胀、心下痞、心下硬痛、少腹硬满、胸胁苦满等。近来有学者依据《伤寒论》中腹壁张力的触诊客观反映六经病脏腑辨证规律，为中医腹诊提供客观化证据。在日本汉方医学中腹诊占有举足轻重的地位，如丹波元坚著有论述腹诊的专著《诊病奇侅》，对后世医家影响极大。

腹诊主要根据腹壁温度、腹壁紧张度、有无汗出、有无胸胁苦满、有无脐部悸动、有无小腹不仁、腹股沟有无抵抗及压痛等症，判断病情的虚实，腹内血、水的状态。四诊合参指导临床辨证和遣方用药，有些典型表现者，可直接推理出六经辨证的方剂。所以腹诊在临床是极其重要的，尤其对于消化系统疾病更是占有举足轻重的地位，仲景将其详细记录并用于临床，给后世医家留下了大量宝贵的临床资料，值得细细体会，临床上更要不断实践，丰富理论依据，总结临床经验。

李芳（徒）：甘草是当代中药处方中最常应用的药物，在您的处方中生甘草、炙甘草的应用有什么区别，甘草的用量又有什么区别，有的5g有的8g，有的甚至更多，这些是怎么区分的？

辛智科（师）：甘草的炮制分为 3 种：生甘草、炙甘草、蜜炙甘草。甘草性味甘平，归脾、胃、心、肺经。功用缓急止痛，润肺，解毒，调和诸药。炙用治脾胃虚弱，倦怠食少，腹痛便溏，四肢挛急疼痛，心悸，脏躁，肺痿咳嗽；生用治咽喉肿痛，痈疮肿毒，小儿胎毒，及药物、食物中毒。甘草的内服用量跨度很大，调和诸药用量宜小，2~6g，作为主药用量宜大，可用到10g左右；中毒抢救可用到30~60g。比如炙甘草汤、甘草泻心汤、芍药甘草汤、甘草干姜汤中都用到炙甘草4两（相当于现在60g）。所以甘草的炮制方法和用法用量均应根据具体病情和选方进行灵活调整。

李芳（徒）：请问老师，舌苔黄厚腻者您常常采用补法取得良好疗效，而不采用祛湿热的治法是什么原因？

辛智科（师）：在临床上，舌苔黄厚腻并不只是出现在湿热证当中，很多其他证型也会出现黄厚腻苔，比如脾胃气虚者，气虚而无力运化水湿，水湿停留日久，聚而化热，出现黄厚腻苔。只有健脾益气以治本，方可化湿除热祛其标。比如阳虚水犯者，脾肾阳虚、气不化水而至水湿内停，水湿之处，若有伏阳，则出现黄厚腻苔。只有温阳化气，水饮散化，则阳郁得申而黄苔可去。另外，肾阴虚证，髓海不足，水不制火，虚火上扰而见黄厚腻苔者，阴虚与湿热并存，应当滋肾养阴，气化协调，方可祛黄厚腻苔。所以从整体观出发，黄厚腻苔是水液代谢失衡的原因，涉及的脏腑包括肺、脾、肾、三焦与膀胱，当脏腑功能失调，水液气化失司等导致水湿内停、热郁其内时均可见出现黄厚腻苔，治疗仅用清热祛湿的方法是不够的，应四诊合参，整体辨证论治，治病求本，方可祛黄厚腻苔。

李芳（徒）：老师，每每看到您面对焦虑纠缠不休的病人，您依然能气定神闲，不厌其烦地给患者解释和梳理病情，都由衷地佩服您的耐心和敬业精神。您是如何看待患者与医者的关系的？

辛智科（师）：孙思邈《大医精诚》中说："凡大医治病，必当安神定志，无欲无求……无作功夫形迹之心。"面对病人首先要有爱心，能够体会到患者因为疾病而产生的焦虑情绪，是完全可以理解的。只有这样作为医者才能够安神定志，一心为患者诊病。其次要有耐心，面对不断纠缠的患者，要耐心细致地给患者做好解释工作，语言沟通、情绪安抚也是作为医者必备的基本素养，也许医生一句鼓励的话、一个肯定的眼神，带给患者的可能都是希望，都是坚强面对疾病的勇气。其次，大医精诚，更重要的是精，医学工作要有雄厚扎实的医学知识，精湛过硬的医疗技术。精与诚正是医术与医德的高度概括，二者缺一不可，心存精诚之心，就能客观地看待患者和病情，自然能不厌其烦地为患者诊查疾病。

附　录

附录1　辛智科《伤寒论》方证治法研究文稿

《伤寒论》方证治法感悟

辛智科

　　《伤寒论》成书于东汉末年，至今2000余年，历久不衰，影响着一代代中医学人，其对中医临床医学的指导及方剂的广泛应用，影响之大，范围之广，是现存任何中医著作都无法比拟的。它的学术价值和临床实用价值并未因时代的久远而衰减，历代临床医家不断从《伤寒论》中汲取营养，累积经验，提高医术。它是中国古代医学永远的经典，是中医辨证施治的重要源泉，蕴含着丰富而深邃的医学思想和医家智慧。真理并不因时代的发展而失去其存在的合理性，人类生存的基本环境和生老病死的基本规律没有变，人们无法斩断历史的传承，从这个意义上讲，可以说《伤寒论》对疾病的诊治方法，既是传统的，又是现代的。人们对真理的追求和认识，不论时代变迁，时间延续，其基本认识是不变的，有其永恒性。但无终级真理、绝对真理，任何真理仍有不断完善和发展的空间，

《伤寒论》也是如此。

《伤寒论》全书，并非长篇大论，它以条文形式撰写而成，言简意赅，集理论、经验和技术于一体。其诊疗方法，对疾病的认识，全赖于临床的仔细观察，其方证植根于中医临床的土壤，有古今医家临证实践和经验的支撑，其显著的临床疗效亦令古今医家所折服。全书是有感而言，毫无空洞之处，可以称得上是一部完整的中医诊疗疾病的指南书。

《伤寒论》是张仲景诊治疾病、阐述理论的原创性成果，是一个相对成熟和完善的临床医学著作，是中医临床的奠基之作，具有里程碑的意义。创新是一个相对的概念，当一个学科、一个理论基本成熟和定型并达到一定高度时，再要发展和创新就显得相对缓慢。诸如唐诗、宋词，清代的考据等。汉代的医学及《伤寒论》所形成的理法方药也是如此，很有特色，颇具永久的魅力，后世在某些方面难以超越，因为《伤寒论》本身就是一个原创性的成果，所以，几千年来对它的发展多是修修补补，注释整理，就其理论而言难以有大的突破。一部 3 万余字的医学著作历几千年生生不息，一直应用而不被淘汰，值得今人的深思和骄傲，值得今天的医家去含英咀华、认真汲取。不因时间久远而视之为落后。成书时间及理论形成时代的久远不是衡量先进与落后、科学与非科学的标准。

《伤寒论》方证治法是中医学的核心，是《伤寒论》的特色和优势所在，也是当代中医研究的重点和关键所在。只言方药，不看其证，就会背离《伤寒论》的精神。方证治法是《伤寒论》的精华和灵魂。方证是《伤寒论》应用某一方剂的临床指征，反映了患者综合的、特异性的病理状态，它不是理论的推导，更不是现代医学所言某种疾病出现的专指症状，亦不是经动物实验所得的结果和数据，它所说的证，可以是一个病或多种病共见的症状，是一个宏观综合的症状群，只要其证符合应用的方剂，就用之无疑。方证治法经得起重复，经得起临床实验和历史的检验，历久不衰。证是张仲景及先贤在长期治病实践中摸索总结出来的自觉和它觉的客观和主观的综合病理状态，有与之相应的治疗方药。临床用时既要知常，又要识变，知变识变，动态辨证，方能运筹帷幄。

《伤寒论》方证治法是一个动态施治过程，直观易学，简便快捷，操作性强，有是证，用是药，随证治之，无神秘玄奥之处。但又不是刻舟求剑，按图索骥，对号入座，须融会贯通，学活用活。以桂枝汤为例，在其条文中有典型的适应证、主证、兼证、变证，以及适应证的病机、治法、禁忌，方药的加减变化。《伤寒论》涉及桂枝汤证条文 22 条，涉及桂枝汤变证及加减方药的达 19 条。在《伤寒论》中桂枝汤的使用频率最高，也最能体现张仲景的辨证思想，桂枝汤用方加减变化，既有一定的原则性、规律性，又有一定的灵活性，其间有一定的规律可循。头痛、发热、汗出、恶风是桂枝汤的适应证，汗出、恶风是主证，兼证是在主证基础之上，没有主证，无从谈兼证。应注意前后条文贯通，因条文中有以方测证，以证测方，以脉代证，以证代症，详略互用。学习时应执简驭繁，返璞归真。

《伤寒论》方证治法给人以规矩，给人以标准。现代医学在分析思维影响下，诊断疾病以定性、定量为标准，影像诊断的标准看得见，能用大小测量，各种检验的标准以数值来表达，心电图、脑电图等以图像来表达。《伤寒论》方证治法的应用，离开诊断标准，也无从用药。《伤寒论》方证所言的证，也可称得上是古代诊断疾病的金标准，其标准是在宏观整体思维影响下形成的。如桂枝汤应用的指征是头痛、发热、汗出、恶风。小柴胡汤应用的指征是胸胁苦满、咽干、目眩、嘿嘿不欲饮食、寒热往来。白虎汤的应用指征是身大热、汗多烦渴引饮、脉洪大。四逆汤的应用指征是心烦、但欲寐、自利而渴、小便色白。乌梅丸的应用指征为上热下寒所见的消渴、气上撞心、心中痛热、饥而不欲食、食则吐蛔、下之利不止等。这些都是诊断用方的标准，每方各有其证，每证各有其方，证变方变，方随证变。医家临证需熟练掌握其诊断标准。只不过古今的标准表达视角不同。在临床应用《伤寒论》方药时，应以《伤寒论》所定标准为佳。若用现代检测的各种数据标准及现代病名，选择用方，则无从入手，效果肯定差矣。因《伤寒论》看的是宏观的、综合的、整体的、动态变化的患病的人；现代医学注重解剖分析及病因和病理变化，讲微观的，追求局部的最佳或某一系统的变化，重视人的病。所以，不学习《伤寒论》，难以成为中医临床大家。

《伤寒论》方证治法是古代一种传统的治病方式，彰显的是一个医生面对一个病人的治病方式，面对病人出现的各种症状，选择对应的方药，和现代医学面对局部器官或一个系统，若干专科医生面对一个病人，采取逐个排除法，方能明确诊断，选择用药则大不相同。人体是复杂的，生命活动是变化的，医学理论是不断发展的，治疗方法应是多元的，中西医并存互补，有益无害。

（《中国中医药报》2007 年 4 月 11 日）

《伤寒论》方证治法的源流及发展

辛智科

方证治法是《伤寒论》临证治病的一大特色。方，指方药，证指证候。方证治法是张仲景首创的，方与证相对，方证相连，方随证出的一种辨证治疗的方法。有汤方辨证、方证辨证、方剂辨证、汤证辨证、方证相对之不同的称谓。作为一种辨证方法称方证辨证较妥，作为一种方证治疗方法，在六经辨证大原则之下，称方证治法似为确切。张仲景开创了方证之学，确立了方证治法，创建了辨证诊治体系，方证治法是张仲景继承和创新相结合而取得的研究成果，自成一家，颇具特色，贡献大，影响深远，实用性强。但遗憾的是却未引起医家的广泛关注和高度重视，为发扬光大张仲景《伤寒论》所创方证之学，深入研究张仲景辨证施治的精髓，有必要对其渊源及发展作深入的研究和探讨。

1　《伤寒论》方证治法溯源

古代人们随着药物品种的不断发现和增多，用药经验的不断积累，对疾病所出现证候的认识也日益提高，根据不同的证候，选择不同的药物组成复方，并煎熬成汤液，应该说这是治疗水平和方药使用方面的很大进步，也为方证治法奠定了基础。

长沙马王堆汉墓出土的《五十二病方》，是迄今为止最早的较为完备的医方专书，现存医方 283 方，病名 103 个，用药 247 种，涉及临床各个学科，抄写不晚于秦汉之际。[1]有学者认为其成书年代的上限应在春秋战国时期，甚或西周乃至更早。[2]全书各个医方没有方名，也未有"汤方""汤液"之类字样。《五十二病方》疽病标题下载："冶白蔹、黄芪、芍药、桂、姜、椒、茱萸，凡七物。骨疽倍白蔹，肉疽［倍］黄芪，肾疽倍芍药，其余各一。并以三指大撮一入杯酒中，日五六饮之，须已□。"《五十二病方》从伤痉到瘿儿瘲，都是先述证，后述方药。这首治疽通用方，是最具学术价值的古医方，按不同的疽病，调整药物之间的配伍及剂量比例。显然这是早期辨证施药的思想萌芽，《五十二病方》中的"随症倍药法"，是张仲景"辨证论治"学说的先导，也是《伤寒论》方证治法的最早渊源。[3]它真实地反映了西汉以前的临床医学和方药学发展的水平。[4]

1972 年甘肃武威旱滩坡在一座东汉墓中发现了 92 枚医药简牍，称之为《武威汉代医简》。所载方剂 30 多个，方剂少则 2 味药，多则 15 味药，大都是治疗疑难杂症的方药，如治麻风、风湿、久泄、久痢、久咳等病。简文："治伤寒逐风方，付子三分，蜀椒三分，泽泻五分，乌喙三分，细辛五分，术五分，凡五物皆冶方寸匕，酒饮，日三饮。"牍文："治久泄肠辟 呕血□□裹□□□□医不能治皆射去方黄连四分，黄芩石脂龙骨人参姜桂各一分，凡七物皆并冶合丸以密大如弹丸先铺食以食大汤饮一丸不知□□□□肠中恚加甘草二分，多血加桂二分，多农加石脂二分……"可见方证治法已在《武威汉代医简》中有所体现。其所载方药技术含量高，实用价值大。在病名的确立、症状的描述、方药及许多术语的应用方面与《伤寒论》有相似之处。《武威汉代医简》是距张仲景150年前的医药文献，反映了当时的医药水平和临床现状，文体属临床札记性质的医方书，条文中有证、方、药、量及煎服法等，对张仲景很可能有一定启发，可以说为《伤寒论》的成书奠定了良好的方药渊源及临证实践基础。[5]

在出土的敦煌卷子医书中，收载有署名陶弘景撰的《辅行诀脏腑用药法要》一书，保存有古佚书《汤液经法》《桐如药录》的某些内容。陶氏曰："商有圣相伊尹，撰《汤液经法》三口，为方亦三百六十首"，誉该书"实万代医家之规范，苍生护命之大宝也"。又说："汉晋以还，诸名医辈，张机、卫汜、华元化……皆当代名贤，咸师式此《汤液经法》，救疾苦，造福含灵。"[6]可以看出，张仲景勤求古训，博采众方，传承《汤液经法》之经方，确有实据。所以，柯雪帆先生认为《汤液经法》是张仲景方证治法的直接源头和创新发展之基础。《辅行诀脏腑用药法要》载有大小阴阳旦汤四方、大小四神汤八方等方，陶弘景认为："外感天行，经方之治，有二旦、六神、大小等汤。昔南阳张机，依此诸方，撰为《伤寒论》一部，疗治明悉，后学咸尊奉之。"有学者就其方剂与《伤寒论》方剂对应比较研究，认为大都取自古代经方，只是张仲景更易方名罢了。易方名只是"张机撰《伤寒论》避道家之称，故其方皆非正名也，但以某药名之，以推主为识耳""若能深明此数方者，则庶无蹈险之虞也"。可见方证相对，疗效甚佳。

《五十二病方》《武威汉代医简》《汤液经法》的诞生及传播，直接或间接地对张仲景产生了一定的学术影响。古代中医是有医经、经方等学派之分，张仲景是经方派的传人和奠基者，皇甫谧《甲乙经·序》有"伊尹以元圣之才，撰用《神农本草》以为《汤液》。近世太医令王叔和撰次仲景遗论甚精，皆可施用，得不谓祖述大圣人之意乎"。《汉书·艺文志·方技略》载有"医经七家，经方十一家"。又说"经方者，本草石之寒温，量疾病之浅深，假药味之滋，因气感之宜，辨五苦六辛，致水火之齐，以通闭结，反之于平；及失其宜者，以热益热，以寒增寒，精气内伤，不见于外，是所独失也"。[7]张仲景《伤寒论》的方，被称为经方，其来源于经方类的《汤液经法》。

可以说，医家长期的临床探索与总结，以及零散的方证治法经验的积累，为张仲景《伤寒论》方证治法的确立，奠定了坚实的理论和临床基础。所以当代经方大师刘渡舟认为，"要想穿入《伤寒论》这堵墙，必须从方证的大门而入"。[8]

2　《伤寒论》方证治法体系的确立

《伤寒论》全书398条条文，各条文分列于"辨××病脉症并治"之下，其层次是病、证、方证。张仲景首创病下系证，证下系方，方随证出，方证相应，理法方药一体的方证治法体系。辨病证是前提，辨方证是落脚点，也是《伤寒论》辨证施治的特点和精华所在。

《伤寒论》398条，随证出方者，有253条，占64%以上，其中以某汤主之者，或以方名证者占多数。如第13条："太阳病，头痛，发热，汗出，恶风者，桂枝汤主之。"第38条："太阳中风，脉浮紧，发热，恶寒，身疼痛，不汗出而烦躁者，大青龙汤主之。"第96条："伤寒五六日，中风，往来寒热，胸胁苦满，嘿嘿不欲饮食，心烦喜呕……小柴胡汤主之。"第318条："少阴病，四逆，其人或咳，或悸，或小便不利，或腹中痛，或泄利下重，四逆散主之。"第386条："霍乱，头痛发热，身疼痛，热多欲饮者，五苓散主之。""寒多不用水者，理中丸主之。"诸如此类，都是先述证，证方同条，先证后方，寓证于方，更有以方名证，直呼"桂枝证""柴胡汤证"者。如第34条："太阳病，桂枝证，医反下之，利遂不止。"第149条："伤寒五六日，呕而发热者，柴胡汤证具，而以他药下之，柴胡证仍在者，复与柴胡汤。"这是张仲景方证治法思想在条文中最典型的文字表达。

《伤寒论》内文虽以条文形式出现，看似零散，实是一个完整、有序的方证治法体系。看似讲临证治法，是讲方证的临床应用，实则每个条文都有丰富的理论作支撑。条文中的证，不是孤立的、个别的症状，也不是症状的随意堆积，而是病因病机作用下出现的相关症状的有机组合。方也不是药物的简单堆积，是药物与剂量组成的整体，组方严谨，药少效宏，配伍灵活。张仲景把复杂、多变、动态的证和方相对应，并随证而变，随证而治，以求方证的最佳对应。张仲景的最大功绩是确立方证治法，是将方药运用规范化、指标化。

3 古代医家对《伤寒论》方证治法的研究及进展

自唐宋以后，历代医家对《伤寒论》进行多角度多元化的研究，其中对仲景方证治法的研究成绩显著，对仲景学术思想的传承产生了广泛的影响。其代表医家及主要研究方法和特点如下。

3.1 孙思邈以法类方，以方类证，方证同条

唐代著名医家孙思邈在晚年之时，将收集见到的《伤寒杂病论》视为珍宝，编入《千金翼方》，[9]并对其推崇备至，评价甚高，认为"伤寒热病，自古有之，名医睿哲，多所防御，至于仲景，特有神功"。而太医疗疾，"极与仲景本意相反，汤药虽行，百无一效"。以仲景之方"行之以来，未有不验"（《千金翼方卷九·伤寒上》）。疗效的巨大反差，引起了孙思邈的极大学术兴趣和浓厚的钻研精神。对《伤寒论》做了系统精深的研究，鉴于仲景"旧法方证，意义幽隐，乃令近智所迷，览之者造次难悟，中庸之士，绝而不思，故使闾里之中，岁致夭枉之痛，远想令人概然无已"（《千金翼方卷九·伤寒上》）。他便"以方证同条，比类相附，须有检讨，仓卒易知"（《千金翼方卷九·伤寒上》）的方法，对《伤寒论》进行编次，按方证比附归类，各以类从，条理清晰，易于检索，便于应用。如桂枝汤法57证，方5首，麻黄汤法16证，方4

首，青龙汤法 4 证，方 2 首，柴胡汤法 15 证，方 7 首等。诊病疗疾，检方证相符而用之，简便易行，疗效卓著。孙思邈是第一个提出"方证"一词的古代医家，能以方证同条编次《伤寒论》，足见其已对仲景方证治法学术思想有深刻而独到的见解和领悟。从此开辟了《伤寒论》类证、类方的方证治法研究，对后世医家颇有启发意义。

3.2 朱肱识证辨脉，以脉类证，据病识证，因证得方

宋代医家朱肱，著《伤寒类证活人书》，成书于 1108 年。朱肱在《伤寒论》的研究中，以脉类证，以方类证的方法，研究《伤寒论》诸方的证及方，他强调"治伤寒先须识脉，若不识脉，则表里不分，虚实难辨"。他从经络脉证，辨别表里，阴阳虚实，类证类方，若网在纲，"证之与脉，不可偏废"，其研究切合临床，便于应用，风行一时。"得此书者，虽在崎岖僻陋之邦，道途仓卒之际，据病可以识证，因证可以得方，如执左契，易如反掌，遂使天下伤寒，无横夭之人，其为饶益不可思议。"[10]（《伤寒类证活人书·张蕆序》）

3.3 柯琴以证名篇，以方名证，方不拘经，六经方证，可辨百病

清代医家柯琴，矢志医道，专研《伤寒论》，卓有成效，著有《伤寒论》四卷（1669 年），《伤寒论翼》二卷（1674 年），《伤寒附翼》二卷，三书合称《伤寒来苏集》。他认为读《伤寒论》"必凝神定志，慧眼静观，逐条细勘，逐句研审"（《伤寒论注·自序》）。在《伤寒论》编次上，既不赞成王叔和之编法，又反对方有执等人的"三纲鼎立"说，他"将仲景书校正而注疏之，分篇汇论，挈其大纲，详其细目，证因类聚，方随附之"。依据六经的方证，分立篇名，重加编次，每经以脉证为总纲，最后以方类证，方随附之。如太阳脉证列有桂枝汤证、麻黄汤证、葛根汤证、大青龙汤证、五苓散证等。阳明脉证列有栀子豉汤证、白虎汤证、茵陈汤证、承气汤证。少阳脉证列有柴胡汤证、建中汤证、黄连汤证

等。太阴脉证列有三白散证。少阴脉证列有麻黄附子汤证、真武汤证等。厥阴脉证下的乌梅丸证、白头翁汤证等。柯琴"以病名篇，而以论次第之，虽非仲景编次，或不失仲景心法"（《伤寒论注·凡例》）。足见他对仲景学术思想有其独到的见解和领悟。

在《伤寒论翼》一书中又提出"六经为百病立法"，反对伤寒三百九十七法之言，扩大其治疗范围，强调有是证，用是药，用方不拘于经和时日，"仲景之方，因证而设，非因经而设，见此证便与此方"[11]，这是对仲景方证治法的精辟论述，开创了仲景方证治法编排的新体系。

3.4 尤在泾突出治法，以法类证，类证为纲，方证为目，以切实用

清代医家尤在泾，研究《伤寒论》，突出治法，按治法分类，每经分列纲目，以治法为纲，以汤证及处方为目，其所著《伤寒贯珠集》编排结构颇具特色。[12]所列各类治法有正治法、权变法、斡旋法、救逆法、类病法、明辨法、杂治法及温法、清法、下法等，在每法之下列出相应方证。从字面看正治法、权变法并非严格意义上的法，但从其主要内容看似为一种分类法，实质则是按证候产生的特点对条文进行分类，方从法出，法随证立，随证治之，不同证候，选用相应方药，充分体现辨方证施治的思想，实用性极强。临证学习不拘于治法分类名称的称谓如何，应掌握其学术思想的核心精髓。

4 近现代医家对方证的研究

4.1 张锡纯以六经病证为纲，方证为目，中西汇通，诠释方证

近代著名中西医汇通学派医家张锡纯在《医学衷中参西录》一书中，对《伤寒论》进行了深入研究，以六经病证为纲，方证为目，重点诠释40余首方证，他采取从方证入手研究《伤寒论》，抛弃逐条阐释，从临证实用出发参以西药，对《伤寒论》研究颇有特点。如治桂枝汤证，方中加山药与阿司匹林，认为一止汗，一发

汗，二药并用，得汗即愈，并称较用桂枝汤殊为省事。[13]

4.2 曹颖甫经方医案名以汤证，凭证用方

近代经方大师曹颖甫著《经方实验录》，将其经方实验医案，由其门人姜佐景，编按行世。辑选七十五案，皆以汤证名之。曹氏笃信仲景之学，有此证，用此方，得此方，消此证，但凭脉证施治。正如叶橘泉在其书序中评价说："中医之治疗功效虽在于药物，然绝不是各个药物单独所发挥之效力；而方剂之配合，大有研究之价值。""治中医者除深究药物之外，尤须注意经方方剂及主治证候之研究。证候者，人体因病理的变化而所显的征象也。古医之无病理学固不可讳，而证候之认识为方药治疗之相对的凭借。"[14]若废弃中医而专研药物，抛弃数千年据证而投方药（经方）的经验，岂不悲哉，方之治疗对象是证候，为曹氏临证遵循而实践之，"其功实不在仲景下也"。"盖中医之长，不在乎理论，而重辨证，果凭证用方，已可生死人而肉白骨。"[15]

4.3 胡希恕辨六经，析八纲，再辨证，后选方

当代著名的经方大家胡希恕（1898—1984），毕生致力于《伤寒论》的研究，颇有诸多建树，其学术思想及成果集中反映于《中国百年百名中医临床家·胡希恕》一书。他对方证辨证的研究和认识，对今人颇多启迪。认为"临证有无疗效，决定于方证对应与否，执一法，不如守一方"。充分认识到方证是《伤寒论》的精华，"方证较之证型更为直接，更为深入，且具有定性、定量的性质"。[15]临床上不论采用哪种辨证方法，最终都要落实在方证上。胡先生认为"方证辨证是六经、八纲辨证的继续，更是辨证的尖端"。

4.4 刘渡舟提出，要想穿《伤寒论》这堵墙，必须从方证的大门而入

当代伤寒泰斗刘渡舟教授，致力于《伤寒论》的研究，善用经方，创立"方证相对论"，他对《伤寒论》研究终生不遗余力，为之上下求索，晚年终有所悟，提出"要想穿《伤寒论》这堵墙，

必须从方证的大门而入"。并对方证进行深入探讨，认为"认识疾病在于证，治疗疾病在于方。方与证乃是伤寒学的关键，而为历代医家所重视，所以，方证相对论的提出，起到了非凡的积极作用"。[16]同时又提出"方与证的对应，比类相附之际，张仲景慎思之、明辨之，有机地，也很巧妙地揉进了辨析证候的理论与思想方法。它的作用能把僵化的病症，变成了活的灵魂"。[17]"方证相对就可以发挥经方治病的作用，颇有言下顿悟之妙。"[18]作为一代伤寒大家，能有此认识，可谓是终其一生学习和实践经验的卓识之见。

4.5 张长恩、冯世伦竭力构建仲景方证学

张长恩、冯世伦是继胡希恕、刘渡舟等伤寒大家之后，当代对仲景方证学研究卓有成效的代表性医家，他们对《伤寒论》的方证学研究可谓具有系统、全面及独到之处。著成《中国汤液方证》（仲景方证学）、《中国汤液经方》等书，对方证的概念、渊源、结构、内涵、外延以及具体113个方证进行详细阐释。认为"仲景方证学是沟通中医理论和临床实践的桥梁学科，在中医学领域占有极其重要的地位"。"《伤寒论》正是由于在分经分证的基础上列述了若干个方证，为辨证论治奠定了基础，才使其至今光彩夺目，盛传不衰。《伤寒论》如果撇开具体的方证辨识，则不会具备现今的学术价值。"[19]

近年来，随着中医现代化研究的深入，学术界在病证研究的基础上，对方证尤为关注，"方证相应""方证相关"的命题不时见诸于报纸杂志，仲景的方证治法研究有扩大和延伸之势，试图寻求方证的最佳结合和配方。值得注意的是，我们应以仲景的方证治法为核心，重点研究，后世时方成千上万，其方虽也有方证相应，但其和经方的方证相应似有差别，不宜任意扩大。

综上所述，方证治法，渊源于古代，为仲景所创立，《伤寒论》使之系统完善，唐宋后历代医家有所发展，方证是《伤寒论》辨证施治的精华，具有浓厚的中医特色，应努力发掘，传承弘扬，熟悉

和掌握方证这一中医辨证的尖端，是提升临证诊疗水平的关键。

参考文献

[1] 马王堆汉墓帛书整理小组.五十二病方[M].北京:文物出版社,1979:179.

[2] 尚志钧.从药物产地看《五十二病方》的产生时代[J].湖南中医学院学报,1986(4):44.

[3] 高春媛,陶广正.文物考古与中医学[M].福州:福建科学技术出版社,1993.

[4] 周一谋,萧佐桃.马王堆医书考注[M].天津:天津科学技术出版社,1988.

[5] 张定华,孙其斌.从《武威汉简》看仲景学说[J].甘肃中医,1996,9(2):6.

[6] 马继兴.敦煌古医籍考释[M].南昌:江西科学技术出版社,1988:127-132.

[7] 班固.汉书·艺文志第十[M].见:二十五史.上海:上海古籍出版社,1986.

[8] 刘渡舟.方证相对论[J].北京中医药大学学报,1996,19(1):3.

[9] 孙思邈.千金翼方[M].北京:人民卫生出版社,1955.

[10] 传世藏书编委会.传世藏书·子库·医部[M].海口:海南国际新闻出版中心,1995:762-765.

[11] 柯琴.伤寒来苏集[M].上海:上海科学技术出版社,1995.

[12] 尤怡.伤寒贯珠集[M].北京:中医古籍出版社,1997.

[13] 张锡纯.医学衷中参西录[M].石家庄:河北人民出版社,1977:396.

[14] 曹颖甫.经方实验录[M].福州:福建科学技术出版社,2004:6-16.

[15] 李国臣.胡希恕方证辨证说略[J].上海中医药杂志,2003,37(10):39-41.

[16] 刘渡舟.方证相对论[J].北京中医药大学学报,1996,19(1):4.

[17] 刘渡舟.辨证论治的历史和方法[J].北京中医药大学学报,2000,23(2):1.

[18] 刘渡舟.伤寒论临证指要[M].北京:学苑出版社,2005:105.

[19] 张长恩.中国汤液方证[M].北京:人民军医出版社,2005:4.

(《江西中医学院学报》2007 年第 3 期)

《伤寒论》方证治法分类研究

辛智科

东汉张仲景所著《伤寒杂病论》是第一部中医临证医学的经典,它包括现今流传的《伤寒论》和《金匮要略》。从它问世以来,深深影响着中医临床的各个学科,影响着一代又一代的中医学人。对仲景著作的整理,既往研究多注重文字的搜集整理、考证、校勘、注释和医案的汇编。本课题利用现代数据化信息研究技术,以《伤寒论》为纲,从汗吐下和温清消补八法入手,对《伤寒论》进行初步分类研究。《伤寒论》全书共30989字,398条,113方,用药83味。为便于了解熟悉《伤寒论》的治法用方以及药物运用,探寻其辨证施治规律,领悟其用药思路,进而掌握其方法,现就其方剂及药物进行分类归纳研究。对临床医家提供可供学习继承和借鉴的有益资料及经验。

1 《伤寒论》方剂中用药次数排序

炙甘草 (63)	大枣 (38)	桂枝 (37)	生姜 (37)
芍药 (30)	干姜 (23)	人参 (21)	附子 (20)
麻黄 (19)	半夏 (17)	黄芩 (16)	大黄 (13)
黄连 (12)	白术 (11)	茯苓 (11)	杏仁 (8)
枳实 (7)	栀子 (7)	芒硝 (6)	厚朴 (6)
柴胡 (6)	石膏 (6)	牡蛎 (5)	细辛 (5)
生甘草 (5)	葛根 (4)	粳米 (4)	知母 (3)
香豉 (3)	龙骨 (3)	黄柏 (3)	泽泻 (2)
桃仁 (2)	蜀漆 (2)	葶苈 (2)	桔梗 (2)
栝楼根 (2)	赤石脂 (2)	赤小豆 (2)	阿胶 (2)
麦门冬 (2)	甘遂 (2)	吴茱萸 (2)	麻子仁 (2)

葱白（2）	猪胆汁（2）	通草（2）	五味子（1）
猪苓（1）	胶饴（1）	铅丹（1）	水蛭（1）
虻虫（1）	栝楼（1）	文蛤（1）	巴豆（1）
贝母（1）	芫花（1）	大戟（1）	禹余粮（1）
旋覆花（1）	代赭石（1）	瓜蒂（1）	生地黄（1）
茵陈（1）	连翘（1）	梓白皮（1）	鸡子黄（1）
猪肤（1）	鸡子（1）	苦酒（1）	人尿（1）
乌梅（1）	蜀椒（1）	桂皮（1）	升麻（1）
萎蕤（1）	天门冬（1）	白头翁（1）	秦皮（1）
商陆根（1）	海藻（1）	竹叶（1）	

注：甘草（67）指在《伤寒论》方剂中有 67 方应用甘草。其他药物以此意类推。

2 《伤寒论》各篇应用方剂数

篇名	太阳病篇	阳明病篇	少阳病篇	太阴病篇	少阴病篇	厥阴病篇	霍乱病篇
方剂数	77	9	1	2	15	6	3

3 《伤寒论》治法中方剂药物应用的分类

3.1 汗法

3.1.1 汗法的运用

汗法是开发肌腠，使病邪从肌表发汗排出体外的一种治法，主要适用于太阳病表证。亦可用于水肿、疮疡、麻疹等表证阶段。少阴病表证宜汗解者，需配附子、细辛等，如麻黄附子细辛汤等。

3.1.2 汗法应用的方剂

桂枝汤	桂枝加桂汤	桂枝加大黄汤
桂枝加厚朴杏子汤	桂枝加葛根汤	桂枝去芍药汤
桂枝去芍药加附子汤	桂枝去桂加茯苓白术汤	麻黄汤
桂枝麻黄各半汤	桂枝二麻黄一汤	桂枝二越婢一汤
麻黄连轺赤小豆汤	麻黄附子甘草汤	麻黄附子细辛汤
大青龙汤	小青龙汤	葛根汤

葛根加半夏汤　　　　　　半夏散

3.1.3　汗法误用及救治的方剂

桂枝加附子汤	四逆汤	干姜附子汤
桂枝甘草汤	茯苓桂枝甘草大枣汤	真武汤
茯苓桂枝白术甘草汤	茯苓四逆汤	调胃承气汤
五苓散	栀子生姜豉汤	生姜泻心汤
禹余粮丸	大陷胸汤	柴胡桂枝干姜汤
旋覆代赭石汤	大黄黄连泻心汤	白虎汤
小承气汤	厚朴生姜半夏甘草人参汤	

桂枝去芍药加蜀漆牡蛎龙骨救逆汤

3.1.4　汗法方剂中应用的药物次数排序

炙甘草（19）	桂枝（16）	生姜（15）	大枣（15）
麻黄（12）	芍药（12）	杏仁（6）	葛根（3）
附子（3）	半夏（3）	细辛（2）	石膏（2）
大黄（1）	厚朴（1）	白术（1）	茯苓（1）
连翘（1）	干姜（1）	五味子（1）	生梓白皮（1）

3.2　吐法

3.2.1　吐法的运用

吐法能使患者呕吐，主要用于痰、食、毒物等停滞在咽喉、胸膈、胃脘部位，通过催吐，达到邪去病愈。

3.2.2　吐法应用的方剂

瓜蒂散

3.2.3　吐法误用及救治的方剂

茯苓桂枝白术甘草汤	栀子豉汤	栀子甘草豉汤
栀子生姜豉汤	调胃承气汤	旋覆代赭石汤
白虎加人参汤	大承气汤	小承气汤
干姜黄连黄芩人参汤		

3.2.4　吐法方剂中应用的药物

瓜蒂　赤小豆

3.3 下法

3.3.1 下法的运用

下法具有通肠泻下，推陈致新之功。主要用于邪在肠胃，热结于里，大便秘结不通，停痰留饮，宿食冷积，瘀血内蓄等证。但热而不实者，宜清热。

3.3.2 下法应用的方剂

大承气汤

3.3.3 下法误用及救治的方剂

桂枝去芍药汤	葛根黄芩黄连汤	桂枝汤
干姜附子汤	茯苓桂枝白术甘草汤	茯苓四逆汤
栀子豉汤	栀子甘草豉汤	栀子生姜豉汤
栀子厚朴汤	栀子干姜汤	四逆汤
小柴胡汤	大柴胡汤	柴胡加芒硝汤
调胃承气汤	柴胡加龙骨牡蛎汤	大陷胸丸
大陷胸汤	柴胡桂枝干姜汤	半夏泻心汤
五苓散	甘草泻心汤	赤石脂禹余粮汤
旋覆代赭石汤	桂枝人参汤	大黄黄连泻心汤
白虎加人参汤	大承气汤	白虎汤
小承气汤	抵当汤	桂枝加芍药汤
干姜黄连黄芩人参汤		

3.3.4 下泻方剂中应用的药物

大黄　厚朴　枳实　芒硝

3.4 和法

3.4.1 和法的运用

和法具有和解及调和的作用，通过和解，能使内脏功能协调，气血阴阳平复，达到消除病邪之目的。主要适用于少阳证半表半里证，或肝胆脾胃不和所致的各种证候。厥阴病属半表半里证，宜和解者，须以温药和之，寒热并用。

3.4.2　和法应用的方剂

小柴胡汤	大柴胡汤	桂枝甘草龙骨牡蛎汤
乌梅丸	麻黄升麻汤	柴胡加芒硝汤
柴胡桂枝汤	柴胡桂枝干姜汤	柴胡加龙骨牡蛎汤
四逆汤	附子泻心汤	半夏泻心汤
甘草泻心汤	黄连汤	旋覆代赭石汤
小陷胸汤	干姜黄连黄芩人参汤	

桂枝去芍药加蜀漆牡蛎龙骨救逆汤

3.4.3　和法方剂中应用药物次数的排序

甘草（13）	黄芩（12）	大枣（11）	半夏（11）
人参（11）	生姜（8）	桂枝（8）	黄连（8）
干姜（8）	柴胡（7）	芍药（4）	牡蛎（4）
当归（2）	茯苓（2）	大黄（2）	附子（2）
枳实（2）	蜀漆（1）	麻黄（1）	升麻（1）
知母（1）	葽蕤（1）	天门冬（1）	石膏（1）
白术（1）	芒硝（1）	栝楼根（1）	铅丹（1）
旋覆花（1）	代赭石（1）	栝楼实（1）	乌梅（1）
细辛（1）	蜀椒（1）	黄柏（1）	

3.5　温法

3.5.1　温法的运用

温法是具有温经散寒，回阳救逆作用的一种治疗方法。适用于里虚且寒的太阴病和一切阴寒证，宜温补。

3.5.2　温法应用的方剂

桂枝加附子汤	桂枝去芍药加附子汤	茯苓桂枝白术甘草汤
桂枝甘草汤	四逆汤	茯苓桂枝甘草大枣汤
当归四逆汤	四逆加人参汤	当归四逆加吴茱萸生姜汤
茯苓四逆汤	通脉四逆汤	通脉四逆加猪胆汁汤
干姜附子汤	白通汤	白通加猪胆汁汤
理中丸	甘草干姜汤	桂枝人参汤

真武汤　　　　附子汤　　　　　　桂枝去桂加白术汤

甘草附子汤　　吴茱萸汤　　　　　桃花汤

赤石脂禹余粮汤

3.5.3　温法方剂中应用药物次数的排序

甘草（16）　　附子（14）　　干姜（12）　　桂枝（9）

大枣（7）　　　生姜（6）　　　白术（6）　　　人参（6）

芍药（5）　　　茯苓（5）　　　当归（2）　　　细辛（2）

通草（2）　　　猪胆汁（2）　　葱白（2）　　　赤石脂（2）

人尿（1）　　　粳米（1）　　　禹余粮（1）

3.6　清法

3.6.1　清法的运用

清法就是具有清热泻火解毒除烦等功用的一种治疗方法。适用于不同类型的热性病。

3.6.2　清法应用的方剂

麻黄杏仁甘草石膏汤　　栀子豉汤　　　　　栀子甘草豉汤

栀子生姜豉汤　　　　　枳实栀子豉汤　　　栀子厚朴汤

栀子干姜汤　　　　　　栀子柏皮汤　　　　茵陈蒿汤

葛根黄芩黄连汤　　　　大黄黄连泻心汤　　黄芩汤

黄芩加半夏生姜汤　　　白头翁汤　　　　　白虎汤

白虎加人参汤　　　　　竹叶石膏汤　　　　甘草汤

桔梗汤　　　　　　　　猪肤汤　　　　　　文哈汤

3.6.3　清法方剂中应用药物次数的排序

栀子（8）　　　甘草（6）　　　石膏（4）　　　香豉（4）

黄芩（3）　　　黄连（3）　　　粳米（3）　　　生姜（2）

枳实（2）　　　黄柏（2）　　　大黄（2）　　　芍药（2）

大枣（2）　　　半夏（2）　　　知母（2）　　　人参（2）

麻黄（1）　　　杏仁（1）　　　厚朴（1）　　　干姜（1）

茵陈（1）　　　葛根（1）　　　白头翁（1）　　秦皮（1）

竹叶（1）　　　麦冬（1）　　　桔梗（1）　　　猪肤（1）

文哈（1）

3.7 补法

3.7.1 补法的运用

补法是一种具补养人体气血阴阳等作用的治疗方法。适用于各种慢性虚弱症。

3.7.2 补法应用的方剂

芍药甘草汤　　芍药甘草附子汤　桂枝加芍药汤　小建中汤

桂枝加芍药生姜各一两人参三两新加汤

炙甘草汤　黄连阿胶汤　禹余粮丸　烧裈散

3.7.3 补法方剂中应用药物次数的排序

芍药（6）	甘草（6）	桂枝（4）	大枣（4）
生姜（4）	人参（2）	阿胶（2）	附子（1）
胶饴（1）	生地黄（1）	麦门冬（1）	麻仁（1）
黄连（1）	黄芩（1）	鸡子黄（1）	禹余粮（1）

3.8 消法

3.8.1 消法的运用

消法是具有消积导滞，调理肠胃，散结消痞，行气利水等功用的一种治疗方法。

3.8.2 消法应用的方剂

茯苓甘草汤　　　　　　　五苓散　　　猪苓散

厚朴生姜半夏甘草人参汤　苦酒汤　　　牡蛎泽泻散

3.8.3 消法方剂中应用药物次数的排序

茯苓（3）	泽泻（3）	甘草（2）	生姜（2）
猪苓（2）	半夏（2）	桂枝（2）	白术（1）
阿胶（1）	滑石（1）	厚朴（1）	人参（1）
鸡子（1）	牡蛎（1）	蜀漆（1）	葶苈子（1）
商陆根（1）	海藻（1）	栝楼根（1）	

4 《伤寒论》用药治法特点

（1）首创以病为纲，病证结合的六经辨证方法，病证结合，以辨证为主，辨证实施过程中以辨方证为特点，强调有是证，用是药，抓主证，"但见一证便是，不必悉俱"，随证治之，不拘泥于病名，有方有论，以方言论，以论言理，第一次将古医经、古医方治于一炉，融为一体，创立了理、法、方、药全备的辨证诊治的理论体系。

（2）临床诊病辨方证施治，不对治疗病名病种具体分型。所论病不是独立病种，不应和现代病名画等号。伤寒论用方113个，实际是113个方证。如太阳病篇，用方77个，有桂枝汤证、小柴胡汤证、大承气汤证等，每证不同方不同，方不同证亦不同，证与方符，不论何病，皆可应用，有表证解表证，有里证治里证，表理俱病，表里双解，突出治疗的个体化，变通随乎证不随乎法，方以法立，法以方传，法随证变，证、法、方、药为一体。这是仲景当时诊治疾病临床辨证思维的过程和特点。方证辨证是中医辨证施治的尖端和精髓。[1]

（3）用药注重顾护胃气，减少药物毒副作用，在伤寒论113个方剂中用药83种，用药次数排序前5位的是炙甘草（63），大枣（38），桂枝（37），生姜（37），白芍（30），大都辛、甘、温、微寒、酸，具有益气健脾，解毒减毒作用。顾护胃气，保存津液，扶助正气。治病为了"人"，治病不伤人，用药不伤胃，摆正人、病、治三者的关系。

（4）仲景为后世医方之祖，其方治病，虽千头万绪，而有条不紊。方中之药，君臣有序，切合病证，为有制之师。组方精简，配伍严密，平淡出奇。强调阴阳自和，必则愈。方中之药，少则一二味，而又无所不包，多则十几味，而又无一味之多。甘草汤仅1味，不嫌其少，麻黄升麻汤14味，不言其多，每药各有其用。

（5）伤寒论方剂用药极其细致，重视炮制配伍及煎煮方法，如甘草在113方中应用占2/3，使用频率最高，排在伤寒论用药的首位，有的甚至以甘草作为君药，像甘草汤、炙甘草汤、甘草干姜汤、甘草附子汤、甘草泻心汤等。在伤寒论中多用炙甘草（63），用生甘草仅5次，清法、消法中的厚朴生姜半夏人参汤、桔梗甘草汤、甘草汤、白虎汤、桂枝加葛根汤均用生甘草，生、炙一字之差，其用意十分讲究。甘草不仅仅是调和诸药，它代表着一种很深的理念。[2]

（6）药无贵贱之分，中病即是。从补法中应用的前5味药芍药（6），甘草（6），桂枝（4），大枣（4），生姜（4），便可看出仲景对补药的认识和应用。补法中并未见黄芪、当归等药的出现，而附子、黄连、黄芩则显于补剂之方。何为补泻，如何用补药，值得现今医家深思。

（7）方随证变，剂量轻重大小，视证而定，药味相同药量不同，治证则不同，这是仲景的量证变化原则，剂量随症状变化而变化。[3]如桂枝汤桂枝用3两（相当于现在45g），桂枝加桂汤桂枝用5两（相当于现在75g），则主治就完全不同，桂枝汤治太阳中风，桂枝加桂汤治奔豚证。又桂枝汤芍药用3两，桂枝加芍药汤芍药用6两，一个治太阳病，一个治太阴病。

（8）主方不变，随证加减，治证各异，如桂枝汤类，有桂枝加桂汤、桂枝加芍药汤、桂枝加大黄汤、桂枝加附子汤、桂枝加葛根汤、桂枝加厚朴杏仁汤、桂枝去芍药加附子汤、桂枝去桂加茯苓白术汤等，法圆方活，应变无穷，法度严谨，规模已具。

（9）在方剂运用上体现了"同病异治""异病同治"，同一种病，证候不同，治法不同，不同疾病，证候相同，治法相同，万不可拘泥于某病用某方。同时，极其重视煎服方法，如大承气汤的煎法，桂枝汤的服法。

（10）阴阳五行学说被誉为中医学的说理工具和方法论，《伤寒论》与《黄帝内经》成书年代相距较近，撰用《素问》《九卷》等经典，但仲景全书论医理，谈方药，均未提及五行之说，也不重脏腑辨证，则以临证实践为准绳，不用五行之说，用六经病证阐释其理论，创立新的临床方证施治理论体系。

参考文献

[1]冯世伦.张仲景用方解析[M].北京:人民军医出版社,2004:20.
[2]刘力红.思考中医[M].桂林:广西师范大学出版社,2005:352.
[3]黄煌.张仲景50味药证[M].北京:人民卫生出版社,2005:8.

(《陕西中医》2006年第5期)

对张仲景和《伤寒论》的几种误读

辛智科

　　《伤寒论》成书于东汉末年,为中医临证施治的奠基之作,被历代医家所推崇,经得起医家以不同的角度推敲和临证疗效的实践检验,具有强大的生命力和临证的指导性、实用性。《伤寒论》虽系古代医学文献,但其学术思想和价值不容低估。对《伤寒论》的研究,无论是古代和现代,参与医家之多,注释整理之丰,方药应用之广,都是中医发展史上其他著作无法比拟的,研究的深度和广度,也是罕见的。但在研究中也出现了一些偏差和误区,误导和影响了对《伤寒论》系统、全面、准确的学习和应用,应引起学术界的广泛重视,有必要对其正本清源,返璞归真。现据目前所见资料和研究成果,对其认识上的偏差或误读作以评述。

1　在《伤寒论》学术渊源上的误读

　　长期以来,中医界依据现流传的张仲景《伤寒论》序中"撰用《素问》《九卷》《八十一难》《阴阳大论》《胎胪药录》,并《平脉辨证》,为《伤寒杂病论》,合十六卷"之语,认定《伤寒论》在撰写和学术渊源上承继了《黄帝内经》的学术体系,此认识流传千余年。在这种思想指导下,医家探究《伤寒论》时多从《黄帝内经》上寻找依据,在《黄帝内经》基础上予以阐发解释,有时不免难以自圆其说，甚至牵强附会。

《伤寒论》一书是经晋代王叔和整理编次乃以保存，并经宋臣校订刊行后流传于世。对王叔和所作整理，明代方有执、清代喻昌多有非议，以为王氏编次有舛，序列有谬，杂有己见，并非该著原貌。此言在孙思邈《备急千金要方序》中得以证实，该序标名引用仲景《伤寒论序》，但无撰用《素问》至《平脉辨证》一段文字。日本古本《康平本伤寒论》的序中将这段文字改为小字嵌注于"勤求古训，博采众方"之下，以示区别，意为原序未有，而为解释阐发性文字。近代中医文献学家杨绍伊对此曾以较多篇幅论证和研究，认为是"王叔和所加，后来窜入正文"，[1]使后世研究《伤寒论》渊源，以序文为据，造成误读。

从《伤寒论》所载方药内容来看，亦非与《黄帝内经》有关。出土的敦煌卷子医书中，收载有署名陶弘景的《辅行诀藏府用药法要》，其中保存有古佚书《汤液经法》等内容。陶氏曰："汉晋以还，诸名医辈，张机、卫汜、华元化……皆当代名贤，咸师式此《汤液经法》，救疾苦，造福含灵。""外感天行，经方之治，有二旦、六神、大小等汤。昔南阳张机，依此诸方，撰为《伤寒论》一部，疗治明悉，后学咸尊奉之。"[2]张仲景撰用《汤液经法》方证中的三分之二为《伤寒论》，也就是说仲景将《汤液经法》中36个方证撰入了《伤寒论》。[3]当代文献学家钱超尘对《汤液经法》中所载方和《伤寒论》方比较研究，其中有13方见于《汤液经法》，但方名有异。钱氏考证认为"张仲景《伤寒论》以《汤液经法》为基础而成书，其力证为陶弘景的《辅行诀藏府用药法要》"。[4]所以，可以说《汤液经法》是仲景方药的直接源头与发展基础。

从《伤寒论》序文和方证内容看，亦并非源于《黄帝内经》，也不是同一学术派别。日本学者研究后认为"《黄帝内经》《神农本草经》《伤寒论》三者是不同体系的医学，不能混为一谈，反对用《黄帝内经》学说来解释伤寒"。[5]余以为此言有据。

2 在《伤寒论》辨证方法上的误读

《伤寒论》在中医发展史上具有划时代的意义和承前启后的作用，首次创建辨证施治的理论体系，使理法方药一线贯通，是中医临证诊疗的奠基之作。但在具体采用辨证方法上，历代医家各有所见，认识不一，使后学莫衷一是。争论的焦点是张仲景所言的太阳、少阳、阳明、太阴、少阴、厥阴病本意是什么？是指"六病"还是指"六经"？还是另有所指？目前流行和被中医界多数人接受的观点是"六经"，其辨证方法是"六经辨证"。但据现存原始文献和《伤寒论》原著的研究，此观点有背仲景原意，也不符合其传承过程中的学术渊源。

首先，《伤寒论》不是依据《黄帝内经》而撰成的，它源于《汤液经法》，《黄帝内经》所言"六经"和《伤寒论》太阳、少阳、阳明、太阴、少阴、厥阴病也不是一回事，学术上并非一脉相承，其内涵所指大相径庭，不能混为一谈，诸多医家对此做了深入研讨。

其次，"六经"之名并未在《伤寒论》中出现，它首见于《黄帝内经》。对《伤寒论》辨证方法冠以"六经"相称，始于晋代皇甫谧《针灸甲乙经》卷之七，用"六经"二字以统括伤寒热病，但仍是《黄帝内经》中经络的概念。宋代朱肱《类证活人书》称治"伤寒先须识经络"，并直言太阳经、阳明经等。陆九芝在《世补斋医书》卷九中说："废伤寒则六经失传，废六经则百病失传。"汪琥在《伤寒论辨证广注》中更说："仲景书止分六经，不言手足，其实则和手经两皆病。"医家多从六经论伤寒，有违仲景之本意，仲景论伤寒，以辨××病脉证并治而称，并未加经字。把《黄帝内经》和《伤寒论》六经混为一谈，强相附会，遂失仲景大义，纠缠不清，难以释解。同时，把伤寒三阴三阳称"六经"，使人容易错误地认为"经"即经络之经，把人们引入歧途。

由于六经之说蔓延，六经辨证之说随之而立，谬说流传，曲解者众，以讹传讹，影响甚大，危害至重。然在《伤寒论》所采用的辨证方法上，历代医家就有不同之见。孙思邈在《千金翼方》中主张"方证同条，比类相附"。方中行在《伤寒论条辨》中认为"六经之经，与经络之经不同"。柯韵伯在《伤寒来苏集·伤寒论翼》中则说："伤寒不过是六经中一症，叔和不知仲景之六经，是径界之经，而非经络之经。""经为径界，然仲景本未直用经字，太阳等篇，并不加经字。"柯氏以方类证，方不拘经，创"经界"说。朱肱深悟《伤寒论》之精髓，虽言六经，但采用"以方类证，证从经分，随证立方，方不拘经"的方法，强调"识证辨脉，脉证合参"。章太炎强调"仲景本未用'经'字，不烦改义"。认为《伤寒论》六经不同于《黄帝内经》之含义。日本汤本求真在《皇汉医学》中说："伤寒论依其病势病位，大别为三阴三阳。"否定了"经"在三阴三阳中的实质地位，将其概括为表—半表半里—里、轻—中—重6种疾病状态。王琦提出《伤寒论》六经非"经"论，认为伤寒三阴阳是划分病的概念。[6]谢光根据几种重要的《伤寒论》传本的异同对比和文献依据，提出三阴三阳为六病辨证体系。[7]马文辉直截了当地说《伤寒论》的辨证方法是六病辨证，而非六经辨证。[8]余认为王琦、谢光、马文辉等考释是可信的，符合仲景著作之本意，故赞同之。但在六病辨证之下，终极是方证治法，辨方证相应至关重要。

第三，《伤寒论》和《金匮要略》原为一人所著，合而为一，后世人为分列。所言《伤寒论》系六经辨证，《金匮要略》为脏腑辨证，实为不通。用六经辨证解释《伤寒论》，难通难解之处甚多，更不能用六经辨证统括内伤杂病。从二书内容看，共同特点是方证辨证，方证辨证是古代一种普适的辨证方法。如同为一书，同一人所著，而采取两种辨证方法，亦难以自圆其说。也有学者认为"灵活掌握'方证相应'的原则，对临床上运用经方确实有很大的帮助。不过，'方证相应'仅仅只是运用仲景学说的一种方法，却不是理解仲景学说的正道"。[9]但辨方证是辨证方法的尖端，不容忽视。

3 在仲景和《伤寒论》评价上的误读

张仲景所著《伤寒论》，开创了中医临证施治之先河，构建了完整系统的中医药理论体系，对中医临床各科具有普遍的指导意义，其功不可没。仲景被后世誉为"医圣"，《伤寒论》被称为"经典""众方之祖""炳耀千古之巨著""中医学之魂"。[10]喻嘉言在《尚论篇》中称《伤寒论》为"众法之宗，群方之祖"。张仲景和《伤寒论》一直受到世人的尊重和称颂。然而，方舟子则认为："如果把医学当成科学而不是信仰的话，就不应该迷信古人。张仲景作为一位一千多年前的古人，他的医学知识可以说基本上都是错误的，远远比不上今天的任何一名正规医学院校毕业的学生。"[11]评价反差如此之大，将其推至不同方向的两个极端。究竟应该怎样认识、评价张仲景和《伤寒论》，直接影响着对其学术思想的承继和应用。

张仲景是人，是古人，是古代医家，不是神，不是神医。《伤寒论》是一部医书，是汉代的一部古医书。张仲景是汉代一位超智慧的医学家，是善于继承和创新，对中医做出巨大贡献的医学家。《伤寒论》是一部理法方药完整中医理论体系完备的临床医学巨著，但不是完美的，仍有缺陷和不足。

尊仲景为"医圣"，奉《伤寒论》为经典，容易使人缺少审视的目光和批判的精神，导致对出现的错误不予深究，也不予修改，缺乏进一步的创新，使研究者产生依赖和惰性，长此以往，对学术界造成误导。同理，如未深入研究，随意否定张仲景和《伤寒论》，将其说得一无是处，不是外行，便是研究方法和审视视角出了问题。

评价古代医家和著作，应尊重原始文献，返璞归真，切忌以今人所思来度古人，以今日之标准来衡量古人，更不应以时代久远，借社会发展进步之说，不分青红皂白，甚至一知半解，而轻率否定古人。对医学而言，实践和疗效是检验正确与否的唯一标准，舍此别无他法。

4　结语

（1）《伤寒论》学术渊源为《汤液经法》，而非《黄帝内经》，它与《黄帝内经》不是同一学术体系。文献证据见载于陶弘景所著《辅行诀藏府用药法要》，现收录于马继兴《敦煌古医籍考释》等书。

（2）《黄帝内经》和《伤寒论》所载六经，并非一脉相承，内涵和所指大相径庭，不能混为一谈。《伤寒论》辨证方法不是六经辨证，而是三阴三阳六病辨证，终端是方证治法。

（3）张仲景是古代杰出的医学家，《伤寒论》是中医理法方药的奠基之作，其历史功绩不容置疑。方剂之祖美誉当属《汤液经法》，《伤寒论》承袭其后。奉《伤寒论》为医学之圭臬，言之有过，不利医学创新和发展。

（4）评判和研究《伤寒论》，应尊重原始文献，走出疑团，避免以讹传讹，对古文献不可望文生义，凭空揣测，强注古人。应还原《伤寒论》的本来面目和精神实质。

参考文献

[1] 钱超尘. 仲景论广《伊尹汤液》考［A］. 王庆国. 仲景学术研究［C］. 北京：学苑出版社,2004.

[2] 马继兴. 敦煌古医籍考释［M］. 南昌：江西科学技术出版社,1988:127 －132.

[3] 冯世伦,张长恩. 解读仲景医学［M］. 北京：人民军医出版社,2006:8 － 9.

[4] 钱超尘.《伤寒论》源于《汤液经法》考［N］. 中国中医药报,2007 － 11 － 15(5).

[5] 东玲児. 伤寒论研异 の 異同,日本 と 中国 の 比较［J］. 漢方研究,1981(8):37.

[6] 王琦. 六经非"经"论［J］. 中医杂志,1983,6:7

[7] 谢光,朱玉. 试论《伤寒论》三阴三阳为六病辨证体系的文献依据［J］. 甘肃中医学院学报,2001,1:2 － 5.

[8] 马文辉,郭风兰. 试论《伤寒论》的"六病"辨证及"三部"定位［J］. 中医药研究,2001,2:1 － 3.

[9] 董昱佑. 浅议《皇汉医学》［J］. 中华医史杂志,2007,4:253.

[10] 刘渡舟. 伤寒论临证指要［M］. 北京：学苑出版社,2003:3.

[11] 方舟子. 科学成就健康［M］. 北京：新华出版社,2007:219.

《伤寒论》方证治法与杂病

辛智科

在中医界，一般认为《伤寒论》是论外感病，《金匮要略》是论内伤杂病，此观点已被多数医家所接受。但细读《伤寒论》全文，探究《伤寒论》方证治法，似觉此说法不妥，甚或是错误的。误导了医家对《伤寒论》的正确学习、全面理解和临证应用。有必要对《伤寒论》方证治法中的杂病做深入的探讨和分析，以正视听，准确辨证，灵活运用，提高疗效。

1　《伤寒论》方证治法中的杂病

1.1　脾胃虚寒的小建中汤方证

第 100 条："伤寒，阳脉涩，阴脉弦，法当腹中急痛，先与小建中汤。不差者，小柴胡汤主之。"第 102 条："伤寒二三日，心中悸而烦者，小建中汤主之。"腹中急痛，心中悸而烦都是里虚寒，阳气虚，气血不足所致，并不是可汗的外感表证，即使有表证，也是表证挟虚证。

1.2　心血虚心阳衰的炙甘草汤方证

第 177 条："伤寒，脉结代，心动悸，炙甘草汤主之。"从炙甘草汤组方看，脉结代，心动悸，乃是心血不足，心阳衰微，心气无力推动心血而致的心律不齐，方中炙甘草、人参补益心气，阿胶、地黄、麦冬、麻仁补心血，桂枝、生姜及酒通心阳，阴阳相济互动而除心悸。所论已无明显外感表证可言。

1.3　痞满燥实的大承气汤方证

第 242 条："病人小便不利，大便乍难乍易，时有微热，喘冒不能卧者，有燥屎也，宜大承气汤主之。"第 208 条："手足濈然汗出者，此大便已硬也，大承气汤主之。"第 239 条："病人不大便五六日，绕脐痛，烦躁，发作有时者，此有燥屎，故使不大便也。"
第255条："腹满不减，减不足言。当下之，宜大承气汤。"大承气
汤所治脘腹部胀满作痛、坚硬有痞块，烦躁，大便秘结，或热结旁
流，肠内有宿食等证。从所述证看，应属单纯性腹实证的杂证范
畴，全无外表之症。

1.4　上热下寒的黄连汤方证

第173条："伤寒，胸中有热，胃中有邪气，腹中痛，欲呕吐
者，黄连汤主之。"证属上热下寒的胸中有热，胃肠有寒，以致腹
中疼痛而想呕吐。黄连苦寒清上热，干姜、桂枝温胃肠散寒，半夏
温燥降逆，人参补中，甘草、大枣和中益胃，寒热并用，清上
温下。

1.5　寒逆剧呕的吴茱萸汤方证

第309条："少阴病，吐利，手足逆冷，烦躁欲死者，吴茱萸
汤主之。"第243条："食谷欲呕，属阳明也，吴茱萸汤主之。得汤
反剧者，属上焦也。"第378条："干呕，吐涎沫，头痛者，吴茱萸
汤主之。"肝胃寒邪上逆，呕吐涎沫，或吐重于利，吐剧而气逆所
致手足逆冷，烦躁欲死，以呕吐气逆为主。手足冷其病机有别于四
逆汤证。吴茱萸、生姜温中散寒，降逆止呕，人参、甘草和脾
补中。

1.6　阳虚身痛的附子汤方证

第304条："少阴病，得之一二日，口中和，其背恶寒者，当
灸之，附子汤主之。"第305条："少阴病，身体痛，手足寒，骨节
痛，脉沉者，附子汤主之。"肾阳虚衰，寒邪过甚，肌肤筋脉关节
失于温养，所见全身及骨节皆痛。肾阳虚衰，督脉阳气不充，四肢
失温，可见手足寒，背恶寒。全是阳虚寒盛之证。方用附子大温散
寒，人参、白术、茯苓甘温益气补虚，芍药敛阴气。全方为大补大
温，温经助阳，固本散寒。

1.7　热痞兼阳虚的附子泻心汤方证

第155条："心下痞，而复恶寒，汗出者，附子泻心汤主之。"

自觉胃脘胀满，堵塞不通，兼有阳虚怕冷汗出者，以附子大热温经散寒扶阳，以黄连、黄芩、大黄苦寒泄热痞，寒热并用。

1.8　水饮停结胸胁的十枣汤方证

第152条："太阳中风，下利呕逆，表解者，乃可攻之。其人汗出，发作有时，头痛，心下痞硬满，引胁下痛，干呕短气，汗出不恶寒者，此表解里未和也，十枣汤主之。"此条所述为表证解后，水饮为患，停结胸胁的悬饮证。

1.9　水热互结结胸的大陷胸汤方证

第137条："不大便五六日，舌上燥而渴，日晡所小有潮热，从心下至少腹硬满而痛不可近者，大胸陷汤主之。"水饮聚结胸胁，以心下水饮为特点，从心下至少腹部硬满而痛，不能用手挨碰触摸者，与阳明腑证的腹满痛仅在腹部肠中有燥屎有所不同。以大黄苦寒泻里热，芒硝咸以软坚攻痞，甘遂逐水。逐水、通结、软坚三法并施。临证需详审细辨，谨慎应用。

1.10　湿热郁积发黄（阳黄）的茵陈蒿汤方证

第236条："但头汗出，身无汗，剂颈而还，小便不利，渴引水浆者，此为瘀热在里，身必发黄，茵陈蒿汤主之。"260条："伤寒七八日，身黄如橘子色，小便不利，腹微满者，茵陈蒿汤主之。"茵陈清湿利胆，栀子苦寒泻火，大黄苦寒荡涤肠胃，使湿热从大小便而下。湿热黄疸在《金匮要略》中也有论及，列属杂病范畴。

以上仅举数例，诸如结胸、阴结、瘀热等证，当属内伤杂病无疑。

2　对《伤寒论》非专为外感病而设和方证治法的几点认识

（1）《伤寒论》和《金匮要略》为仲景之作，后世人为整理分列，学术思想体系理应前后贯通，不可截然分开，若割裂总体，有斩其筋骨之弊。读仲景原著，《伤寒论》无专论急性外感病之意，不应被《伤寒论》治外感伤寒之言所惑。

（2）《伤寒论》方证治法，不是专为伤寒而设，《伤寒论》和《金匮要略》的共性特点是方证对应，讲证、方、药的对应，不是只讲伤寒，不论杂病，方证对应治法既适于外感伤寒，又适于内伤杂病，无人为的分列界定。仲景创造的方证治法，用简单的方法，不借助任何仪器设备，不辨细菌病毒，不问病理损伤，不管化验检查，却能获得疗效，似有不可思议之处。但这种通过证候变化了解掌握人体复杂的变化，从整体视角研究人体，其理念是超前的，我们不应拘于外感用六经辨证和内伤杂病用脏腑辨证之说。

（3）从《伤寒论》所述内容和方证治法特点来看，伤寒中有杂病，杂病中有伤寒，二者密切相关，甚或《伤寒论》中单列有与外感伤寒确无关系的杂病。《伤寒论》不独为外感伤寒而设，《伤寒论》中伤寒与杂病共论，仲景《伤寒杂病论》是对《伤寒论》一书所论内容的准确提炼和概括。

（4）《伤寒论》论外感，《金匮要略》论杂病的说法是错误的，后世"外感宗仲景，内伤法东垣"的提法有失偏激，仲景开创了辨证施治和方证治法的先河，奠定了临床医学的基础，其临床思维方式和方证治法适于伤寒和杂病。

（5）《伤寒论》所述方证应泛指当时各科病证，方证治法是一种通用的辨证方法，方证治法在外感伤寒中可见，在脏腑内伤杂证中也可见，外感伤寒与内伤杂病合论，适于内外妇儿各科的诊治，对临床各科皆有普遍的指导意义，这与当时医学的整体思维和医家未明显分科有关，也受《伤寒论》方证渊源的影响。

（6）《伤寒论》方证治法的核心是随证治之，方证治法是古代中医的核心优势，它针对证不针对病，证是有阶段性的，证是一个代表多种症状体征的高度综合体，一个病的过程中有许多证，多种病也有同一的症，所以一个病的总过程中可用几个药方，一个药方也可以治多种病，这是方证治法的特点，最奇妙和值得称赞的是把证治好了病也痊愈了，此实为中医精妙和仲景高明之处。

（《中医药通报》2007 年第 6 期）

《伤寒论》方证治法用药规律

辛智科

张仲景的《伤寒论》是开创中医辨证论治方法的经典著作,虽系古代文献,但具有较高的学术价值和临床应用价值。吸引了历代医家莫大的学术兴趣,不同时代的医家从不同视角对其进行深入探讨,且历久不衰,其原因:一是它具有广泛的理论和实践指导性;二是临证实践的有效性、奠基性;三是方证对应和药物配伍应用的规律性。本文试对《伤寒论》方证治法中的药物气味配伍作以探讨和分析,总结和彰显其用药特点和规律。

1 《伤寒论》的方剂药数组成特点

1.1 单味成方

《伤寒论》中有6方是单味药,如文哈散、密煎方、猪胆汁导法、猪肤汤、甘草汤、烧裈散。单味药治病,病情比较单纯,选用一种药物即能获效。如大便秘结用蜂蜜煎成坐药塞入肛门导便,少阴阳虚咽痛用猪肤,邪热侵犯少阴咽痛的轻症用甘草等。

1.2 二味成方

《伤寒论》中有11方是由2味药组成的,占总方的0.09%。如甘草干姜汤、芍药甘草汤、干姜附子汤、桂枝甘草汤、栀子豉汤、栀子干姜汤、大黄黄连泻心汤、赤石脂禹余粮汤、瓜蒂散、桔梗甘草汤、苦酒。从组方药看与甘草相配的有4方,以调合药性为主,具有共性药物配伍的有干姜与附子、大黄与黄连,有苦寒与辛温相配的如栀子与干姜。具有显明的药对应用特点。

1.3 三味组方

《伤寒论》中有20方是由3味药物组成的。如调胃承气汤、四逆汤、芍药甘草附子汤、栀子甘草豉汤、栀子生姜豉汤、栀子厚朴汤、大陷胸汤、小陷胸汤、白散方、十枣汤、小承气汤、茵陈蒿汤、栀子柏皮汤、麻黄细辛附子汤、麻黄附子甘草汤、桃化汤、半夏散及汤、白通汤、通脉四逆汤、枳实栀子豉汤。3味药方占《伤寒论》113方总方的17%。3味药配伍构思精巧，针对证的病机也较复杂，已广泛显现3药相用的对药特点，从而达到互相辅佐或互相制约，提高疗效之目的。

1.4 四味组方

《伤寒论》4味药物组方的24方，占全书方剂的21%。如麻黄汤、葛根芩连汤、桂枝去芍药汤、桂枝去芍加附子汤、麻杏石甘汤、苓桂术甘汤、茯苓甘草汤、桂枝甘草龙骨牡蛎汤、抵当丸、大陷胸汤、附子泻心汤、黄芩汤、甘草附子汤、白虎汤、大承气汤、吴茱萸汤、四逆散、干姜黄芩黄连人参汤、白头翁汤、四逆加人参汤、理中丸、通脉四逆加猪胆汁汤。4味组合是仲景方药君臣佐使配伍的较高形式和方剂配伍的典范。

1.5 五味组方

《伤寒论》5味药物配伍组方的17方，占全书方剂的15%。如桂枝去芍药加附子汤、白虎加人参汤、厚朴生姜半夏甘草人参汤、茯苓四逆汤、五苓散、真武汤、桃核承气汤、桂枝加桂汤、桂枝人参汤、桂枝附子汤、去桂加白术汤、猪苓汤、桂枝加芍药汤、黄连阿胶汤、附子汤、白通加猪胆汁汤。

1.6 六味组方

《伤寒论》6味药物组方的8方，占全书方剂的0.07%。如桂枝加附子汤、桂枝去桂加茯苓白术汤、桂枝加芍药生姜各一两人参三两新加汤、小建中汤、甘草泻心汤、黄芩加半夏生姜汤、麻子仁丸、桂枝加大黄汤。

1.7 七味组方

《伤寒论》7味药物组方的17方，占全书方剂的15%。如桂枝加葛根汤、桂枝加厚朴杏子汤、桂枝麻黄各半汤、桂枝二麻黄一汤、桂枝二越婢一汤、葛根汤、小柴胡汤、大青龙汤、大柴胡汤、桂枝去芍药加蜀漆龙骨牡蛎救逆汤、柴胡桂枝干姜汤、半夏泻心汤、旋覆代赭石汤、黄连汤、当归四逆汤、牡蛎泽泻散、竹叶石膏汤。

1.8　八味以上组方

《伤寒论》中 8 味药物组方的 5 方，占全书方剂的 0.04%。如葛根加半夏汤、小青龙汤、柴胡加芒硝汤、生姜泻心汤、麻黄连轺赤小豆汤。9 味药物组方的 3 方，占 0.02%。如柴胡桂枝汤、炙甘草汤、当归四逆汤加吴茱萸生姜汤。10 味药组方的 1 方，如乌梅丸。12 味药物组方的 1 方，如柴胡加龙骨牡蛎汤。14 味药物组方的 1 方，如麻黄升麻汤。分别占全书方剂比例极小。

从方剂药物组成数看，4 味药最多，共 24 首方，占总方的24%；3 味药 20 方，占总方的 17%；5 味药、7 味药各 17 方，占总方的 15%；8 味药以上的仅占 0.04%。充分显示出伤寒论具有药味少、药量大、效力专的组方特点。

2　《五十二病方》与《伤寒论》方剂用药数比较[1]

	总方数	1 味药	2 味药	3 味药	4 味药	5 味药	6 味药	7 味药	8 味以上药
《五十二病方》	189	110	45	21	4	4	3	2	无
《伤寒论》	113	6	11	20	24	17	8	17	11

从上表可见《五十二病方》189 方用 1、2 味药组方的 155 方，占全部医方的 82%，《伤寒论》113 方用 1、2 味药物组方的 17 方，占全部医方的 15%。其次是 3 味药组方，《五十二病方》是 21 方，占 11%，《伤寒论》20 方，占 17%，是极少数。《伤寒论》4 味至 7 味药物组方 66 方，占全书的 58%。《五十二病方》无 8 味以上组方。《伤寒论》8 味以上组方 8 方，占全书的 0.09%。以上可以明显看出，《五十二病方》所载方剂，绝大部分是用单味药。《伤寒论》用 1~2 味药仅占 15%，绝大部分是 3 味以上组方。由单味发展到多味药物配伍，不仅是数量的简单增多，实属药物配伍理论的形成和治疗效果的提高，以及治疗病证的扩大，是一个质的飞跃，是方剂应用理论形成以至成熟的标志。

早期方剂的使用以单味药为主,《伤寒论》已有明显发展,从方剂用药数看,具有药味少,配伍简,实用淳朴的特点,《伤寒论》确具方剂发展的奠基作用。

3 《伤寒论》方药气味配伍的特点及规律

药物都具有一定的性和味。所谓性是指药物的寒、热、温、凉四种药性,古代也称四气。气(性)是从药物作用于机体所发生的反应概括出来的,是与所治疾病的性质相对而言。味是指药物的辛、甘、酸、苦、咸、淡等,是药物的最基本滋味。同一种药物都具有气和味,药物气味配伍是组方之本,也是张仲景制方的核心和关键所在。[2]

3.1 据气(性)配伍

《素问·至真要大论》曰:"寒者热之,热者寒之。""治寒以热,治热以寒,而方士不能废绳墨而更其道也。"这是中医的治疗原则,也是张仲景制方的原则及特点。

3.1.1 治寒以热

运用温性或热性药物减轻或消除寒证的方药,即"疗寒以热药,疗热以寒药"(《神农本草经》)。如《伤寒论》中的四逆汤、干姜附子汤,用干姜、附子回阳救逆逐寒。甘草干姜汤专复胸肺之阳。半夏汤散寒逐痰涎。白通汤葱白、干姜、附子疗脾肾阳虚,阴寒内盛。当归四逆汤、当归四逆加吴茱萸生姜汤治血虚久寒。理中汤温中散寒,健脾胜湿。附子汤大温大补,治阳虚寒盛的身体痛,手足寒,骨节痛,背恶寒。麻黄细辛附子汤温经发汗,既解太阳表寒,又散少阴里寒的太少两感证。吴茱萸汤温暖中焦,降逆止呕。甘草附子汤、桂枝附子汤去风湿温经散寒。

3.1.2 治热以寒

能减轻或消除热证的方药,一般属于寒性或凉性,即所谓"治热以寒""热者寒之"。如《伤寒论》中大黄黄连泻心汤,清热泄痞,治心下痞属于热证。白头翁汤治脓血相杂的热痢。栀子柏皮汤清解湿热治阳黄。栀子豉汤治热扰胸膈而见的心胸烦热证。治热证多用辛凉苦寒的大黄、黄连、黄芩、秦皮、黄柏、石膏、知母、栀子等药物，方药组成很少配有温热之药，白虎汤中为顾护胃气，配有甘草、粳米等。可见，只要辨热证无疑，且可大胆应用寒凉之剂。

3.1.3　寒热并用

所谓寒热并用，指寒性和热性药物合并使用。用以治疗寒热错杂证，此乃张仲景用药的独创和特色，富有玄妙和阴阳互根的哲理之处。《素问·至真要大论》曰："谨察阴阳所在而调之，以平为期。"《医石扁》曰："寒热并用者，因其人有寒热之邪夹杂于内，不得不用寒热夹杂之剂。"以下是仲景常用的几种寒热并用法：

一是上热下寒：如栀子干姜汤是胸中有热，脾有寒之上热下寒证，栀子清胸膈烦热，干姜温脾祛中焦之寒。黄连汤治胸中有热，胃中有寒，腹中痛，呕吐下利的上热下寒证。黄连清胸中之热，干姜、半夏、桂枝温胃中之寒，人参、甘草、大枣培土补中。麻黄升麻汤治上热下寒，阴阳错杂之证，其组方用药更为复杂。黄芩、知母、天冬、石膏、甘草清热利咽治上，麻黄、升麻升阳解毒。茯苓、白术、干姜温下健脾利湿治泄利。当归、萎蕤养血滋阴。干姜黄芩黄连人参汤治胃热在上，肠寒在下的寒热相格之证。黄连、黄芩清胃热，干姜、人参温下补中。以上各方共同特点是上热下寒，药物寒温互用，以除难治之证。

二是寒热互结：邪热入胃，寒热互结于心下，阴阳不调，脾胃升降失常的心下痞证。如半夏泻心汤、生姜泻心汤、甘草泻心汤证。以半夏泻心汤为基础方，灵活变通。方取辛热之干姜、半夏，黄芩、黄连之苦寒，辛开苦降，散结消痞，人参、甘草、大枣，温脾健运。

三是寒热错杂：如乌梅丸温清结合，寒热兼施。苦寒的黄连、黄柏配辛温辛热的干姜、附子、细辛、蜀椒，清泻火热和温脾肾散阴寒并用，再合乌梅酸甘敛阴，生津止渴，从而补养肝血，宣通血脉，使上焦清和，下焦温暖，阴阳之气顺接，病杂药杂，杂而不乱，配伍有序，药证病机相符，其证自除。此类组方配伍方法值得仔细玩味。

四是真寒假热：通脉四逆加猪胆汁汤证和白通加猪胆汁汤证，皆是真寒假热的寒热错杂证。390 条："吐已下断，汗出而厥，四肢拘急不解，脉微欲绝者，通脉四逆加猪胆汤主之。"阴寒于内，格阳于外，干姜、附子辛热纯阳，回阳破逆，破里之阴寒。猪胆汁苦寒，益阴和阳。白通加猪胆汁汤，阴寒下利，厥逆无脉，其人面赤，厥冷假热并见，阳气无所附而欲脱。干姜、附子辛热温阳，葱白通阳，人尿咸寒苦降，反佐辛热，寒热互制，以防其偏，病气药气相从，因势利导，避免阴阳格拒。

五是外寒里热：如 39 条："伤寒脉浮缓，身不疼，但重，乍有轻时，无少阴证者，大青龙汤发之。"38 条："脉浮紧，发热恶寒，身疼痛，不汗出而烦躁者，大青龙汤主之。"所述为外有表寒而里有郁热。麻黄、桂枝、生姜、杏仁辛温气薄，发汗解表，石膏辛甘大寒质重沉降，泄热于内，甘草、大枣益中扶正。共奏表里双解，寒热两除。

3.2 药味配伍

不同的药味，有其不同的治疗作用，不同味的药物相配，会产生新的或扩大了的治疗作用，仲景用药既重视气，又重视味，更重视气味配伍的综合作用。

3.2.1 辛与酸味配

辛味药具发散、行气、行血之作用，酸味药具收敛、固涩作用。辛味和酸味配伍使用，散中有收，收中有散，散不太过，收不滞气留邪。如桂枝汤、小青龙汤、小建中汤，方中桂枝辛温发散，芍药酸寒敛阴。小青龙汤中辛温的麻黄与酸寒的芍药、五味子相配，一散一敛、一温一寒，散敛相兼，寒温并用，解表和营，止咳化饮。

3.2.2 辛与苦味配

辛味能散能开，苦味能通能降。辛苦合用，辛开苦降，散结消痞。如泻心汤类用半夏、干姜辛开温通，黄连、黄芩苦寒降泄，以达散结消痞作用。小陷胸汤中黄连苦寒，半夏辛温，散结化痰去饮。柴胡桂枝干姜汤，从气味上讲，柴胡、桂枝、干姜辛散，黄芩、栝楼根苦降，苦辛通降，开通结气，疗少阳兼痰浊互结，正如叶天士所言"泄厥阴以舒其用，和阳明以得其腑，药取苦味之降，辛气宣通矣"（叶天士《临证指南医案》）。

3.2.3　辛与甘味相伍

辛散甘补和中，辛甘为阳。如小建中汤中桂枝辛温，饴糖甘温，辛甘相伍，化生阳气，温中补虚。厚朴生姜半夏甘草人参汤，厚朴、生姜、半夏辛开散结，宽中除满，人参、甘草甘补健脾，辛甘配合，消补兼施，阴阳调而升降顺。甘草干姜汤，干姜味辛，甘草味甘，辛甘化阳，专复胸中阳气。桂枝与甘草相配，辛甘化阳，振心阳之气，治脉结代、心悸，疗效显著。

3.2.4　酸与甘味相伍

酸敛酸收，甘补和中，酸甘相伍，化阴生津。如芍药甘草汤，芍药味酸，甘草味甘，酸甘化阴，以益阴血，缓急止痛。四逆散、小建中汤中的芍药、甘草皆取酸甘化阴，缓急止痛之意。

3.2.5　苦与咸味相伍

苦能下能泄，咸能软坚散结泻下。苦咸相伍，软坚泻下之力更强。如大承气汤，大黄苦寒，芒硝咸寒，二药相伍，寒以胜热，苦以泻火，咸以软坚，共收泄热润燥导滞，通便除满之功。

3.2.6　酸与苦味相伍

酸敛酸收，苦泄苦下，合用则一敛一泄，一收一下。如再配辛味，可散可发。代表方如乌梅丸。乌梅酸平，黄连、黄柏苦寒，蜀椒、细辛、附子、桂枝、干姜辛热，当归、人参甘温。全方寒热并用，酸、苦、辛兼备，敛、泄、散相间，扶正祛邪兼施，趋利避害，纠偏防过，组方精巧，配伍讲究，是治疗寒热错杂证的良方。

3.3　功能配伍

3.3.1　补泻兼施

如十枣汤，芫花、甘遂、大戟苦寒攻逐水饮，其性猛烈，泻下力强。大枣甘平，益脾补气，缓和药性，攻补兼施，去邪不伤正。大柴胡汤用大黄、枳实、黄芩、柴胡苦寒清热泻结之力更强，用大枣12枚及酸寒的白芍，以缓急补虚敛阴，补泻配伍精妙。白虎加人参汤中生石膏、知母苦甘寒清热泻火，粳米、炙甘草甘平，人参甘温，补气生津，助其正气，益其真阴，补泻相间，泄热生津。厚朴生姜半夏甘草人参汤，治疗汗后表解，损伤脾阳，腹胀满者，虚实并举，脾虚气滞，实中挟虚，补脾宽中除满并用。

3.3.2　升降两行

就人体脏腑功能而言，肝、脾、肺具有升、散、疏的特点，胃、肠、肾具有降、沉的特性。脏腑功能靠升降平衡来维持正常运行。若该降不降，应升不升，就会出现病态。升降药同用，使升不过亢，降不过沉，互制其偏，达到升降有序，升清降浊，出入正常。仲景善用此法，如桂枝汤用具升散性的桂枝、生姜辛温通阳，用凝聚性的芍药、甘草、大枣敛阴，以制其升散太过。小青龙汤中麻黄、桂枝、甘草，升散解表，干姜、细辛、半夏温化在里寒饮，五味子、芍药、甘草酸甘化阴，既防升散太过，又防温燥生热，且具升降散敛并行之意。半夏泻心汤中半夏、干姜和黄芩、黄连辛开苦降，实具升降阴阳，调整气机之作用。旋覆代赭汤中旋覆花、代赭石、生姜、半夏降逆止呕，人参、甘草、大枣补益胃气，升发脾阳之气，和胃降逆，升降有序，诸症得除。

3.3.3　表里双解

仲景强调"外证未解""当先解表"，先表后里，若表证与里证（四逆汤证）同时存在，而里证居主要矛盾时，应"急当救里"，里证解除，表证尚在时，"急当救表"。表里同病，当表里双解。如34条："太阳病，桂枝证，医反下之，利遂不止；脉促者，表未解也，喘而汗出者，葛根黄芩黄连汤主之。"163条："太阳病，外证未除，而数下之，遂协热而利，利下不止，心下痞硬，表里不解者，桂枝人参汤主之。"葛根黄芩黄连汤和桂枝人参汤证，都属于表里同病，表证未罢并里证下利，均有止利治里，解表散邪之效，同属表里双解法。

3.3.4　散敛相间

辛味药多具散、行特点，酸味药多具敛、涩作用。临证病情复杂多变，单纯用某味药难以奏效，把不同特点不同功能的药物配伍一起，并恰到好处，是仲景方药的创新和亮点。如小青龙汤中麻黄、桂枝、细辛发散外寒，芍药、甘草、五味酸甘敛阴，一散一敛，辛散酸敛，共处一方，免其发散太过。桂枝汤中桂枝辛温发散，芍药敛阴和营，散中有敛，调和营卫，不致伤阴。四逆散中柴胡辛、苦微寒，散邪透表解郁，芍药益营和阴，使阳气升发，邪气外透，阴阳顺接。柴胡与枳实，辛开苦降，化郁散结。仲景运用此类方剂的共同特点，散敛相间，化害为利，散中有收，收中有散，散不伤正，敛不恋邪。

4　结语

（1）《伤寒论》方配伍精，药味少，疗效佳。内含深远，用药多样，思维多向，是中医临床疗效的基石与核心。

（2）《伤寒论》方重点放在药物气味功能配伍上，气味组合是方剂配伍的关键，仲景善于灵活运用药对，重视临床疗效，不拘于方剂药味的多寡，更不拘于方剂配伍的君臣佐使，使中医方药配伍理论和实践得到了空前的提高和发展。

（3）《伤寒论》方药应用重在方、证、药对应，靶点是证，不是病，以病机为基础，注重人体的生理机能和病理反应，主治明确，一目了然，确立了方证治法的用药思维模式。[3]

（4）《伤寒论》方配伍严谨，严而不死，活而不乱，有是证，用是方，随证治之，加减变化丝丝入扣，彰显了东汉以前中医临床医学和辨证施治及药物气味配伍理论的最高水平。

（5）《伤寒论》方配伍处处体现平衡、和谐，着眼于安全、有效，注意纠偏，充分发挥气味配伍的减毒和增效作用，力求最佳配伍和最佳疗效。

参考文献

[1] 马继兴.马王堆古医书考释[M].长沙:湖南科学技术出版,1992:134.

[2] 程昭寰.方剂气味配伍理论及应用[M].北京:中国中医药出版社,2006:10.

[3] 张家玮.方剂学发展史上的两个特征[J].中华医史杂志,2002,32(3):137.

(《中医药通报》2008 年第 4 期)

《伤寒论》胃肠病方证治法及方药应用特点

辛智科

《伤寒论》方证中,涉及胃肠病证者甚多,且某些心、肝、胆所出现的病症也在胃肠病证论述之中,其多由感受外邪、内伤饮食、情志不遂、脏腑失调等导致发病。诸如胃脘痛、痞满、心下痞硬、腹痛、腹胀、腹满、胁下硬满、呕吐呃逆、泄泻、便秘等,在《伤寒论》方证治法中,对胃肠病论述之详,症状描述分类之细,治法之多,用药之精,方法之活,在中医著作和临床治疗中是罕见的。现就《伤寒论》胃肠病方证治法及方药应用特点探析如下。

1 《伤寒论》胃肠病方证治法

1.1 和解少阳,调和胃气

用于胃肠不和,肝脾不调,阴阳寒热互见的半表半里证,以寒热往来、口苦、咽干、胸胁苦满、不欲饮食、神情默默、腹痛等为特征。如37条:"设胸满胁痛者,与小柴胡汤。"96条:"往来寒热,胸胁苦满,嘿嘿不欲饮食,心烦喜呕,或胸中烦而不呕,或渴,或腹中痛,或胁下痞硬,或心下悸,小便不利,或不渴,身有微热，或咳者，小柴胡汤主之。"使脾胃升降通达，枢机得利，津液得下，胃气因和，少阳和解，降逆调和胃气，诸症消减。

1.2　表里双解，泻热止痛

用于胆腑郁热伤津，津伤化燥，因燥成实，邪热与胆腑精汁相结而形成的往来寒热，胸闷呕恶，腹痛胀满不舒，大便不解，或下利不畅，口苦苔黄之证的急性胰腺炎、胆囊炎等。如103条："呕不止，心下急，郁郁微烦者，为未解也，与大柴胡汤下之，则愈。"136条："伤寒十余日，热结在里，复往来寒热者，与大柴胡汤。"165条："伤寒发热，汗出不解，心中痞硬，呕吐而下利者，大柴胡汤主之。"大柴胡汤具有疏解、和里、泄热、消导、止痛等作用，治少阳胆腑热实证，和解与攻下并用，方证对应，其效甚显。

1.3　辛开苦降，散结消痞

用于肠胃功能失调，寒热互结，心下痞硬但无痛感，肠鸣下利，呕恶，不思饮食等。如149条："但满而不痛者，此为痞，柴胡不中与之，宜半夏泻心汤。"155条："心下痞，而复恶寒，汗出者，附子泻心汤主之。"157条："伤寒汗出解之后，胃中不和，心下痞硬，干噫食臭，胁下有水气，腹中雷鸣下利者，生姜泻心汤。"158条："伤寒中风，医反下之，其人下利，日数十行，谷不化，腹中雷鸣，心下痞硬而满，干呕心烦不得安。医见心下痞，谓病不尽，复下之，其痞益甚，此非结热，但以胃中虚，客气上逆，故使硬也，甘草泻心汤主之。"154条："心下痞，按之濡，其脉关上浮者，大黄黄连泻心汤主之。"泻心汤类方证，都是邪结心下，寒热错杂，阴阳不调的心下痞证。心下痞证，寒热之象不显者，亦可使用。寒热并用，既可针对证，亦可针对病机而用。诸证大同小异，都以心下痞满，呕利肠鸣，气机闭塞不通为主证。半夏泻心汤证是脾虚挟痞饮，以呕为特征。生姜泻心汤证是脾虚而挟水饮食滞，以痞硬，噫气食臭，肠中雷鸣，下利为特征。甘草泻心汤是脾虚而挟客气上逆，以痞硬满甚，干呕心烦不得安，食谷不化，频频下利为特征。附子泻心汤以心下痞满，兼有阳虚怕冷汗出。大黄泻心汤是邪热结聚心下，心下痞满，按之柔软不硬。此类方证，取辛热辛温之干姜、附子、半夏，配以大苦大寒的黄连、黄芩等，辛开辛散，苦降泄热，辛开苦降，寒热合用，降逆、止呕、消痞，使寒热并调，肠胃得合，升降复常，诸症缓解。泻心汤类方临证治疗胃肠病证被医家广泛应用。

1.4 温下清上，调和脾胃

用于肠胃功能失调，胸中烦热，痞闷不舒，气上冲逆欲吐、腹痛等证，属胸中有热，胃中有寒，热在上则烦而呕逆，寒在下则腹痛肠鸣而泄泻。如80条："伤寒，医以丸药大下之，身热不去，微烦者，栀子干姜主之。"359条："伤寒，本自寒下，医复吐下之，寒格，更逆吐下，若食入口即吐，干姜黄芩黄连人参汤主之。"173条："伤寒，胸中有热，胃中有邪气，腹中痛，欲呕吐者，黄连汤主之。"栀子、黄连、黄芩清上焦胸膈烦热，干姜、半夏温胃中之寒，人参、大枣补中和中，寒热并用，清上温下，和而降逆。

1.5 温养气血，健中补脾

用于脾胃虚寒引起的胃脘痛，心气不足的心悸、虚烦。如100条："伤寒，阳脉涩，阴脉弦，法当腹中急痛，先与小建中汤。不差者，小柴胡汤主之。"本方以桂枝汤倍芍药加饴糖而成，调和营卫，着力于柔肝和营而止腹痛，饴糖、甘草、生姜相配，加强温养脾胃建中作用。对溃疡病、胃肠功能紊乱而见脾胃虚寒、气血不足，疗效较好。

1.6 消补兼施，健脾除满

用于脾阳受损，气滞不行，腹部胀满之证。如66条："发汗后，腹胀满者，厚朴生姜半夏甘草人参汤主之。"方中厚朴行气宽中消满，生姜、半夏宣通阳气，散结导滞，人参、甘草补益脾气而助运化。全方消补兼施，消不伤胃，补不碍气，共奏健脾除满之效。

1.7 疏肝解郁，理脾开胃

用于肝气郁结，脾胃不和，胸胁脘腹疼痛，痞胀太息食少者，或兼泄泻之证。如318条："少阴病，四逆，其人或咳，或悸，或小便不利，或腹中痛，或泄利下重者，四逆散主之。"方中柴胡善达邪外出，疏肝理气，白芍、甘草和营止痛，枳实消导积滞，下气破结。全方酸辛甘苦，阴阳相济，散敛相兼，透邪解郁，疏肝理气。凡是所见肝气郁结而致腹中痛，食欲不振，恶心呕吐者，多以此方化裁治之。

1.8　回阳散寒，健脾止泻

用于阴寒内盛，四肢厥冷，下利清谷，呕吐腹痛等证。如91条："伤寒，医下之，续得下利，清谷不止，身疼痛者，急当救里。救里宜四逆汤主之。"324条："若膈上有寒饮，干呕者，不可吐也，当温之，宜四逆汤。"372条："下利，腹胀满，身体疼痛者，失温其里，乃攻其表。温里宜四逆汤，攻表宜桂枝汤。"389条："即吐且利，小便复利，而大汗出，下利清谷，内寒外热，脉微绝者，四逆汤主之。"本方证中附子大辛大热，回阳祛寒，干姜温中散寒，作用于肠胃，强劲而持久，甘草甘缓，缓姜、附之烈性。临证宜和理中汤合用，温中祛寒，补气健脾。对肾阳虚衰，火不暖土，腐熟无力所致完谷不化，下利清谷，自利而渴之证尤为适宜。也可以是太阴传少阴，太阴少阴同病。其证见吐、利、痛、胀，尚见手足逆冷。

1.9　清热生津，益气和胃

用于胃火上逆，气阴两伤，胃阴不足之证。如397条："伤寒解后，虚羸少气，气逆欲吐，竹叶石膏汤主之。"本方证将白虎汤去知母，加麦冬、人参、半夏、竹叶，把大寒剂变为清补剂。竹叶性寒止烦热，石膏清胃火，半夏和胃止呕，人参、麦冬益气、养阴、生津，粳米、甘草和中调养胃气。诸药合用补虚和中，生津清热，益气和胃，以达清热除烦，气津两复，胃气和降，诸症自愈。

1.10　温肝和胃，降逆止呕

用于阳虚阴盛，浊阴上逆，肝胃虚寒，干呕吐清冷涎沫，头痛之证。如378条："干呕，吐涎沫，头痛者，吴茱萸汤主之。"243

条："食谷欲呕，属阳明也，吴茱萸汤主之。"309条："少阴病，吐利，手足逆冷，烦躁欲死者，吴茱萸汤主之。"所说干呕、吐利都因胃中虚冷所致。吴茱萸温中散寒，降逆止呕，人参、大枣补气和中，生姜温胃止呕。全方温中补虚，治疗虚寒性干呕、吐涎沫及呃逆之证。

1.11　清气解热，护津益胃

用于阳明热盛，腹部胀满，口不知味之证。如219条："三阳合病，腹满身重，难以转侧，口不仁，面垢，谵语遗尿。发汗则谵语，下之则额上生汗，手足逆冷；若自汗出者，白虎汤主之。"方中石膏辛寒清气，知母苦寒泻火生津滋阴，甘草、粳米养胃和中。共成清气泄热，生津益胃之剂。

1.12　化痰散结，除满消胀

用于痰热互结，胸脘痞满，胀痛之证。如138条："小结胸病，正在心下，按之则痛，脉浮滑者，小陷胸汤主之。"方中黄连苦寒泻火清热，半夏辛温化痰散结，全栝楼甘寒清热化痰。全方辛开苦降，寒以泄热，能通能降，清热、散结、化痰、和胃。对临证所见痰热阻滞中焦，陷于胸脘，气机不得升降宣通而致胃脘胀满，按之则痛的疗效尤显。心下痛与痞满，从胃论治时，需警惕心脏病及肝、胆、胰等病所致之症状，医者应心中有数，不可不察，以免贻误病情。

1.13　消痰下气，和胃降逆

用于胃肠燥实所致的腹满、便秘、恶热、口渴等证。如161条："伤寒发汗，若吐若下，解后，心下痞硬，噫气不除者，旋覆代赭汤主之。"旋覆花消痰下气，代赭石重镇降逆，半夏、生姜增强和胃降逆作用，人参、炙甘草、大枣补胃气之虚。诸药配伍，补虚降逆，消痰和胃气。

1.14　泻下行腑，和胃缓中

用于胃肠燥实所致的腹满、便秘、恶热、口渴等证。如248条："太阳病三日，发汗不解，蒸蒸发热者，属胃也，调胃承气汤主之。"249 条："伤寒吐后，腹胀满者，与调胃承气汤。"方中大黄、芒硝同用，但不用厚朴、枳实，加入甘草以和胃缓中，全方泻下虽强而不伤正气，攻下之中兼和胃之意。临证如见痞、满、燥、实证者可用大承气汤，以痞、满为主者，可用小承气汤，视病证而择之。

1.15 清热缓下，滋养脾阴

用于胃阳盛脾阴虚，脾被胃热约制而成的脾约证，临证所见津枯肠燥，大便硬而艰难。如 247 条："趺阳脉浮而涩，浮则胃气强，涩则小便数，浮涩相搏，大便则硬，其为脾约，麻子仁丸主之。"方中麻仁、杏仁清肺润便，枳实、厚朴理气除积滞，大黄攻下荡涤实热，芍药敛阴和阳，共奏润燥、缓下、通便之功。对临证所见老年及产后便秘胃肠不舒可予应用。

2 《伤寒论》胃肠病方证治法的药物配伍特点

2.1 思路广，视野宽

《伤寒论》将人视为一个整体，治人治证，识证要统揽全局，立足复杂局面，注重解决人体对疾病反应所出现的各类不同证，从病变本质和病机入手，思维散发多线性，从整体角度认识和把握疾病的复杂性、多变性。抓主证，抓主要矛盾，"但见一证便是，不必悉俱"。治疗胃肠病也是如此，很难确切地说《伤寒论》哪个方是治疗现代西医临床所言的萎缩性胃炎、浅表性胃炎、胃溃疡等具体病，因为《伤寒论》强调的是"方证对应"，不是现代医学意义上的"方病对应"。

2.2 药味少，配伍精

《伤寒论》治疗胃肠的方药，用药精，药味少，组方严谨，君臣佐使分明，药精意赅，为后世方药配伍树立了方剂典范。少则 3 味，如调胃承气汤。用药多则不过 7 味，如竹叶石膏汤、半夏泻心汤、生姜泻心汤等。在用方上，一药之别，疗效迥异。小建中汤在桂枝汤基础上倍芍药加饴糖，桂枝汤调营卫解肌表，小建中汤则补虚温中，散寒止痛。四逆汤仅 3 味药，力长效宏，温阳逐寒止痛。

四逆散 4 味药,疏肝和胃,即达目的。配伍不繁杂,简单明了,寓意深刻。

2.3 人为本,慎补泻

《伤寒论》重视患病的人,一切治疗之法,都是为了人,不是对病。以人为本,以人为中心,治病首先着眼于人,调整人体,靠人的整体发挥作用,恢复健康,注重治病用药不伤人。在胃肠病的方证中,视角不在脾胃所在的局部,而注重全身病态反应所出现的证。处处贯穿着"观其脉证,知犯何逆,随证治之"的辨证原则。脾主运化,胃为水谷之海,脾主升,胃主降,一升一降,共同维持人体受纳消化吸收化生气血的作用。若胃肠功能失常,气机不畅,则出现一系列的症状。张仲景在治疗胃肠病时,慎用大补大泻之药。用得最多的是炙甘草、大枣、干姜、生姜、桂枝、半夏、黄芩等。既使用大黄、黄连、枳实等泻下药,也注意配伍和缓益胃之药。如调胃承气汤中的甘草,半夏泻心汤中的人参、大枣、炙甘草,顾护胃气。治疗胃肠病不用或慎用矿石类和虫类药,多是平淡常用之药。治胃肠病也鲜见用活血化瘀之药,是否与当时人的体质、饮食习惯和发病情况有关,值得思考。

2.4 讲平衡,求和谐

细观《伤寒论》治胃肠病的药物,一个显明的特点是用药讲平衡,人体求和谐,强调"阴阳自和""胃气和,则愈"和"扶阳气,保胃气,存津液"。配伍善用辛开苦降,特色是寒热并用,甘平补中调理。如栀子干姜汤,栀子除烦治上热,干姜性热治胃寒。小建中汤中桂枝与白芍,一散一收,调和营卫,平阴阳,止疼痛。小柴胡汤、大柴胡汤中黄芩与半夏,一寒一温,辛开苦降,消痞散结。旋覆代赭石汤中旋覆花与代赭石,一宣一降,镇逆止呕。附子泻心汤用大寒之黄连、黄芩、大黄以泻热消痞,用大热之附子温阳散寒。寒热并用,各得其所,相得益彰,力求用药平稳,刚柔相济,以制药物之偏性,阴中有阳,阳中有阴,阴阳互根,以取"和阴阳,顺升降,调虚实"之功。

2.5　方法多，灵活用

《伤寒论》113 方治疗脾胃病用方达 60 余首，且在此基础之上还有加减变方。内容丰富，方法多样，且灵活多变，方药在变与不变中对证选用，一法一方，一方一证，证中寓方，用方对证，随证加减。如营卫失和，腹中痛用小建中汤；脾胃虚寒，手足厥冷，下利清谷用四逆汤；心下按之痛用小陷胸汤；心下痞硬，寒热互结用泻心汤类；上热下寒，胸烦胃痛用栀子干姜汤；胃热及胃热津伤用白虎汤；胃中寒冷，食谷欲呕用吴茱萸汤；胃肠积滞，大便燥结用调胃承气汤；疏肝理气，调理脾胃用小柴胡汤、柴胡桂枝汤、四逆散等。所以，胃肠病治疗绝不是简单的几个证型所能包括的。

（《中医药通报》2008 年第 6 期）

《伤寒论》方证治法应用特点

辛智科

东汉著名医家张仲景所著《伤寒杂病论》一书，经后世医家整理，分为《伤寒论》和《金匮要略》两书流传于今。它是我国医学史上影响最大且最早的临床医学著作，集中反映了中医早期治病用方的理论和思维方式，是中医临床方剂的奠基之作，也是第一次将医学理论和方药冶于一炉，融为一体，创立了临床辨证论治的完整体系。张仲景被后人尊为医圣，其书被誉为"方书之祖"。清喻昌称仲景为"众法之宗，群方之祖"（《尚论篇》）。仲景《伤寒论》立医家之圭臬，方书之正宗。继承仲景之学，有助于临床思维能力和治疗水平的提升，研讨仲景方证治法，有助于中医特色和优势的发扬光大。现就《伤寒论》方证治法应用的特点作以初步探讨。

1　以病为纲，病证结合

当今中医临床上流行西医辨病（诊断），中医辨证，并将之称为病证结合，认为这样既可以宏观认识疾病的临床症状和个体差异，又可以微观上了解疾病的病理变化。殊不知，这与东汉时期张仲景的病证结合名同而实不同。当时所辨之病不是现代医学意义上的病名，二者绝不可等同。先确定现代医学病名，再辨证分型施治，已完全失去中医原本的思维特色。仲景所言病名，即太阳病、阳明病、少阳病、太阴病、少阴病、厥阴病及疟疾、肺痿、胸痹、痰饮、消渴、黄疸病等。且每种病有其具体的诊断指标，如《伤寒论》第 1 条："太阳之为病，脉浮，头项强痛而恶寒。"第 180 条："阳明之为病，胃家实是也。"第 263 条："少阳之为病，口苦、咽干、目眩也。"第 273 条："太阴之为病，腹满而吐，食不下，自利益甚，时腹自痛。若下之，必胸下结硬。"第 281 条："少阴之为病，脉微细，但欲寐也。"第 326 条："厥阴之为病，消渴，气上撞心，心中痛热，饥而不欲食，食则吐蛔，下之利不止。"很明显，只要出现脉浮，头项强痛而恶寒的特征指标，即可确定为太阳病。太阳病则按其证而分为太阳伤寒证、太阳中风证等。在这里太阳病是病，头痛、恶寒、发热则为症。此乃病症结合，方可判定病名。与现代所言，先判是流感、咽炎、肺炎等病名，非同日而语。中医诊病辨病是掌握疾病的一般规律，辨证是认识疾病的具体情况。正如清代医家徐灵胎所言："欲知病者，必先识病名。"其病名也是中医所言之病。"因名识病，因病识证，如暗得明，胸中晓然。"（朱肱《南阳活人书》）当代医家赵锡武称："有病始有证，而证必附于病，而舍病谈证，则皮之不存，毛将安附焉。"更有医家形象地称"病犹戏剧之全部，证犹戏剧之一幕，故病之范围大，而证之范围小"（曹颖甫《经方实验录》上卷）。仲景首创以病为纲，病证结合，辨方证施治的精神贯彻于《伤寒论》的始终。当然，今日临床诊断先明病无可厚非，只是不论诊为何病，都应以中医的思维来认识、诊断、处方用药。西医诊断的流感、非典、消化不良等，中医可能诊断为太阳病或少阳病、阳明病及温病等，此可谓中西不同矣。西医的诊断病名与中医的病名有时风马牛不相及。临床上患者的各种检查，对中医来说有时仅作参考，只是掌握病的轻重预后罢了。

2　脉症合参，方证对应

中医不但讲辨病，更重要的还要讲辨证。辨病是纲、是前提、是原则，辨证是目，纲举目张。仲景诊病施治过程中，先辨脉症，再选方用药。如《伤寒论》第 1 条："脉浮，头项强痛而恶寒，为太阳病。"第 2 条："太阳病，发热、汗出、恶风，脉缓者，名为中风。即太阳病中风证，方用桂枝汤。"第 31 条："太阳病，项背强几几，无汗恶风，葛根汤主之。即为太阳病中风表实证，方用葛根汤。"第 35 条："太阳病，头痛发热，身疼腰痛，骨节疼痛，恶风无汗而喘者，麻黄汤主之。"即太阳病伤寒证，方用麻黄汤。在这里，太阳病是病，太阳中风证、太阳中风表实证、太阳伤寒证是证，发热、汗出、恶风、脉缓也是症，只是层次不同。病是从脉症而确定的，脉症依附于病，有病有证有脉有方，方证对应，丝丝相扣。有纲无目不行，有目无纲也不行。从这个意义上讲，中医的特点应是"辨病脉症并治"，今日所言"辨证施治"似不确切，不能全面概括中医诊病过程，也易将业医者引入歧途。

《伤寒论》各篇以"辨××病脉症并治"而命名，绝非主观臆想，是从临证实践中总结而成，体现了仲景学术思想的核心和诊病特点。病、症、脉并重，方可做出治疗决策，选用相宜方药，辨病之后，最后落实在方证上。脉是证，症也是证。脉证并提，脉与证同等重要。"证之于脉，不可偏废。"（朱肱《南阳活人书》）"国医之道何在，脉证治法也。""但凭脉证以施治，已足以效如桴鼓，此仲圣之教，所以为万世法也。"（《经方实验录》）如脉数口渴，用白虎汤，心动悸，脉结代用炙甘草汤，脉微细，但欲寐，用四逆汤等，是中医之脉证治法。西医言病，精而详，中医言病，略而约，然而精详者有时而穷，约略者乃可泛应万病。在《伤寒论》398 条中，论述脉的有 133 条，记载舌苔的仅 7 条。主要见于太阳病篇、阳明病篇，有舌上白苔滑、舌上苔滑、舌上燥、舌上干燥、舌上苔、舌燥、舌上白苔 7 种舌质。脉象和舌苔相比，仲景优重脉。可见脉在辨病识症中的重要性，如太阳病的脉浮、阳明病的脉大、少阳病的脉弦、少阴病脉微细、厥阴病脉微弱等，脉象在仲景六经辨病中有其独特和不可替代的位置，一般脉证相符，即可定病。脉证不符，则有舍脉从证，或舍证从脉之法。

病名确立后，是否疗效满意，关键是辨方证，脉证与方对应。如第 13 条："太阳病，头痛、发热、汗出、恶风者，桂枝汤主之。"这是桂枝汤方证，在此大方证之下，同是太阳病证不同其方亦不同。如第 14 条："太阳病，项背强几几，反汗出恶风者，桂枝加葛根汤主之。"第 18 条："喘家作，桂枝汤加厚朴、杏仁佳。"第 20 条："太阳病，发汗，遂漏不止，其人恶风，小便难，四肢微急，难以屈伸者，桂枝加附子汤主之。"第 21 条："太阳病，下之后，脉促胸满者，桂枝去芍药汤主之。"第 22 条："若微寒者，桂枝去芍药加附子汤主之。"这些条文共同特点是太阳病，其次是太阳中风证。而太阳中风证又不尽相同，实际上是每一条一个方证。"欲治病者，必先识病之名，能识病之名而后求之所由生。又当辨其所生之因各不同，而症状所异，然后考虑其治之法。一病必有主方，一方必有主药。"（徐灵胎《兰台轨范·序》）知常达变立于不败之地。如方不对证，适得其反，百害无益，其效肯定差矣。

3　讲求配伍，注重靶点

张仲景《伤寒论》方剂，以药味少，配伍精炼，剂量大而著称，君臣有序，切合病情，为有制之师。药物配伍变化则方剂变化，方剂变化则适应证候不同，作用靶点也随之各异。中药方剂是多种药物组成，是多成分，多靶点。中医治疗功效虽在于药物，然绝不是各个药物单独所发挥之效力，也不是随意杂乱凑合和堆积药物而成，方药配伍，大有研究之价值。尤须注意方剂与主治证候之研究。①药同量不同，靶点则不同。如第 13 条："太阳病，头痛，发热，汗出，恶风者，桂枝汤主之。"第 117 条："烧针令其汗，针处被寒，核起而赤者，必发奔豚，气从少腹上冲心者，灸其核上各一壮，与桂枝加桂汤更加桂二两也。"第 279 条："本太阳病，医反下之，因而腹满时病者，属太阴也，桂枝加芍药主之。"桂枝汤桂枝三两，芍药二两，甘草二两，生姜三两，大枣十二枚。桂枝加桂汤其药物组成与桂枝汤同，唯桂枝用五两。桂枝加芍药汤与桂枝汤药物相同，唯芍药用六两，其治证则完全不同。桂枝汤靶点在太阳中风，桂枝加桂汤的靶点在奔豚证，桂枝加芍药汤的靶点则在太阳病误下伤脾所致的太阴病。药同量不同，其方主次位置相应转化，适应证治靶点亦有所区别。②药物不同，靶点不同。仲景治病，方不在乎大，药不在乎杂，方药配伍求其精，药物加减求其活与巧，治病为是。如第 304 条："少阴病，得之一二日，口中和，其背恶寒者，当灸之，附子汤主之。"第 305 条："少阴病，身体痛，手足寒，骨节痛，脉沉者，附子汤主之。"附子汤主治少阴病阳虚寒盛之证。第 82 条："太阳病发汗，汗出不解，其人仍发热，心下悸，头眩，身瞤动，振振欲擗地者，真武汤主之。"真武汤主治少阴病阳虚水泛证。真武汤在附子汤基础上去人参加生姜。只一味药物之差，附子汤主治靶点为少阴病阳虚寒盛之证，真武汤主治靶点则为少阴病阳虚水泛证或太阳病水气陷于阴证阳虚水泛，靶点相差甚远。再如泻心汤类方，甘草泻心汤、生姜泻心汤、附子泻心汤、大黄黄连泻心汤、半夏泻心汤都是寒热并用治疗心下痞。甘草泻心汤治心下痞，阳陷阴凝，腹中雷鸣，生姜泻心汤则治心下痞食滞挟水气，腹中雷鸣下利，附子泻心汤则治心下痞兼表阳虚，而复恶寒汗出者，大黄黄连泻心汤则治心下痞邪热入胃，心烦，按之濡，半夏泻心汤则治心下痞，寒热互结，满而不痛者。同为治心下痞证，治法相同，因证有所不同，药物配伍随之相异，治之靶点则不同。从多靶点而言，相同靶点是心下痞，不同靶点则是心下痞之外的不同证。药物配伍变化，整个方剂的作用和适应脉证也就大不相同，其中奥义值得仔细探究和品味。③量药相同，靶点不同。《伤寒论》方剂，通常注重数和量，即药物数量和重量，认为两者如有变化随之发生质变，大家容易理解。如果剂量和药味不变，治证有异，容易被忽视。桂枝汤是《伤寒论》论述最多的条文，共计22条，应用范围很广。小柴胡汤和四逆汤是《伤寒论》论述或然症最多的条文，分别是18个条文和12个条文。《伤寒论》第13条："太阳病，头痛，发热，汗出恶风，桂枝汤主之。"第234条："阳明病，脉迟，汗出多，微恶寒者，表未解也。可发汗，宜桂枝汤。"第276条："太阴病，脉浮者，可发汗，宜桂枝汤。"桂枝汤虽为太阳中风而设，但在太阳病、阳明病、太阴病篇都有应用和记述。药味和剂量未变，而主治证候和靶点确有不同。小柴胡汤虽为少阳证而设，但在太阳病篇应用就达12条之多，而在少阳病篇仅出现1次。其主证散见于不同疾病的不同阶段，但其脉症又不完全相同，不拘于病，而重于证，观其脉症，随症治之，但见一症便是，不必悉俱，可见药物与剂量相同，所治靶点和脉症不尽完全相同。认症不认病，认症更认人，看人识证施药，机圆法活。

4　善调阴阳，力求平衡

阴阳学说是古代一种哲学思想，为古代科学广为应用，马王堆简帛医书已提到阴阳。《黄帝内经》将其系统引入医学。《素问·阴阳应象大论》指出："阴阳者，天地之道也，万物之纲纪，变化之父母，生杀之本始，神明之府也，治病必求于本"，认为阴阳对立统一是自然界的普遍现象。仲景《伤寒论》继承《黄帝内经》阴阳之说并引入和贯穿于全书之中，占有全书统领和指导的地位。

仲景用阴阳作为《伤寒论》六经和八法之纲。进而将病、症、脉、治、药、方皆分阴阳，方不在多，药不在杂，配伍严谨，法度灵活，掌握大原则及明阴阳变化之理。正如后世医家江笔花所言："凡人之病，不外乎阴阳。而阴阳之分，总不离乎表里、虚实、寒热六字尽之。夫里为阴，表为阳，虚为阴，实为阳，寒为阴，热为阳。良医之救人，不过辨此阴阳而已；庸医杀人，不过错此阴阳而

已。"（陈家旭《张仲景诊断学》）

人体最佳的健康状态是阴阳之间的动态平衡，这是医者追求的理想目标，中医治疗目的也只有一个，就是恢复人体固有的动态平衡，可谓"阴平阳秘，精神乃治"（《黄帝内经》）。《易经》八卦中的泰卦为吉卦，实为阴阳之平衡的卦象。中医是一门平衡医学，是以维护人体阴阳平衡水平为目的的应用科学。《伤寒论》第58条："凡病，若发汗，若吐，若下，若亡血，亡津液，阴阳自和者，必自愈。"强调的是人体的阴阳平衡。但实际上不可能有绝对之平衡，阴阳盛衰，消长变化，程度浅深有别，多少不一，非静止的，固定不变的，业医者职责就是调整阴阳，使人体尽可能趋于动态平衡状态，祛除病邪，恢复健康。《伤寒论》的治法就是调节阴阳的偏盛偏衰，病证脉治复杂多变，但以阴阳分，不为阳，便为阴。病有不寒不热者，但绝无不阴不阳者。病有寒热错杂者，阴阳有偏盛偏衰者。张仲景深明此理，称得上是临床治病善调阴阳之圣手和平衡医学之父。"天下阴阳失，相燮理之，人之阴阳失，医燮理之。良相、良医，总在调剂阴阳，使之两得其平焉已矣。"（清石寿棠《医原》）《伤寒论》在方药运用中常阴阳之药合而用之，或针对证之阴阳多少而定。病在太阳用麻黄、桂枝发散其阳郁，病传阳明用白虎、承气泻热存阴，病入少阳用小柴胡汤和解少阳，除热补中，柴胡、人参并用，病入太阴用理中温中散寒，病入少阴用四逆汤，扶阳抑阴，病入厥阴用乌梅丸、当归四逆汤，寒热并用，阴阳并调。又如桂枝汤中的桂枝与白芍，小柴胡汤中的柴胡与黄芩，泻心汤类方中半夏、干姜与黄连、黄芩，黄连阿胶汤中的黄连与阿胶，附子汤中的附子与白芍，大黄附子汤中的大黄与附子。再如炙甘草汤滋阴血以复脉，用桂枝、生姜，以阳化阴，麻杏石甘汤、大青龙汤中麻黄、石膏同用，寒热相配，阴阳相济等。无不体现阴阳互根，寒热互施，阴中求阳，阳中求阴，防偏纠偏，追求阴阳平衡的理念。损有余补不足，使阴阳重归平衡。从这样的思维方式上讲，现代医学也永远创造不出中医，因其文化背景、思维方式及生长土坏背道而驰。所以杨振宁所言《易经》及传统文化阻碍现代科学的产生，也有其一定的道理。李约瑟的中国古代科技为什么辉煌，近代为什么落伍，也易理解了。如言西医是科学，那中医也是科学，而且是高层次哲学意义上的科学。中国的黄种人永远生不出黑人、白人，高鼻子蓝眼睛的人，其人种不同。中医西医产生的文化背景渊源不同，其理论及治疗方法不同，两种医学理论的通约性差。不能说白人、黑人就是好人，黄皮肤人就不好，也不能说西医就科学、就文明，中医就落后，就不科学，各有所长，各有所异，特点不同，关键是看结果，看疗效，看是否有益于人类健康。

5　首创腹诊，尤重腹证

张仲景《伤寒论》首开腹诊之先河，用药立方，尤重腹证。在《伤寒论》398 条条文中，论及腹证的达 114 条。腹诊、腹证在诊病用方中有不可替代的作用。腹证有自觉症状和客观症状之分。腹证的不同，决定着疾病性质、轻重的不同，选方用药自然不同。腹证自觉症状有心下悸、脐下悸、心下痛、心下结、腹中雷鸣、欲作奔豚、腹中急痛、腹满但满而不痛、心下满微痛、少腹急结、少腹满、胸肋下满、腹大满不通、时腹自痛、心下满而烦等，客观病状有心下硬，按之心下坚、心下痛，按之石硬者，正在心下按之则痛，心下痞按之濡等。在方药选用上以腹证为依据，如第 79 条："伤寒下后，心烦腹满，卧起不安者，栀子厚朴汤主之。"第 137 条："从心下至少腹满而痛不可近者，大陷胸汤主之。"第 138 条："小结胸病，正在心下，按之则痛，脉浮滑者，小陷胸汤主之。"第 154 条："心下痞，按之濡，其脉关上浮者，大黄黄连泻心汤主之。"第 254 条："发汗不解，腹满痛者，急下之，宜大承气汤。"第 375 条："下利后，更烦，按之心下濡者，为虚烦也，宜栀子豉汤。"第 135 条："伤寒六七日，结胸热实，脉沉而紧，心下痛，按之石鞕者，大陷胸汤主之。"再如第 241 条："大下后，六七日不大便，烦不解，腹满痛者，此有燥屎也，所以然者，本有宿食故也。"第 340 条："小腹满，按之痛者，此冷结在膀胱关元也。"可以看出离开腹证，病性难以确定，方药难以选用。由此想到，腹证的这些症状在人体身上，通过患者口诉和医者腹诊可以获得，而在实验动物身上就难以显现，在动物身上作这些腹"证"的研究，其可信度和真实性就可想而知。

张仲景《伤寒论》方证治法，博大精深，内涵丰富，变化无穷，哲理性和临证实用性强，疗效肯定。张仲景"辨病脉证并治"体系，立论深邃，垂范千秋，历代众多医家从不同角度予以注解，挖掘整理，本文对其探讨可能挂一漏万，其方证治法特色和精髓，有待业医者深入探讨，发扬光大。

（《陕西中医学院学报》2006 年第 4 期）

附录 2　中医对防治新型冠状病毒肺炎的认知及思考

辛智科　李　芳

新冠肺炎暴发以来，作为中医工作者，虽未亲赴疫区，但一直关注着疫情的发展和防治。非典和甲流时曾参与其防治的具体工作，甲流时为陕西省 H1N1 中医防治专家组组长，对防治工作有所感受和体会，现从中医理论角度对新冠肺炎的防治予以探讨，仅供同道参考。

1　病名——新肺毒疫

新冠肺炎，中西医学均无此病名。那么中医应如何称呼此病，或如何明确疾病的中医属性归类，以体现中医的防治特色和认识。

从中医来讲，它不是外感病，也不是内伤病，更不是杂病。属广义所称的"疫病""瘟疫"，狭义称之为"金疫""肺疫"。

《素问·刺法论》云："五疫之至，皆相染易，无问大小，病状相似。"陈延之《小品方》称："天行瘟疫是毒病之气。"隋代巢元方在《诸病源候论》中称疫病"皆因岁时不和，温凉失节，人感乘疠之气而生病，则病气转相染易，乃至灭门，延及外人"。吴又可《瘟疫论》说："时疫能传染于人"，"病偏于一方，延门阖户，众人相同"。杨栗山《伤寒瘟疫条辨》说："温病流行，所患者众，最能传染人，皆惊恐呼为瘟疫。"从古代医家的论述和新冠肺炎传染性强，传播快，危害大，不论老少，病状相似的发病特点看，应将新冠肺炎和古代疫病以及此前非典型肺炎相区别，虽为疫病，每次发病病源不一，症状有别。"一气自成一病，每病又因人而变。"（《瘟疫论》）新冠肺炎是一种新型传染病，与其他病有天壤之别。故从中医归属来讲，我认为将其命之为"新肺毒疫"。

2 病因——湿、寒、热、燥互结，疫毒之气为祸首

新冠肺炎的病因，为新型冠状病毒感染所致，该病毒是一种动物性病毒。蝙蝠似乎是该病毒的宿主，但中间宿主尚未查明。其最早发病源及传播途径尚待研究。

古代医家对疫病病因的认识，以及中医几千年来抗疫积累的经验教训，对今天防治新冠肺炎，提供了别具特色的理论思路和防治视野。人类生活在自然界，自然界有多种微生物。中医虽不讲病原微生物，虽不讲病毒的分离变异，但对疫病的病因认识分析，是从自然界入手，以气候变化入手，从天人合一的整体观入手，认为万物皆生于天地之气之中。"瘟疫者，疠气流行，多兼秽浊，家家如是，若役使然。"（《温病条辨·上焦》）"瘟之至也，非江海磷甲之类而不生，疫之至也，非虫兽毛羽而不存。"（《上经·尚时》）引起疫病发生的生物病原体，也必然脱离不了自然界变化规律的影响，任何生物病原体和病毒微生物，都有它的生存环境和依附条件，离开生存环境和依附条件，则无法生存。古人几千年之前就告诫人们，接近杀伐野生动物，是引起瘟疫的重要原因之一。从这一点来看，中医对疫病病因的认识，虽宏观笼统，仍有其合理性、可

行性和疫情防治的实用性。

明代吴又可根据疫病的致病特点，指出："夫疫者感天地之戾气也，戾气者，非寒、非暑、非凉，亦非四时交错之气，乃天地间别有一种戾气。"（《瘟疫论》）已初步认识到各种传染病是由各种不同的病原体致病的结果。陈延之在《小品方》中明确指出"瘟疫是病毒之气"。清代吴鞠通在《温病条辨》中说："疫者，疠气流行，多兼秽浊。"可以看出，古代医家已认识到疫病，非一般风寒暑湿燥火所致之病，乃是自然界一种戾气，病毒秽浊之气所感，且有较强的流行性和传染性。

新冠肺炎发于武汉，地处长江境地，时值冬至前后，气候潮湿阴冷，寒、湿、热、燥交织，病毒秽浊之气突袭，从而引发疫情暴发。寒湿中有郁火，湿热中有寒气，各种邪恶之气聚集，疫毒为祸害之首，正邪相争，症情复杂，无单纯热或寒，疫毒为发病之本，发热为疫病之标，"疫邪结于膜原，与卫气并，因而昼夜发热"（《瘟疫论》）。所以发热仍为新冠肺炎的典型症状。

疫情暴发，中医名家大家深入疫区，亲诊病患，拟订方案，建言献策。中医学界，见解不一，有瘟疫与寒湿疫之争，有伤寒与温病之辨，有经方与时方运用之别，学术争鸣，为疫情防治提供了广阔空间，融会贯通，择善而存，促进了有效方药筛选的水平和疗效的提高，实乃一件幸事。

3　发病特点——毒性强，传播广，辨治难

一是新冠肺炎毒性强，"此气之来，无论老少强弱，触之即病"（《瘟疫论·原病》），可谓百年未遇之传染病。

二是传染快，发病广，"邪从口鼻而入"（《瘟疫论·原病》），"温邪上受，首先犯肺，逆传心包"（叶天士《外感温热篇》），武汉暴发，来势凶猛，传播如火，蔓延全国，人人易感。

三是防控辨治难，症状不一，起初症状轻，发病不明显，不易分辨，潜伏期短，脏器损害多，若突然加重，难以应付，后期危重症治疗棘手。

4 病位——邪伏膜原，病位在肺，累及于脾，亡于多脏衰竭

一是邪伏膜原。新冠肺炎，发病有先后症状有轻重，即今所言的潜伏期。清代瘟疫大家吴又可强调疫邪自口鼻而入，有异于一般外感热病受邪即时发病，而是"时疫感久，而后发"（《瘟疫论》）。疫毒之邪气，入侵人体之初，内不在脏腑，外不在经络，"先伏而后行者，所谓瘟疫之邪，伏于膜原"（《瘟疫论》）。潜伏于半表半里，待机而动，侵犯特定脏腑部位。

潜伏期内发病与否，取决于正邪相争之盛衰。初感疫毒之邪，"本气充满，邪不易入"，适逢亏欠，外邪因而乘之，"正气稍衰，触之即病"（《瘟疫论·原病》），"正气存内，邪不可干"，"邪之所凑，其气必虚"（《黄帝内经》），"其感之深者，中而即发，感之浅者，邪不胜正，未能顿发，或遇饥饱劳碌，忧思气怒，正气被伤，邪气使得张溢（嚣张）"（《瘟疫论》）。所以人体正气盛衰与易感性传染性相关联，新型肺炎的潜伏发病也是其理。

二是病位在肺。肺居高位，覆盖五脏六腑，肺经肺系与喉鼻相连，鼻为肺之外窍。"诸气者，皆属于肺。"（《素问·五脏生成》）肺主气，司呼吸。肺为娇脏，不耐寒热，易受邪袭。"瘟疫上受，首先犯肺。""盖当其时，适有某气专入某脏腑经络，专发为某病。"（《瘟疫论》）"若夫疫者，秽恶之气，互相传染。""由口鼻吸受，肺为出入之门户，无有不先犯肺者。疫皆热毒，肺金所畏，每见此症之身热，先有憎寒，肺先病也。"（《吴医汇讲·瘟疫赘言》）新冠病毒之气，从口鼻而入，直袭于肺，与古代医家对瘟疫认识相吻合，今日科技发展精准，分离感染疫毒之气，命名为新冠病毒而已。

三是累及于脾。从经脉循行部位来看，手太阴肺经，起于中焦，下络大肠，还循于口，通过膈肌，属肺。肺与大肠由手太阴肺经与手阳明大肠经相互属络而成表里关系。阴阳相配，同气相求。"凡邪气之入，必从口鼻，故兼阳明者独多。"（《先醒斋医学广笔记》）"疫邪与疟仿佛，疟不传胃，惟疫乃传胃。"（《瘟疫论》）吴

鞠通《温病条辨》说："湿热受自口鼻，由膜原直走中道。"邪疫犯脾胃，所见之症，既有生理之联系，也有古代医家详观细察之经验累积。新冠肺炎所见乏力、恶心、食差、便稀等症，乃呼吸道急性传染病所常见之反应。危重症也常见心、肝、肾多脏器损害，病毒无所不入。

5　预防——固护正气，趋避毒邪

对于疫病的发生，中医非常强调固护自身正气，以抵御疫毒之邪气的重要作用。预防一是固护正气，二是趋避毒邪。如《素问·刺法论》所说："不相染者，正气存内，邪不可干，避其毒气，天牝从来，复得其往，气出于脑，即不邪干。"《素问·六元正纪大论》强调"避虚邪以安正"。《素问·上古天真论》说"虚邪贼风，避之有时"，"避其毒气"。新冠肺炎，口鼻而入，尽量远离人群，居家不出，戴好口罩，从源头上切断病毒传播至关重要。隔离是最原始最传统最有效之方法。

平素体健之人，不宜服用中药预防。服用中药，因人而异，气虚易感之汗出怕冷者可服玉屏风散，气阴两虚者可服生脉饮。心脾两虚，可服归脾丸，平素肺虚易咳嗽之人可服百合固金丸。有基础病者，应防治结合，坚持用药，切勿千人一方，无症用药，如不对证，适得其反。

6　治疗原则——解表透邪，健脾益气，润肺止咳，清热利湿，化浊排毒

"治疫之法，总以毒字为提纲，凭他如妖似怪，自能体会无疑。""君如不信，试观古今治疫之方，何莫非以解毒为主"（《吴医汇讲》），"万病唯一毒"（徐延祚《医粹精言》）。喻嘉言强调："上焦如雾，升而逐之，佐以解毒；中焦如沤，疏而逐之，佐以解毒；下焦如渎，决而逐之，佐以解毒。"观其旨，上中下则有升疏决之异，而独于解毒一言，叠叠紧接，不分彼此，岂非反复叮咛，示人以真谛也哉。中医解毒排毒给邪以出路，排毒以汗、和、清、疏、泄等法为常用，无抗毒、杀毒之说。疫病治疗既要遵循中医辨

证之法，又不应拘于伤寒温病之争，寒疫瘟疫之分，寒湿湿热之别，紧盯疫毒之害，突破常见病惯性辨证思维，既慎用苦寒药，又要慎用桂、附、姜，以创新思维，综合施方，驱邪排毒，截断病势，毒去人安。

新冠肺炎发生，国家中医药管理局汇聚中医智慧和防疫经验，制定诊疗方案，推荐使用清肺排毒汤，并取得显著疗效。清肺排毒汤，由麻黄9g，杏仁9g，生石膏（先煎）15～30g，炙甘草6g，桂枝9g，泽泻9g，猪苓9g，白术9g，茯苓15g，柴胡16g，黄芩6g，姜半夏9g，生姜9g，紫菀9g，冬花9g，射干9g，细辛6g，山药12g，枳实6g，陈皮6g，藿香9g组成。组方由麻杏石甘汤、小柴胡汤、射干麻黄汤、五苓散、橘枳姜汤及《瘟疫论》半夏藿香汤组成。该方的特点：一是经方时方融合创新；二是古方能治今病大病急病传染病的典范；三是弘扬突出了中医治病（新冠肺炎）的优势，病证结合，以病为纲，通方通用，不分中医证型，新型肺炎普通、轻、重、危重型皆可使用，提升了辨证施治的层级和水平；四是驱邪排毒，给出路使邪从上中下不同部位排出，体现中医的治疗理念；五是未用清热解毒败毒的温病学派的方剂，未用大剂苦寒泻火药，也未应用扶正之党参、大枣等，值得回味和思考。疗效是硬道理，如达到急用、实用、效用，清肺排毒汤定会成为中医治疗疫病的千古名方。

附录3　辛智科六十抒怀

六十抒怀

长安西北望，王畿是扶风。天高土且厚，文武议伐征。
懵懂农家子，耕读慕贤英。地远少医药，岐黄试研精。

更闻渭水畔，森森有学宫。数载寒窗下，经籍渐粗通。
博闻正宇老，助教半门生。谆谆指方义，洋洋论史经。
如饥复似渴，因知孰重轻。执鞭七尺上，孜孜尽心倾。
卫生列省志，医药溯渭泾。勉力忝总纂，巨帙竟为功。
管理非本愿，拳拳且鞠躬。恳恳掖后进，将持使先登。
精研岂忘本？微绩慰素膺。倏忽数十载，碌碌岁月更。
今岁逢花甲，慨叹动心旌。人生如驹隙，日月自西东。
探囊愧妻子，却梨羡许公。经论幸熟稔，方药岂洵洵？
热肠济赢劣，平心作中工。归去无愧怍，夕阳满山青。

辛智科壬辰重阳前一日于长安

附录4　从医50年致敬词

致辛智科教授：

　　做人，讲的是真诚；

　　做事，讲的是奋进不停；

　　做医生，讲医术，更讲琐细的叮咛。

　　而你拥有这三样中所有的光荣。

　　所以，你或较真，或洒脱，都是一种不可复制的从容。

　　所以，你或审证，或遣药，都含着一种悲悯的精诚。

益群国医堂

2019 年 10 月